# Duccio

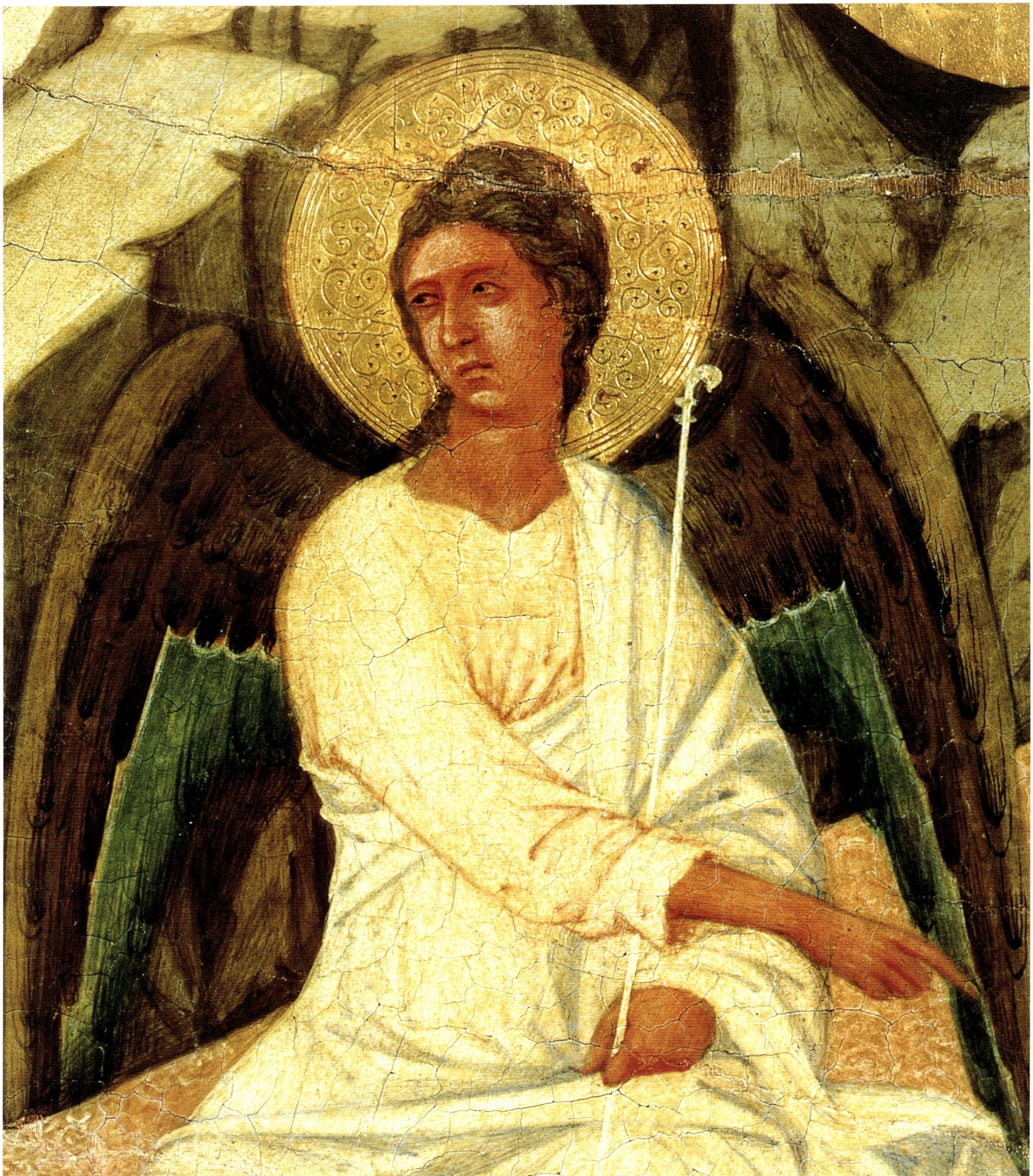

Andrea Weber

# Duccio

## di Buoninsegna

um 1255-1319

KÖNEMANN

Frontispiz
1 *Maestà, Rückseite, Mittelfeld: Die drei Frauen am Grab* (Detail Abb. 91)


Bonner Str. 126, D - 50968 Köln

Art Director: Peter Feierabend
Projektleitung: Sally Bald, Ute E. Hammer
Redaktion: Ute E. Hammer
Redaktionsassistenz: Jeannette Fentroß
Projektassistenz: Susanne Hergarden
Lektorat: Anne Mueller von der Haegen
Layout und Satz: Sabine Vonderstein
Herstellungsleitung: Detlev Schaper
Lithographien: CLG Fotolitho
Druck und Bindung: Neue Stalling, Oldenburg
Printed in Germany

ISBN 3-8290-0687-X

# Inhalt

# Leben und Werk: schriftliche Quellen und erhaltene Bilder

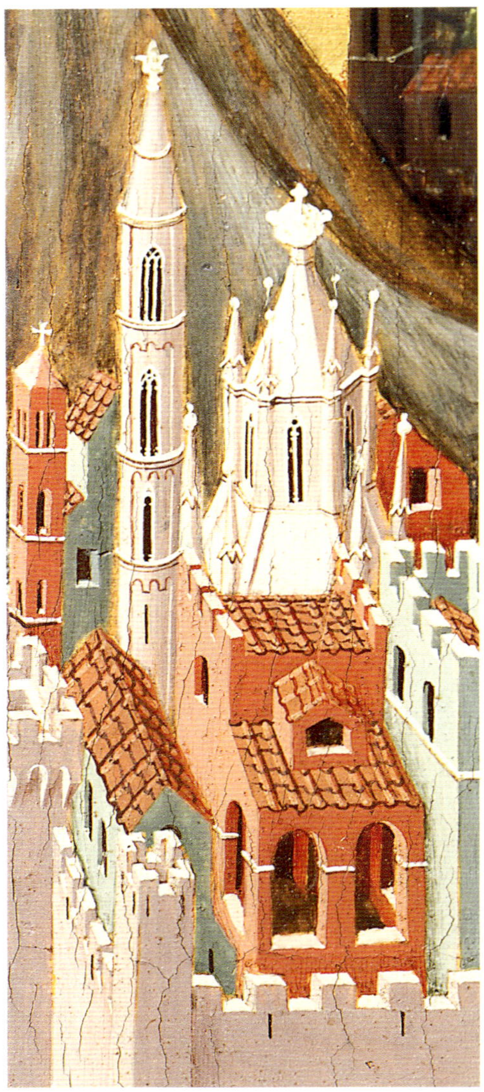

2 *Maestà, Rückseite, Predella: Die Versuchung auf dem Berg* (Detail Abb. 55)

Duccios Malerei weist neben einer außergewöhnlichen Farbgebung eine besondere Vorliebe für realitätsnahe Wiedergaben und detailreiche Schilderungen auf. So ist diese Stadt mit ihren Loggien, zinnenbekrönten Türmen, Glockentürmen, Häusern mit roten Ziegeldächern und gotischen Bogenfenster ein genaues Abbild der Architektur seiner Zeit.

Am Ende des 13. Jahrhunderts kam es in der italienischen Malerei zu einer erstaunlichen und folgenreichen Entwicklung. Unter dem Einfluß antiker, byzantinischer und gotischer Stilformen entdeckte man die uns heute sehr vertraute Kunst wieder, auf einer Bildfläche die Illusion räumlicher Tiefe und plastischer Körper zu erzeugen. Duccio di Buoninsegna, ein Maler aus der toskanischen Stadt Siena, hatte an dieser Entwicklung entscheidenden Anteil.

Duccios Hauptwerk, die *Maestà* (Abb. 22), eine Altartafel mit dem Bild der thronenden Madonna für den Sieneser Dom war lange nicht zugänglich und ist nur unvollständig erhalten. In den Lebens- und Werkberichten über berühmte Maler fand er häufig nur knappe, bei Vasari sogar verfälschende Erwähnung. Er galt als Traditionalist, der in seinen Bildern überlieferte Formeln wiederholt. Sein Einfluß besonders aus die sienesische Malerei und seine originäre Leistung sind bis Ende des 19. Jahrhunderts von der Forschung unterschätzt worden.

Das Bild, das die Kunsthistoriker nach zahlreichen Untersuchungen heute von ihm entwerfen, sieht anders aus. Es beschreibt Duccio als einen Künstler, der an den wichtigen Neuerungen, die damals in der Malerei entwickelt wurden, teil hat. Er führte in seinen Altarbildern die Darstellung komplexer räumlicher Situationen ein, wußte die Figuren durch emotionale Beziehungen zueinander zu verlebendigen, sie geschickt in die Landschaft einzubeziehen und erweiterte die vorhandene Farbpalette entscheidend. Für unsere heutigen Sehgewohnheiten sind das Selbstverständlichkeiten, die jedoch am Ende des 13. und zu Beginn des 14. Jahrhunderts erst erarbeitet wurden.

Da keine zeitgenössischen Berichte oder gar eigene Schriften überliefert sind, ist man darauf angewiesen, den Lebens- und Arbeitsverlauf dieses Duccio di Buoninsegna aus Siena mit Hilfe von Eintragungen zu Wohnungswechseln, Zahlungen, Zivilstrafen und Verträgen, die sich noch in den in den städtischen Archiven befinden, zu rekonstruieren. Es ist als seltener Glücksfall zu werten, daß für Duccio diese schriftlichen Quellen aus dem Mittelalter so zahlreich sind.

»Duccio, der Maler«, wurde erstmals 1278 in den Dokumenten von Siena erwähnt. Er erhielt eine Zahlung für das Bemalen von 12 Kästen, in denen städtische Dokumente aufbewahrt wurden. Da der Beleg auf seinen Namen lautet, muß Duccio zu jenem Zeitpunkt schon volljährig gewesen sein. Er wurde vermutlich zwanzig Jahre zuvor, d. h. zwischen 1250 und 1260 geboren.

1285 erhielt Duccio von einer Laienbruderschaft in Florenz den Auftrag, ein Altarbild für die Kirche Santa Maria Novella anzufertigen. Er muß zu der Zeit schon einen Namen gehabt haben, der für Qualität bürgte.

Duccios Geburtsstadt hatte sich seit Mitte des 13. Jahrhunderts neben Florenz zu einem Anziehungspunkt für Maler, Bildhauer und Architekten entwickelt. Siena war damals eine sehr wohlhabende und expandierende Stadt. Die wichtigen Banken der Toskana hatten hier ihren Sitz. Die Anhäufung von Kapital und erste Anfänge einer industriellen Produktion führten zu einem enormen Anstieg an persönlichem Reichtum in der Schicht der Bankiers und Händler. Ein steigendes Bedürfnis nach Repräsentation von seiten der Stadt und ihrer wohlhabenden Bürger war die Folge. Neue öffentliche Gebäude wurden errichtet oder vorhandene vergrößert und verschönert. Die Auftragslage für Architekten, Maler und Bildhauer war entsprechend gut. In den achtziger Jahren des 13. Jahrhunderts beispielsweise leistete es sich die Stadt, den renommierten Bildhauer Giovanni Pisano (aktiv ca. 1265–1319) für den Skulpturenschmuck der Domfassade zu verpflichten.

Auch Duccio scheint in dieser Phase der wirtschaftlichen und künstlerischen Expansion eine wichtige Rolle in Siena gespielt zu haben. 1295 berief man ihn zusammen mit anderen Meistern der Dombauhütte in eine Sonderkommission, die über den Standort eines neuen Brunnens entscheiden sollte. Sieben Jahre später, 1302, erhielt er Zahlungen für ein heute verlorenes Altarbild mit Predella, das er für eine Kapelle im Palazzo Pubblico, dem Sitz der städtischen Regierung, zu gestalten hatte. Den bedeutendsten Auftrag für die Stadt stellte schließlich das neue monumentale Marienbild für den Hochaltar des Domes, die *Maestà*, dar. Der erhaltene Vertrag aus dem Jahr 1308 und verschiedene Zahlungsbelege bis zum Jahr 1311 dokumentieren Entstehung und Aufstellung dieses Werkes, das aufgrund seiner Größe, seines komplexen Aufbaus und seiner

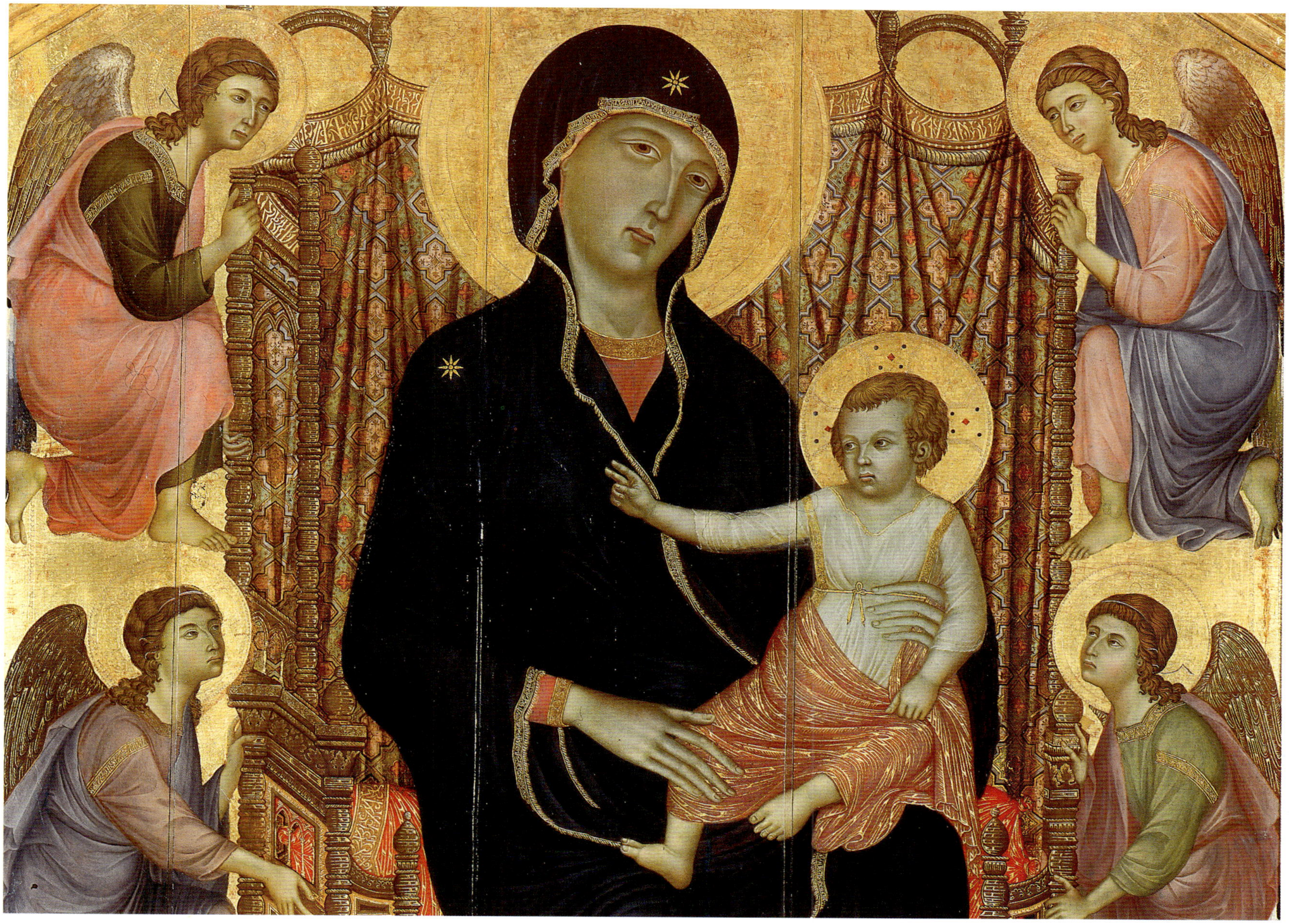

kompositorischen Qualitäten nicht nur für Duccios eigenes Schaffen, sondern auch für die Geschichte des europäischen Tafelbildes von entscheidender Bedeutung war.

Der letzte Eintrag in den städtischen Archiven zur Person Duccios findet sich im Oktober 1319. Seine sieben Kinder erklären darin, daß sie zugunsten ihrer Mutter auf ihr Erbe verzichten. Ihr Vater muß also irgendwann 1318 oder 1319 verstorben sein.

Unterbrochen wird die Liste der Zahlungen für Aufträge des öfteren durch Geldbußen, die Duccio zur Strafe für unterschiedliche Vergehen auferlegt wurden. 1302 weigerte er sich z. B., als Soldat an einem Krieg in der Maremma teilzunehmen. Darüber hinaus besagen die Dokumente, daß er mehrmals innerhalb der Stadt umgezogen ist. Aus diesen spärlichen Angaben zu Duccios persönlichen Leben Rückschlüsse auf einen bestimmten Charakter oder genauere Lebensumstände zu schließen, ist unmöglich. Die vielen städtischen Aufträge lassen nur vermuten, daß Duccio trotz seiner Vergehen ein angesehener Bürger Sienas war.

Nur zwei der dokumentierten Verträge können mit Sicherheit den entsprechenden erhaltenen Tafelbildern zugeordnet werden. Schriftlich belegt sind die *Madonna Rucellai* für Florenz und die *Maestà*, die wohl wichtigsten Aufträge an Duccio. Die kunsthistorische Forschung hat auf dieser Grundlage versucht, ihm mit Hilfe von Stilvergleichen andere erhaltene Bilder zuzuschreiben. Heute kann man mit einiger Sicherheit von ungefähr 9 bis 10 gesicherten Werken ausgehen. Es sind dies im einzelnen: *Die Madonna aus Crevole* (Abb. 6) im Dommuseum von Siena, die *Madonna der Franziskaner* (Abb. 14) in der Pinacoteca Nazionale von Siena, eine Madonna aus der Galleria Nazionale von Perugia (Abb. 15), die *Maestà* (Abb. 22) aus dem Museum der Domopera von Siena, die *Madonna Rucellai* (Abb. 9) in den Uffizien von Florenz, eine Madonna in einer Brüsseler Privatsammlung, zwei Altarbilder in der Pinacoteca Nazionale von Siena und je ein Triptychon in den Museen von London (Abb. 105) und Boston (Abb. 106).

3 *Madonna Rucellai* (Detail Abb. 9)

Dieses Tafelbild illustriert die Schwierigkeiten, die bei dem Versuch, Duccios frühes Schaffen zu rekonstruieren, bestehen. So wurde die Madonna trotz eines schon 1790 entdeckten Vertrages erst Ende des 19. Jahrhunderts mit diesem in Verbindung gebracht und dem Maler zugeschrieben. Die differenzierte Farbgebung, die malerische Ausführung und die räumliche Gestaltung lassen das Werk aber als künstlerisch bereits ausgereift erscheinen, so daß es nicht mehr dem Frühwerk Duccios zugerechnet werden kann.

# Ausbildung und Stileinflüsse: Hypothesen der Forschung

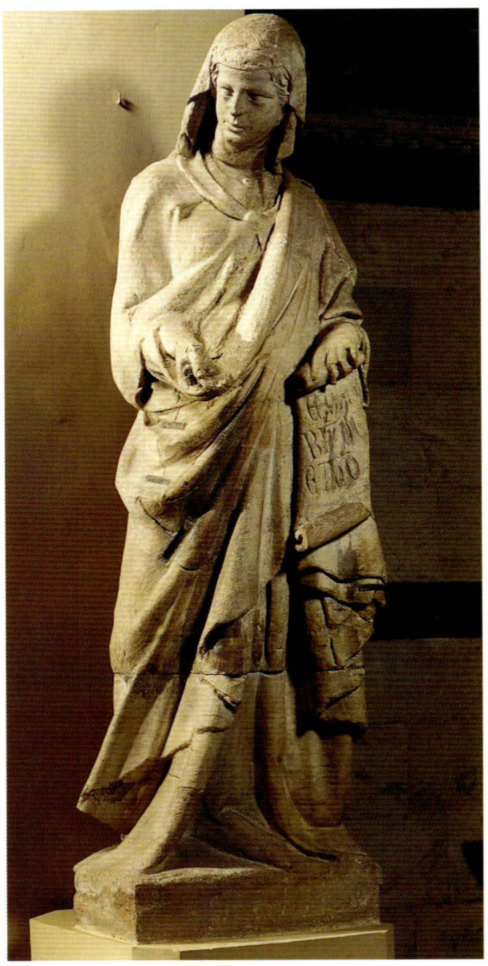

4 Giovanni Pisano
*Sibylle,* zwischen 1285 u. 1297
Marmor, Höhe: 190 cm
Museo dell' Opera del Duomo, Siena

Der Bildhauer Giovanni Pisano hat die Marmorskulptur der antiken Wahrsagerin Sibylle geschaffen, die zusammen mit dreizehn anderen Propheten und weisen Männern und Frauen den Figurenschmuck an der Fassade des Doms von Siena bildeten. Die stehende Figur wird in lebendiger Bewegung gezeigt. Sie wendet den Kopf nach rechts, die rechte Hand hält sie nach vorne gestreckt. Das Gewand umspielt den Körper in schweren, aber weich fallenden Diagonalfalten.

Da die Überlieferung von Duccios Lebenslauf sehr lückenhaft ist, können über einige Phasen nur Vermutungen angestellt werden. Wir wissen nichts über seine Ausbildungszeit vor 1278. Die italienischen Kunsthistoriker Roberto Longhi und Ferdinando Bologna stellten die These auf, daß er sich als ganz junger Maler in Assisi auf der wichtigsten »Baustelle« der Zeit aufgehalten habe. Dort soll er zusammen mit Cimabue (aktiv ca. 1272–1302), dem damals renommiertesten Florentiner Maler, an der Ausmalung des Lang- und Querhauses der Oberkirche von San Francesco beteiligt gewesen sein. Cimabue sei dort sogar sein Lehrer gewesen. Die von John White aufgezeigten stilistischen Differenzen zwischen Duccios Arbeiten und den Fresken der Oberkirche in Assisi lassen diese These allerdings wenig plausibel erscheinen.

Auch in den Jahren 1280–1285 finden wir in den Archiven keine Angaben zur Anwesenheit Duccios in Siena. James Stubblebine vermutet Duccio während dieser Zeit in Paris und erklärt so die eindeutig gotischen Einflüsse in Duccios Kompositionen. Ein gewisser »Duch de Siene« oder »Duch le Lombart«, den ein Pariser Dokument als wohnhaft in der »Rue des Pêcheurs« verzeichnet, scheint allerdings nur ein Namensvetter Duccios zu sein.

Im Jahr 1285 soll Duccio, so Enzo Carli, die Entwürfe für das große runde Glasfenster im Chor des Sieneser Domes (Abb. 5) angefertigt haben: Einige Kompositionen des Glasbildes würden auf die *Maestà* (Abb. 22) vorausweisen, und Duccio sei »zu jenem Zeitpunkt der einzige sienesische Maler gewesen, der aufgrund seiner künstlerischen Erfahrung eine so schwierige Aufgabe habe bewältigen können.«

John White jedoch kommt nach stilistischen Vergleichen mit Kompositionen des florentinischen Malers Cimabue zu dem Schluß, daß dem Glasfenster nur ein Entwurf dieses Künstlers zugrunde liegen könne.

Über die Frühzeit Duccios bleiben wir demnach weiterhin im Unklaren.

Heute entwirft die kunsthistorische Forschung ungefähr folgendes Bild von Duccios Ausbildung und den Einflüssen auf seine Arbeit:

Wahrscheinlich wurde er in einer sienesischen Werkstatt ausgebildet und war mit dem stark von der byzantinischen Kunst beeinflußten Stil der dortigen Malerschule sehr vertraut. Duccio hat sicherlich die Fresken der Oberkirche im nahegelegenen Assisi gekannt und wußte von der aktuellen, fortschrittlichen Malerei aus Florenz, die für die räumliche Darstellung der Wirklichkeit erstaunlich neue Lösungen anbot. Er wird die Arbeiten des Florentiners Giotto di Bondone (ca. 1267–1337) mit Interesse gesehen und dessen Fresken in der Paduaner Arena-Kapelle vor dem Beginn an der großen *Maestà* möglicherweise sogar genauer studiert haben.

Die häufigen Anklänge an die Antike, die in vielen Bildern Duccios auszumachen sind, lassen auf direkte Anregungen durch antike Kunstwerke schließen. Darüber hinaus konnte Duccio vor Ort mittelbare Antikenerfahrung durch die Skulpturen Nicola Pisanos (aktiv ca. 1258–1284) sammeln, der seit Mitte des 13. Jahrhunderts antike Motive und Formen aufgriff.

Auch die gotischen Elemente in seiner Malerei, wie z. B. der weiche Verlauf der Linien oder die anschauliche Beschreibung von Materialien und Stoffen, deuten nicht zwangsläufig auf einen Aufenthalt in Frankreich hin. Anregungen konnte Duccio ebenfalls aus illustrierten Handschriften erhalten haben. Auch Arbeiten Giovanni Pisanos (Abb. 4), der aus der väterlichen Werkstatt herauswachsend sehr viel stärker gotische Stilformen aufnahm, mögen stilbildend gewesen sein.

5 Duccio oder Cimabue
Glasfenster: Mittelteil: *Tod, Auferstehung, Krönung Marias,* um 1287/88
Durchmesser: 700 cm
Dom, Siena

Das große, farbig leuchtende Glasfenster des Doms von Siena ist wie die Bekrönungstafeln der Maestà dem Tod und der Auferstehung Marias gewidmet. Die Bilderzählung beginnt unten mit der Grablegung der Mutter Gottes, setzt sich in der Mitte mit der Himmelfahrt in der von Engeln getragenen Lichtgloriole fort und endet mit der Krönung durch ihren Sohn.

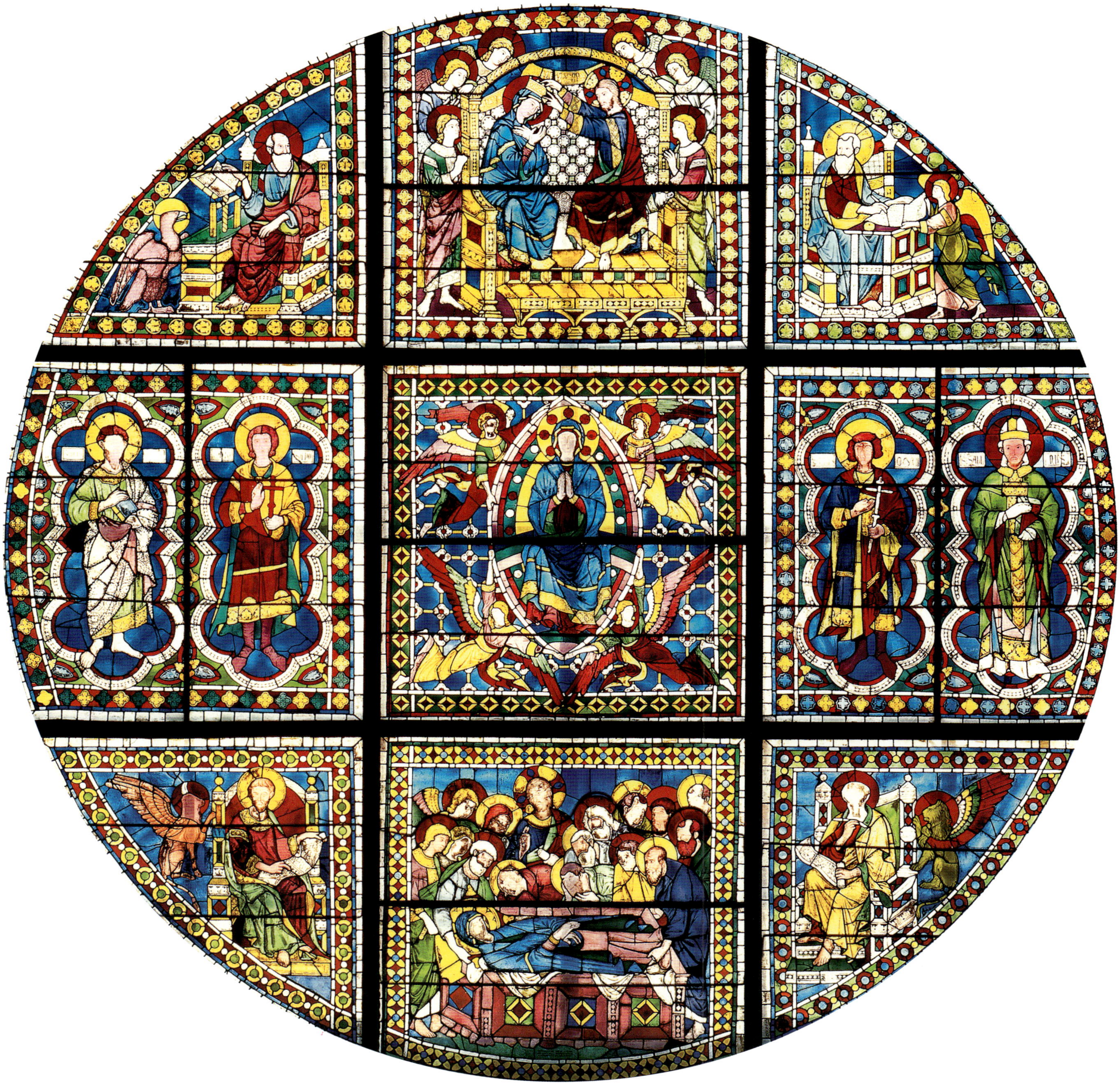

# Die Crevole-Madonna

6 *Crevole-Madonna,* um 1280
Tempera auf Holz, 89 x 60 cm
Museo dell' Opera del Duomo, Siena

Das Neue der Altartafel war in der damaligen Zeit die Darstellung einer zärtlichen Beziehung zwischen der Mutter Gottes und ihrem Sohn. Das Kind greift spielerisch mit seiner Hand in das rote Kopftuch von Maria. Duccio wandelt das von der mittelalterlich romanischen Kunst überlieferte Motiv der Mutter Gottes, die ihren Sohn frontal auf ihrem Schoß sitzend »präsentiert«, ab. Statt einer ehrfurchtgebietenden Erscheinung beschreibt er eine emotionale Szene.

Aus den frühen achtziger Jahren des 13. Jahrhunderts stammt die erste erhaltene und Duccio zugeschriebene Tafel einer Mutter Gottes mit Kind und zwei Engeln. Sie ist bekannt als *Crevole-Madonna* (Abb. 6), benannt nach einem kleinen Ort in der Nähe von Siena, aus dessen Kirche sie stammt. Die Tafel bildet den heute bekannten Auftakt zur künstlerischen Laufbahn Duccios und kann uns eine erste Vorstellung von den neuen Ideen geben, die der Maler in die traditionellen Formen des Altarbildes eingebracht hat.

Stellt man die *Crevole-Madonna* neben eine ähnliche, aber ältere Madonnendarstellung eines sienesischen Malers (Abb. 8), zeigen sich deutliche Unterschiede. Auf den ersten Blick sind sich die beiden Bilder in Komposition und Ausführung zunächst sehr nahe: Die Mutter hält ihren Sohn im linken Arm, sie weist mit der rechten Hand auf ihn, ihr Kopf ist leicht zu ihm herabgebeugt, ihr Blick wendet sich aus dem Bild heraus an die Betrachtenden. Dennoch wirkt Duccios Darstellung lebendiger neben der etwas steifen älteren. Dies liegt daran, daß er in seiner Malerei Methoden und Techniken anwendet, die dem Auge die Illusion von realen Dingen vermittelt, so als seien die Gegenstände und Körper dreidimensional abgebildet. Sehr deutlich zeigen sich die Unterschiede in der Ausarbeitung des Gesichts. Bei der älteren Darstellung sind die Konturen von Nase, Augen und Mund mit breiten, dunklen Linien angegeben und hart in die ansonsten gleichmäßige Fläche des Gesichtes eingesetzt. Duccio dagegen modelliert in feinen Hell-Dunkel-Abstufungen. Man sieht, wie die Nase aus den Wangen hervorgeht, wie der Nasenrücken im Licht heller erscheint, wie der Mund sich vom Kinn aus wölbt, und wie die Wangen sich runden. Es entsteht der Eindruck, als würde man einen tatsächlich greifbaren Kopf vor sich sehen.

Ähnlich verhält es sich bei der Wiedergabe der Stoffe. Das weiße Gewand des Kindes (Abb. 8) bei der älteren Arbeit ist von einem geometrischen Muster von geraden und gebogenen Linien überzogen, die sehr schematisch darunterliegende Körperteile wie Brust, Bauch oder Oberschenkel angeben. Duccio verzichtet bewußt auf das aufgesetzte Liniensystem und zeigt mit Farbschattierungen das Licht- und Schattenspiel auf dem Gewand. Das Hervortreten der Kniewölbung oder das Aufwölben von Stoffalten werden durch hellere Farbflächen wiedergegeben. Am erstaunlichsten ist sein Umgang mit den Weißhöhungen von Körper- und Gewandfarben beim Unterkleid des Kindes. Man hat den Eindruck, der Stoff sei durchsichtig.

Der Bildtypus *Madonna mit Kind im Arm* entspricht einer Darstellungsform, die sich stark an Vorbildern aus dem Osten, den byzantinischen Ikonentafeln, orientierte und im Westen modifiziert wurde. Die mittelalterliche Kunst Italiens hatte zwar stets enge Kontakte zur byzantinischen Kultur bewahrt, aber Anfang des 13. Jahrhunderts, nach der Eroberung Konstantinopels durch die Heere des vierten Kreuzzuges, kam es durch die reiche Kunstbeute erneut zu einer intensiven Aufnahme solcher Bilder. Die damals verbreitete Betonung der Mutterschaft von Maria ließ sie als ideale Fürsprecherin und Vermittlerin zwischen den Menschen und Gott erscheinen. Eine zunehmende, starke Marienverehrung war die Folge. Die Mutter Gottes wurde als geistliche Mutter aller Christen, als himmlische Herrin und Königin angebetet. Halb- und ganzfigurige Marientafeln waren daher neben Heiligendarstellungen die Hauptaufgaben der Malerei.

Duccio blieb bei der *Crevole-Madonna* der byzantinisch beeinflußten Vorgabe treu. Aber er erfüllte die bildliche Wiedergabe der Mutter Gottes, die ihren Sohn im Arm hält, mit neuer Lebendigkeit. Die Methoden, derer er sich dafür bediente, konnte er sowohl von der gotischen Malerei Frankreichs als auch von der aktuellen italienischen Skulptur und Malerei her kennen, die bereits gotische und auch antike Einflüsse verarbeitet hatte. Deren Kennzeichen waren eine sorgfältige Beobachtung und Wiedergabe der Wirklichkeit, die sich häufig mit der Vorliebe für ein raffiniertes Spiel der Linien und ausgefeilte Kompositionen verband. Sie bilden die Grundlagen für Duccios eigene Entwicklungen auf diesem Gebiet.

Der Zugewinn an lebensnaher Körperhaftigkeit der Figuren in Duccios Bildern diente jedoch keinem Selbstzweck. Die veränderte Darstellung sollte den Gläubigen die Mutter Gottes vor allem überzeugender und ergreifender vor Augen führen, als dies die alten Tafeln vermochten.

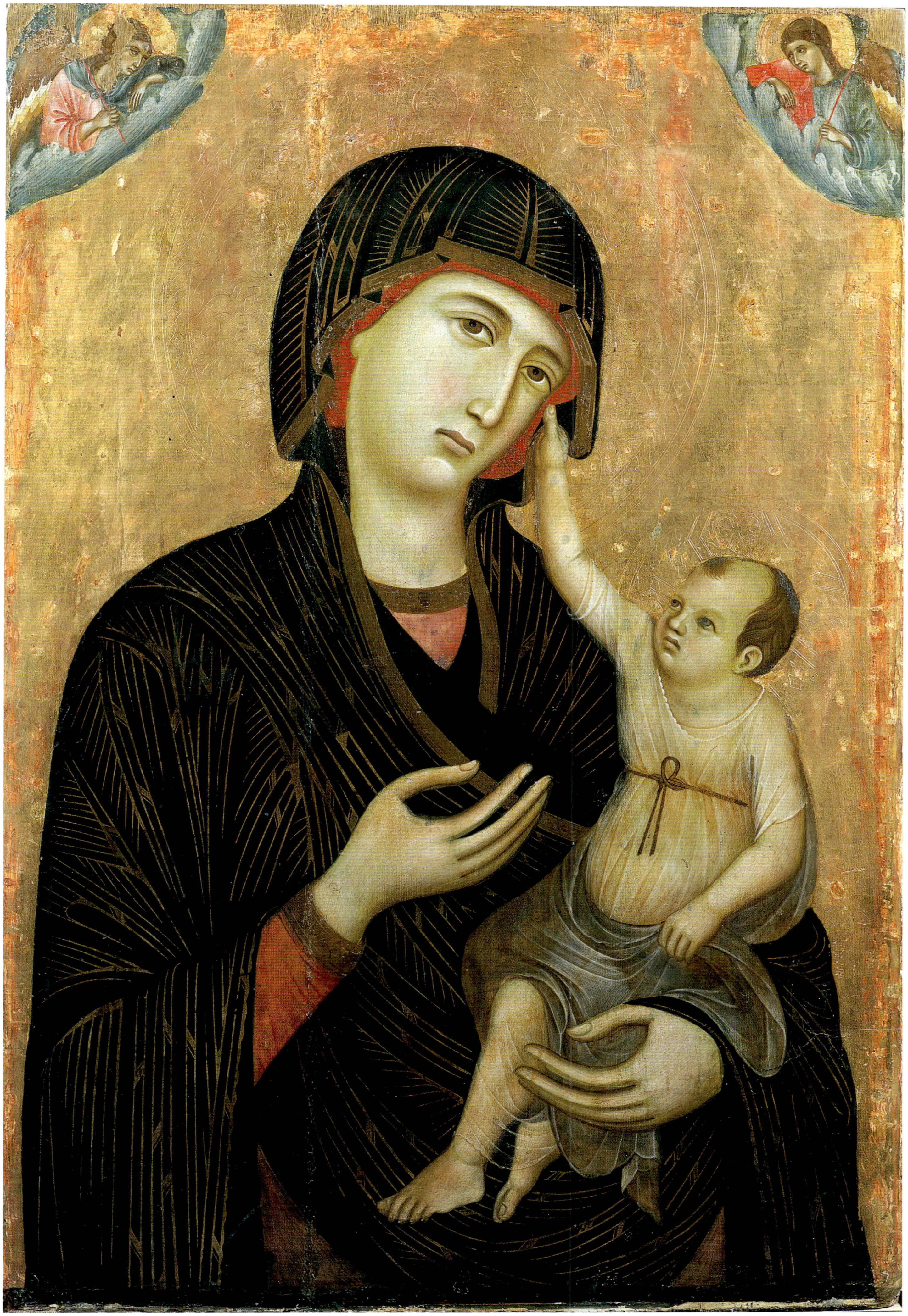

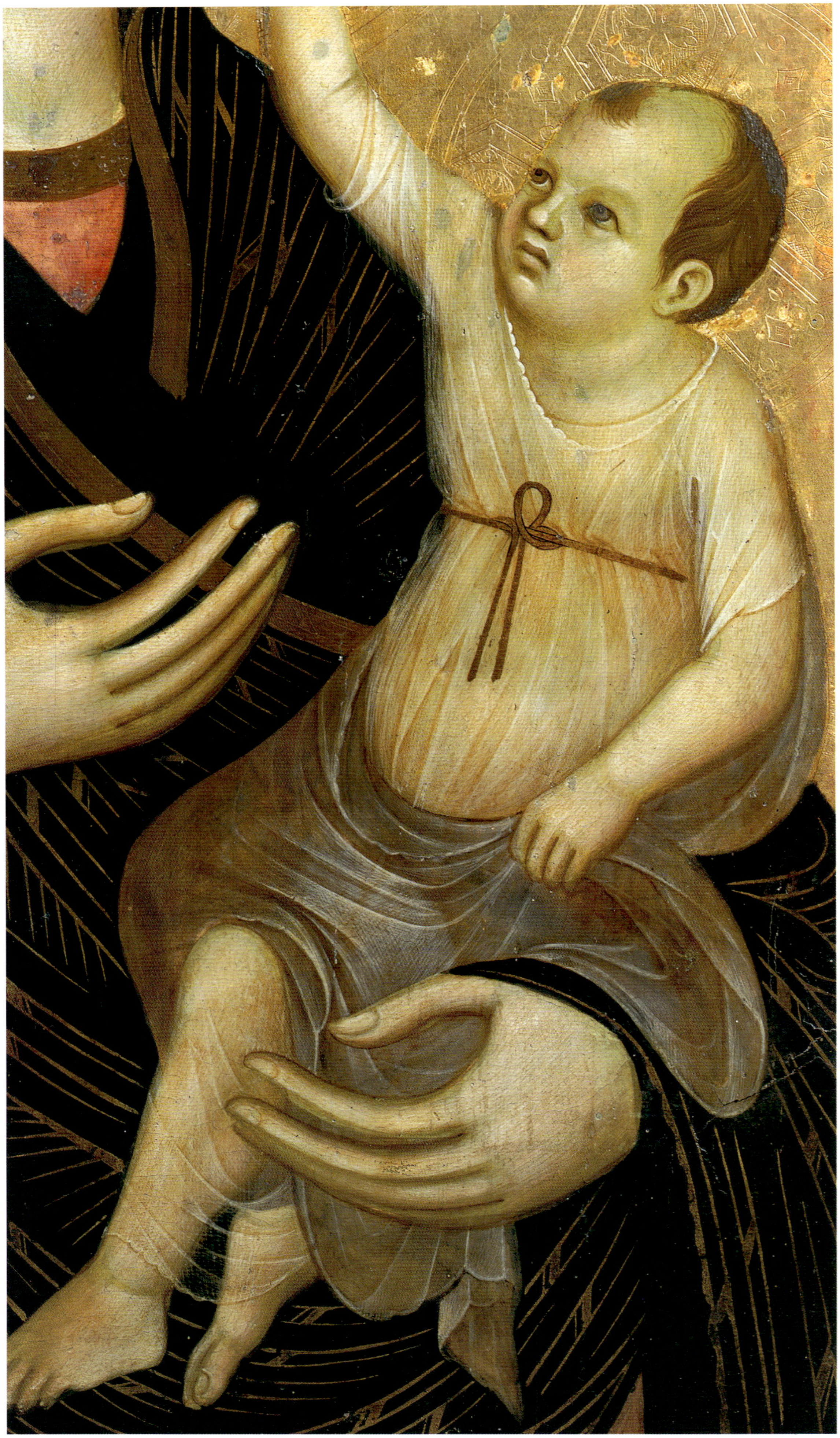

7 *Crevole-Madonna* (Detail Abb. 6)

Im Vergleich mit der Darstellung des Kindes auf dem älteren Madonnenbild (Abb. 8) wird die Fortschrittlichkeit der Malweise Duccios deutlich. Anstelle von aufgesetzten Liniensystemen modelliert der Maler Gesicht und Körper mit Hilfe von Licht und Schatten und erzeugt durch feine Hell-Dunkel-Abstufungen eine plastische Körperlichkeit.

8 Sienesischer Meister
*Madonna di San Bernardino,* um 1280
Tempera auf Holz, 140 x 97 cm
Pinacoteca Nazionale, Siena

Das nur als Fragment erhaltene Tafelbild eines sienesischen Malers, der vor Duccios Zeit gelebt und gearbeitet hat, zeigt die thronende Madonna, die ihren Sohn im Arm hält. Das Kind sitzt auf einem weißen Tuch, das hinter seinen Beinen in Falten herabfällt. Es bezieht sich auf das Altartuch, auf das man in der Liturgie die geopferte Hostie legte.

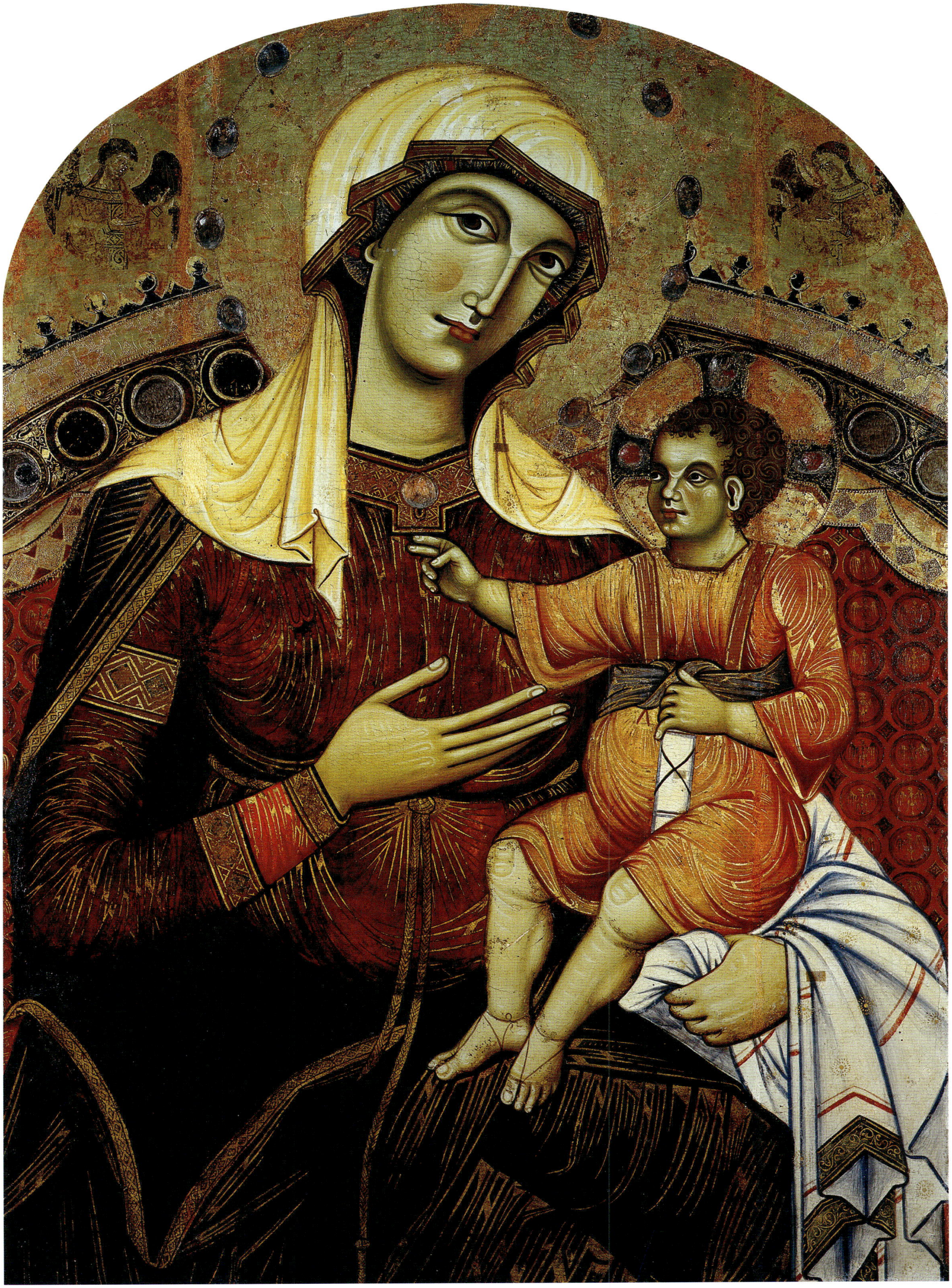

# Die Rucellai-Madonna: Ein Auftrag aus Florenz

9 *Madonna Rucellai,* 1285
Tempera auf Holz, 450 x 292 cm
Uffizien, Florenz

Die Rucellai-Madonna war eine der größten Altartafeln ihrer Zeit. Eine so große Bildfläche mit Gegenständen und Figuren zu füllen, stellte eine Herausforderung an das Kompositionsvermögen eines jeden Malers dar. Duccio hält das Bildgefüge durch eine subtile Farbregie zusammen. Rot und Blau, die Grundtöne des zentralen Motivs von Mutter und Kind, werden in den Gewändern der Engel aufgehellt, variiert und durch einen Grünton ergänzt. So werden mit unterschiedlichen Schattierungen von Hellrot, Hellblau und Hellgrün symmetrische oder gegensätzliche Beziehungen zwischen den Farben ausbalanciert.

Am 15. April 1285 bestellte die Compagnia dei Laudesi, eine Laienbruderschaft der Dominikanerkirche Santa Maria Novella in Florenz, bei »Duccio, dem Sieneser Maler eine prächtige Tafel zu Ehren der glücklichen und glorreichen Jungfrau Maria«, so der Wortlaut des Vertrages. Das Bild (Abb. 9) zeigt Maria mit dem Kind auf einem reich geschmückten Thron sitzend, der von sechs Engeln gehalten wird. Der breite Rahmen trägt zahlreiche Medaillons mit Brustbildern von Propheten, Aposteln und Heiligen.

Der Marienkult spielte eine zentrale Rolle im religiösen Leben der Laienbruderschaften. Die Laudesi hatten sich unter anderem dem Singen von Lobliedern (laudes) zu Ehren der Mutter Gottes verschrieben.

Es ist nicht dokumentiert, für welchen Platz in der Kirche die Compagnia die Tafel bestimmt hatte. Man weiß nur, daß sie 1681 in die Kapelle der Familie Rucellai gelangte, der sie ihren jetzigen Namen verdankt.

Der Vertrag enthält einige wenige Informationen zum allgemeinen Aussehen der Tafel und zur Bezahlung des Meisters. Duccio sollte die Tafel mit dem »Bild der heiligen Jungfrau Maria und ihrem mächtigen Sohn und anderen Figuren in Übereinstimmung mit den Wünschen und Vorlieben der Auftraggeber« bemalen. Als Lohn sind »150 Lire in kleinen Florin« genannt. Wenn das Bild nicht gefallen sollte, sollte es im Besitz des Künstlers bleiben und ihm würden keinerlei Aufwandsentschädigungen zustehen. Leider erfahren wir nichts über den Inhalt der Rahmenmedaillons. Auch ein Datum, an dem die Arbeit beendet sein soll, ist nicht angegeben. Ebenso unsicher ist, ob die Tafel in Florenz gemalt wurde. Ihre ungewöhnlich großen Ausmaße legen dies zumindest nahe. Ein Transport wäre wahrscheinlich zu gefährlich und aufwendig gewesen.

Die Verbindung vom Vertrag, den man 1790 entdeckte, zu der unsignierten Madonnentafel wurde erst Ende des 19. Jahrhunderts hergestellt. Bis dahin galt sie als ein Werk Cimabues oder eines seiner Schüler. Die inzwischen kaum bezweifelte Zuschreibung an Duccio bzw. die Zusammengehörigkeit von Vertrag und Altartafel wird noch durch den Inhalt der Medaillons unterstützt: Die Büsten der Kirchenväter, Propheten, Apostel und Heiligen bilden zusammen ein in sich stimmiges Programm, das den Absichten der Laudesi entspricht und sicherlich in Zusammenarbeit mit ihnen erstellt wurde. Ganz oben in der Rahmenspitze ist Christus dargestellt. Auf seiner linken Seite folgen Propheten und Patriarchen aus dem Alten Testament. Identifiziert werden konnten Johannes der Täufer, direkt neben Jesus, König David mit Krone und Psalmen und der junge Daniel mit einer Schriftrolle. Entsprechend der Annahme, daß das Neue Testament die Nachfolge des Alten antritt, befinden sich zur rechten Seite Christi die Apostel. Sie halten fast alle ein Buch oder eine Schriftrolle in den Händen. Ihnen wendet sich das Kind mit seiner Segensgeste zu. In den Medaillons des unteren Rahmenteils, die die Gläubigen am besten erkennen konnten, sind von den Laudesi und den Dominikanern besonders verehrte Heilige abgebildet. Das sind im Zentrum Augustinus, Bischof von Hippo, an dessen Ordensregel man sich orientierte; links davon Katharina von Alexandrien und Dominikus, rechts Zenobius, Bischof und Schutzpatron von Florenz, in Begleitung von Petrus Martyr, dem damals erst seit kurzem heiliggesprochenen Gründer der Compagnia.

Betrachtet man die große Tafel, die sich heute in den Uffizien von Florenz befindet, vor dem Hintergrund der Vertragsvorschriften, muß man zu dem Schluß kommen, daß Duccio seine Aufgabe, eine prächtige Tafel zu Ehren Marias zu malen, wohl zur Zufriedenheit der Auftraggeber gelöst hat. Vor einem tief leuchtenden Goldgrund sitzt die Mutter Gottes auf einem wertvollen, gedrechselten Holzthron von äußerster architektonischer Raffinesse. Sie erscheint wie eine Kaiserin zwischen den kostbaren Brokatstoffen und blickt die Betrachtenden ernst und wissend an. Die sechs Engel an den Seiten scheinen den Thron zu ihrer Erhöhung gar anzuheben.

Die malerische Ausführung ist von außerordentlich hoher Qualität. Duccio verfolgt sein Vorhaben, Körper, Materialien und Stoffe anschaulich zu gestalten, das wir schon an der *Crevole-Madonna* beobachten konnten, weiter. Um das Verhältnis von Körper und Mantel bei Maria zu beschreiben, benutzt er nun nicht mehr die auf das Blau aufgelegten Goldlinien, sondern arbeitet es ausschließlich über feinste Farbabstufungen heraus. Am beeindruckendsten ist ihm dies am rechten Knie der Madonna gelungen. Das tiefblaue Azurit wurde in den entsprechenden Partien aufgehellt, so als würde Licht

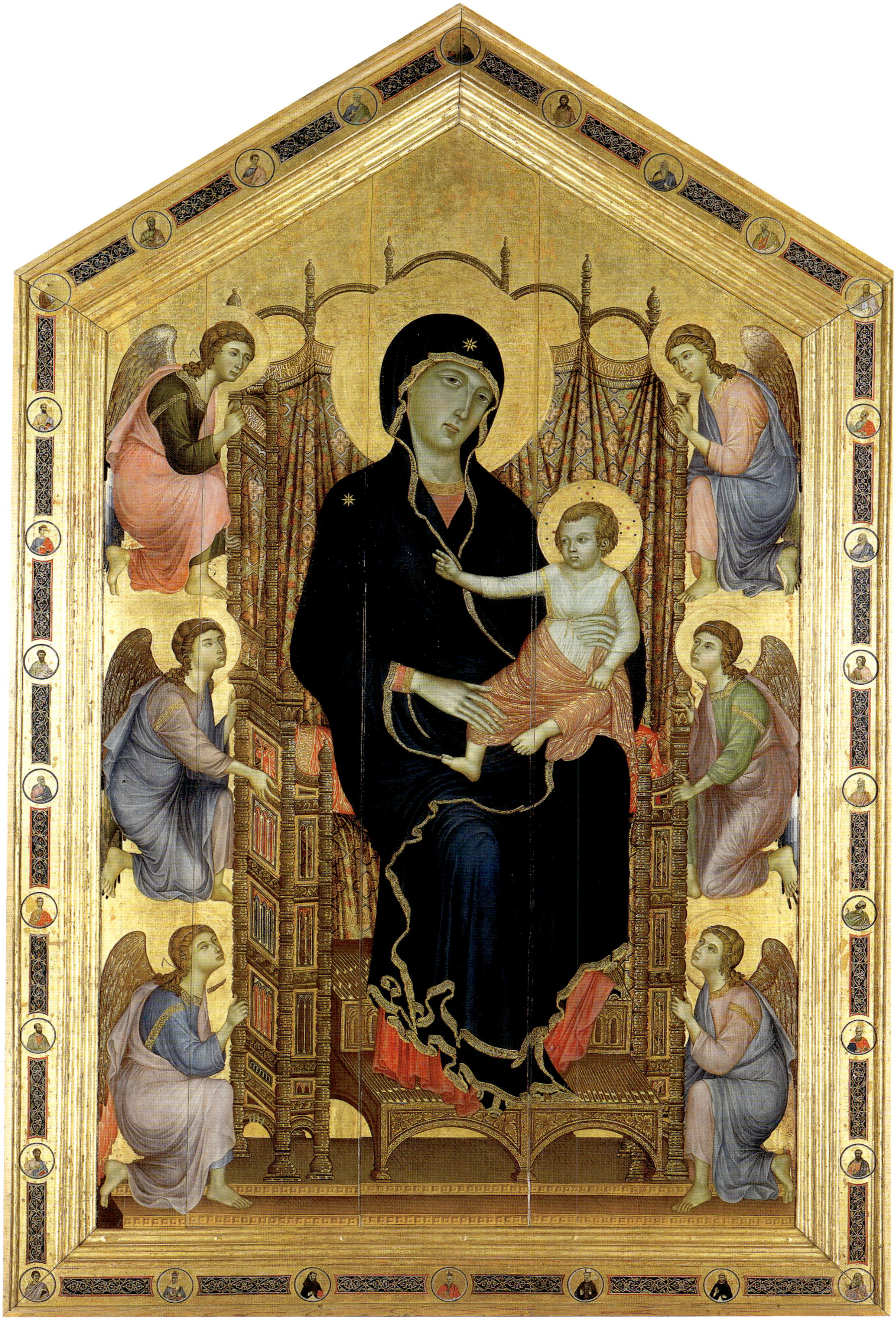

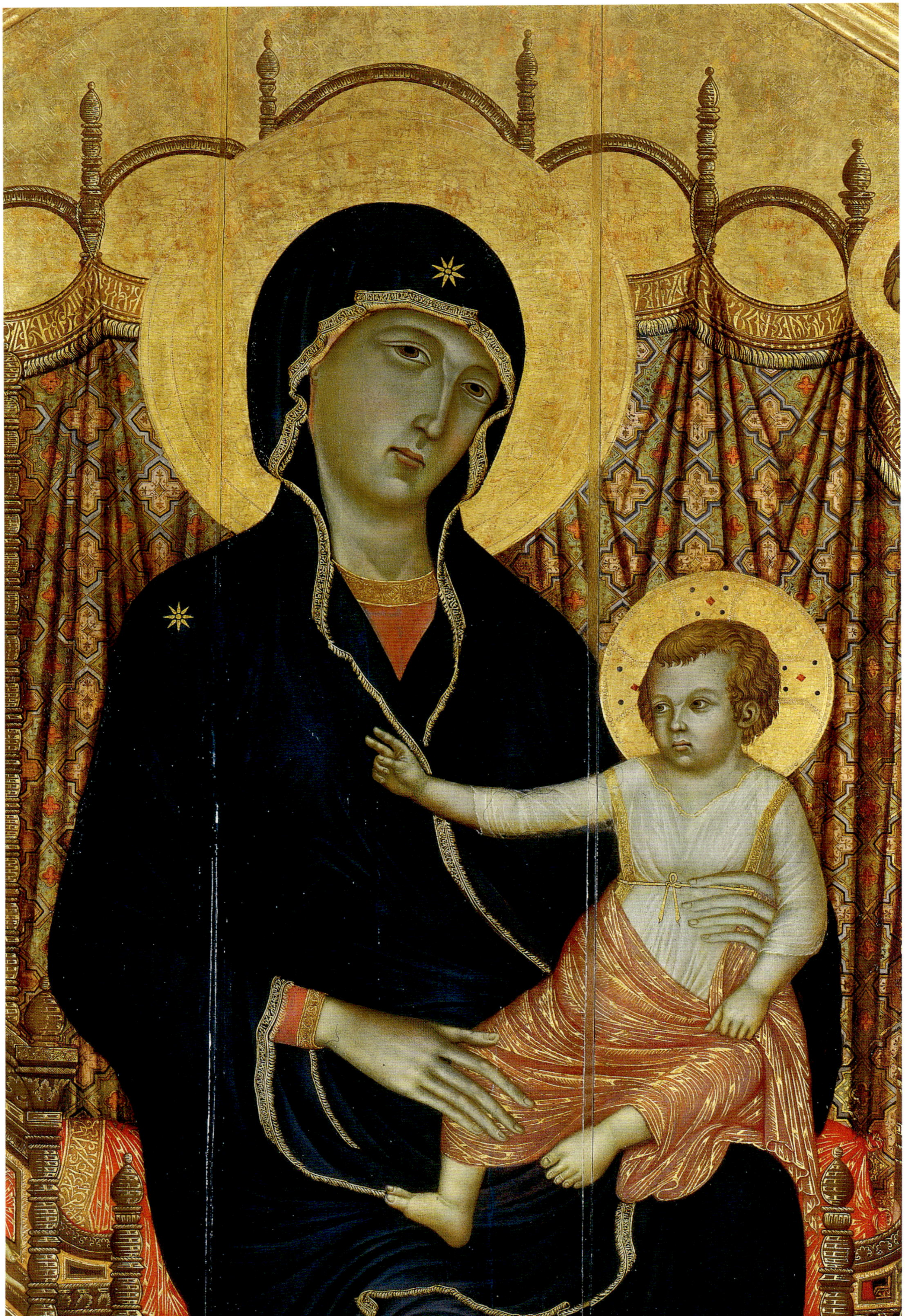

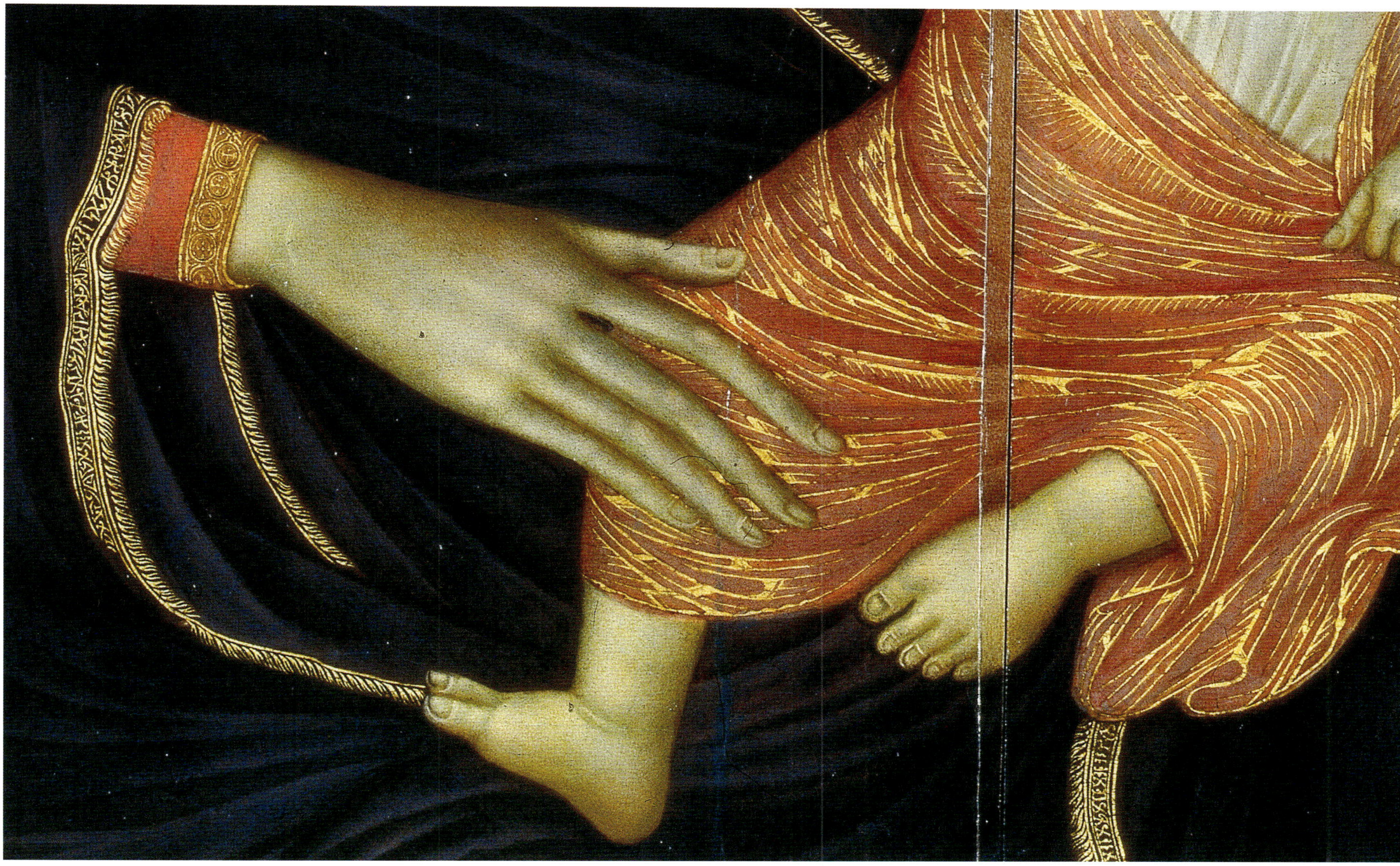

10/11 *Madonna Rucellai* (Detail Abb. 9)

Das Jesuskind sitzt in einer relativ komplizierten Haltung mit angewinkeltem linken Bein und aufgestütztem rechten Fuß auf dem Schoß seiner Mutter. Duccio nimmt die nicht einfache räumliche Situation zum Anlaß, um seine technische Fertigkeit in der Veranschaulichung von Körper und Raum zu demonstrieren. So sieht man z. B. übereinstimmend mit der räumlichen Position des Kindes beim linken Fuß die Oberseite und beim rechten die Seitenansicht mit großem Zeh und einem dahinterliegenden.

auf das betreffende Körperteil fallen, das dadurch stärker hervorzutreten scheint. So wird das Knie allein über Hell-Dunkel-Wirkungen der Farben plastisch »modelliert«, und man hat den Eindruck, daß es sich tatsächlich durch das Gewand drückt. Der extrem kurvige Verlauf des breiten Goldsaums im unteren Bereich des Mantels läßt den Stoff schwer, üppig und reich gefaltet wirken.

Auch bei dem Thron bemüht sich Duccio um eine perspektivisch korrekte Darstellung, die ihm nach heutigen Vorstellungen beurteilt allerdings nur in Teilen gelingt: Er zeigt die nach dem neuesten gotischem Stil gestaltete Holzarchitektur so, daß bei den einzelnen Teilen der Eindruck entsteht, als würden sie sich in die Tiefe erstrecken. Da wir von vorn blicken, sehen wir beispielsweise die Seitenteile mit den dreibogigen kleinen Fenstern zwischen gedrechselten Stäben nur schräg und verkürzt. Die räumliche Beziehung der einzelnen Teile untereinander wird ebenfalls sehr präzise und mit viel Liebe zum Detail beschrieben. Das Bemühen um wirklichkeitsnahe Darstellung geht soweit, daß die mit Bogenfenstern durchbrochenen Seitenteile sogar einen Blick auf die dahinterliegenden Stoffe und Kissen erlauben. Es sind nicht die Mittel der uns heute so vertrauten Linearperspektive, sondern die der sogenannten empirischen Perspektive, die Duccio zur Imagination der thronenden Mutter Gottes einsetzt.

Auf diese Weise erhielt die Compagnia der Laudesi mit diesem Bild eine durchaus glaubwürdige Darstellung ihrer Himmelskönigin.

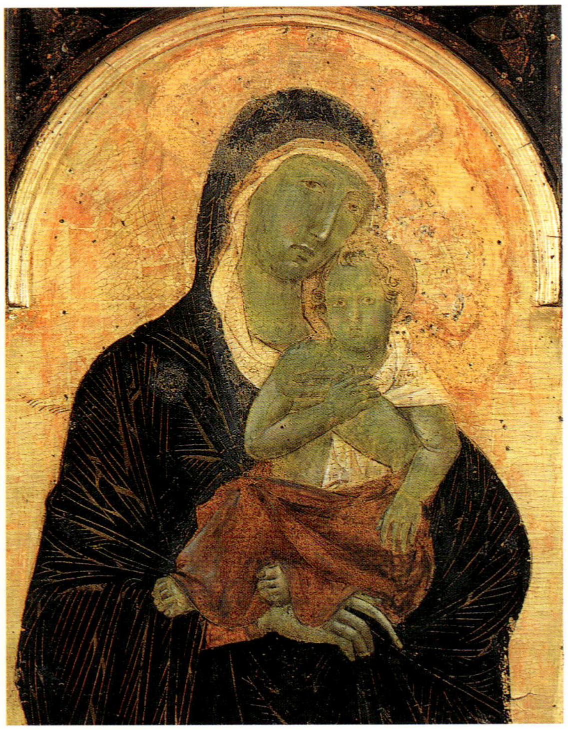

12 *Polyptychon Nr. 47* (Detail Abb. 107)

Die deutlich sichtbare grüne Untermalung der Fleischtöne setzt sich bei Duccio meist aus zwei Pigmenten zusammen, aus grüner Erde, einem Mineralsalz, und Bleiweiß. Grün wurde eingesetzt, um den darüber gelegten Rottönen die mittleren, kühleren Tonwerte der menschlichen Hautfarbe zu verleihen.

13 *Maestà, Vorderseite* (Detail Abb. 22)

Das Rund des Heiligenscheines wurde mit einem Zirkel eingeritzt. Um das Muster in die vergoldete Oberfläche einzutragen, benutzte man Punziereisen. Sie wurden senkrecht zur Bildfäche angesetzt und dann mit dem Hammer leicht geschlagen. Da der Gipsgrund flexibel ist, riß das Blattgold nicht ein.Die Fertigstellung eines Tafelgemäldes war an genau festgelegte Arbeitsverläufe geknüpft, an denen eine Vielzahl von Lehrlingen und Gehilfen innerhalb der Malerwerkstatt beteiligt war. Nachdem der leitende Meister die Vorzeichnung auf den glatten weißen Malgrund vorgenommen hatte, folgten Vergoldung, Farb- und Firnisauftrag. Jeder Vorgang war dabei wiederum in viele Einzelschritte untergliedert.

Etwa 1390 verfaßt der florentinische Maler Cennino Cennini (ca. 1370–1440) ein Buch über die Malkunst, eine Art Kochbuch für Maler. Der Schüler von Agnolo Gaddi beschreibt die notwendigen Techniken, etwa die Herstellung von Farben und von Tinte, die Vorbereitungen zur Fresko- oder Temperamalerei. Er gibt genaue Maß- und Gewichtsangaben, erklärt wie lange z. B. einzelne Schichten getrocknet werden müssen, wie bestimmte Pigmente gewonnen werden und in welcher Reihenfolge welche Schritte zu unternehmen sind.

Zugleich schildert er das Leben eines Malers als ein Studium der Theologie und Philosophie; gemäßigt im Trinken und Essen sowie in der Gemeinsamkeit mit Frauen, damit die Hand ruhig bleibe. Die Motivation zu malen sei ein erhabener Geist, natürliche Begeisterung und finanzielle Notwendigkeit.

Ein Maler lerne von seinem Meister – durchaus bis zu zwölf Jahren –, lerne vom Studium der Natur und vom Kopieren alter Meister, dann könne er möglicherweise zu einem individuellen Stil finden, sofern ihm Gott dabei helfe.

Durch Cennino Cennini und selbstverständlich durch modernste technische Untersuchungen sind wir also einigermaßen über die Herstellung und Maltechnik zu Zeiten Duccios orientiert.

Die Bilder zur Zeit Duccios wurden auf massive Platten aus Holz, in der Regel Pappelholz, gemalt. Holz bot sich an, da es leicht verfügbar und zu bearbeiten war und gleichzeitig die Herstellung der aufwendigen architektonischen Rahmen erlaubte. Die Fertigung von Tafel und Rahmen war Aufgabe des Schreiners, nicht des Malers. Die Tafeln wurden aus mehreren Brettern beidseitig verleimt, damit sie sich nicht verziehen konnten.

In der Malerwerkstatt wurden dann Risse und Spalten im Holz mit Füllmasse ausgestopft und die gesamte Fläche mit einem Leinengewebe überzogen. Um einen glatten, gleichmäßigen Malgrund zu erhalten, trug man auf das Leinen mehrere Schichten eines Gips-Knochenleim-Gemisches (gesso) auf. Getrocknet ließ sich der Gips zu einer glatten, weißen Oberfläche polieren.

Auf diesem Grund konnte man dann mit den Vorzeichnungen und den Vorarbeiten für die Vergoldung beginnen. Die an die Goldpartien grenzenden Umrisse wurden in die Fläche eingeritzt. Hauptlinien, die Figuren, Architektur und Landschaft im Umriß festlegen sollten, fügte man mit Kohle hinzu. Damit die dünnen Goldblättchen auf dem Grund haften konnten, wurde ein rötlicher Ton (Bolus) aufgetragen, der dem Gold zusätzlich eine warme Farbwirkung verlieh. Die in den Goldgrund eingetragenen Ornamentlinien von Heiligenscheinen oder Zierformen entstanden durch Verwendung eines Eisenstiftes, mit dem der Künstler, nach einer Vorzeichnung mit Messing- oder Silberstift, kleine Vertiefungen in die vergoldete Fläche drückte (punzierte) (Abb. 13).

Jetzt erst trug man die Farben auf, die aus einer Mischung der entsprechenden Pigmente mit Eigelb gewonnen wurden. Der Maler mußte sie vorsichtig strichelnd auftragen, da das Eigelb relativ langsam trocknete und die Gefahr bestand, daß die oberste Schicht die darunterliegende wieder auflöste. Beim Ausmalen wurde mit den Gewändern, der Landschaft und der Architektur begonnen. Als letztes fügte man die Hautpartien ein. Fleischfarbene Töne wurden mit Grün unterlegt, zur Aufhellung von dunklen Tönen verwendete man Bleiweiß (Abb. 12).

Wenn die Farbschicht lange genug getrocknet war, konnte zuletzt der Firnis aufgetragen werden.

Das Anfertigen eines Tafelbildes in dieser Kombination von unterschiedlichen Techniken und Materialien erforderte ein hohes Maß an technischem Wissen und eine präzise geordnete und delegierbare Arbeitstechnik. Ab einer entsprechenden Zahl an Aufträgen konnte eine solche Aufgabe nur im Werkstattverbund bewältigt werden. Auch Duccio hat wahrscheinlich Lehrlinge und Assistenten beschäftigt, denen bestimmte Entstehungsphasen des Bildes übertragen wurden. In der Regel waren Gehilfen für das Reiben der Farben zuständig. Es gab auch Spezialisten für die Unterzeichnung, für Landschaftsdetails oder für Hände und Augen. Alle Mitarbeiter blieben jedoch bei ihrer praktischen Ausführung den Stilvorgaben, wahrscheinlich auch der Vorzeichnung des leitenden Meisters verpflichtet. Am Ende konnte ein einheitlich wirkendes Bild die Werkstatt verlassen.

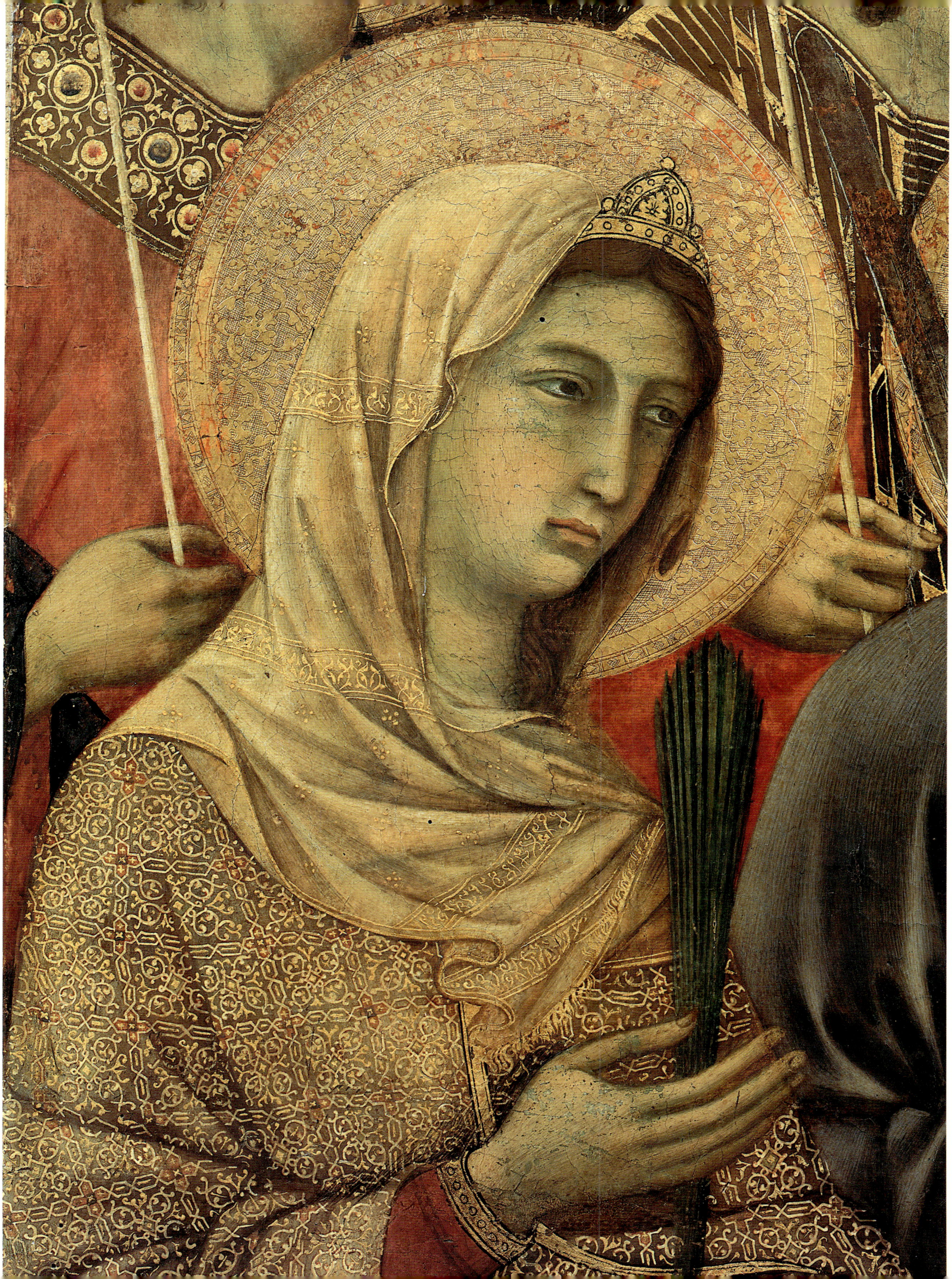

# Zuschreibungen: die Madonna der Franziskaner, die Perugia-Madonna und ein mehrteiliges Altarbild

14 *Die Madonna der Franziskaner,* um 1295
Tempera auf Holz, 23,5 x 16 cm
Pinacoteca Nazionale, Siena

Duccio setzt in seinen Kompositionen Linien und Farben gezielt ein, um bestimmte Inhalte zu betonen. Hier durchkreuzt die Hand des segnenden Jesuskindes die fließende Goldlinie, die den blauen Marienmantel säumt. Die Linie läuft in Wellenbewegungen bis zu den Händen eines bittenden Franziskanermönches hinunter. Segnender und Gesegnete werden dadurch direkt miteinander verbunden.

15 *Die Perugia-Madonna,* um 1300–1305
Tempera auf Holz, 98,5 x 63,5 cm
Galleria Nazionale dell' Umbria, Perugia

Die Tafel mit dem Brustbild der Mutter Gottes und ihres Kindes befand sich im Kloster San Domenico von Perugia. Maria zeigt mit ausgestrecktem Zeigefinger auf die übereinandergeschlagenen (gekreuzten) Füße ihres Kindes. Die Geste deutet das zukünftige Leiden ihres mit Nägeln gekreuzigten Sohnes an. Der Blick des Knaben, sein Griff in den Marienschleier und das zärtliche Haltsuchen der anderen Hand deuten hier ebenso wie das Umschließen des Kindes durch die mütterlichen Arme eine sehr innige Beziehung der beiden Figuren an. Gerade diese Innigkeit läßt den Hinweis auf das zukünftige Leiden noch bedeutungsvoller erscheinen.

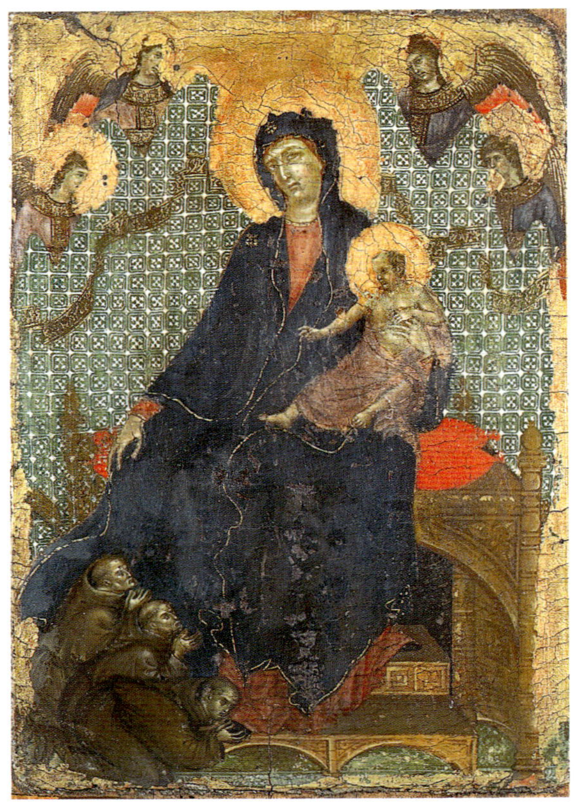

Das genaue Datum, an dem die *Madonna Rucellai* fertiggestellt wurde, kennen wir nicht. Am 8. Oktober 1285 wird Duccio jedenfalls wieder in den Papieren der städtischen Verwaltung von Siena erwähnt. Von diesem Zeitpunkt an bis zu seinem großen Auftrag für das Hochaltarbild des Sieneser Domes sind uns keine Bilder überliefert, die mit Verträgen belegt wären. Die kunsthistorische Forschung konnte jedoch über stilistische Vergleiche nachweisen, daß einige Madonnentafeln und mehrteilige Altarbilder in die Nähe der *Madonna Rucellai* und der *Maestà* zu rücken sind. Ob alle genau in diesem Zwischenraum zwischen 1285 und 1308 entstanden sind oder einige erst nach der Fertigstellung der *Maestà* gemalt wurden, läßt sich nicht mit Sicherheit sagen. Die Datierungsangaben zu den Bildern sind daher nur Annäherungswerte.

Es sind meist kleinere Madonnentafeln oder Altarbilder, die wahrscheinlich in dieser Zeitspanne Duccios Werkstatt verließen. Sie belegen das hohe künstlerische Niveau seiner Arbeit auch im kleinen Format.

Die nur 23,5 cm hohe Tafel der *Madonna der Franziskaner* (Abb. 14) ist leider sehr schlecht erhalten. Der Originalrahmen wurde vollständig entfernt und die Bildoberfläche hat sehr gelitten. Man vermutet, daß die Tafel ursprünglich Teil eines Diptychons war, das als tragbares Andachtsbild im privaten Bereich aufgestellt werden konnte. Die Anwesenheit dreier Franziskaner auf dem Bild könnte dafür sprechen, daß es einer kleinen Gruppe von Mönchen zugedacht war.

Die Tafel zeigt wieder eine thronende Madonna, die ihren segnenden Sohn auf dem Schoß hält. Sie wendet sich den Betrachtenden zu und breitet ihren blauen Mantel schützend über drei Franziskanermönche, die ihr zu Füßen knien und ihre Hände in bittender Geste erheben. Entsprechend mittelalterlicher Darstellungstraditionen ist das Größenverhältnis der Figuren durch die Bedeutungsperspektive bestimmt: Die Mutter Gottes als bedeutsamste Person ist überproportional groß wiedergegeben, während die Mönche sehr klein wirken. Vier Engel halten einen prächtigen Vorhang hinter der Madonna.

Die Geste des Mantelschutzes im christlichen Mittelalter stammt ursprünglich aus dem juristisch-weltlichen Bereich: In der römischen Rechtspraxis wurden Kinder z. B. legitimiert und adoptiert, indem der Vater sie unter seinen Mantel nahm. Hochgestellte Personen, besonders Frauen konnten Verfolgten unter ihrem Mantel Schutz gewähren und für diese um Gnade bitten. In den Legenden des 12. und 13. Jahrhunderts wurde dieses Mantelschutzrecht der Frauen auf verschiedene Heilige übertragen. Die Schutzmantelschaft konnten zwar auch andere ausüben, aber nur Maria war die *mater omnium*, die Mutter aller, nur sie konnte alle Welt unter ihrem Mantel bergen. Unter diesem Mantel, dem als Reliquie in der Ostkirche eine besondere Schutzkraft zugeschrieben wurde, waren die Gläubigen vor Belagerung, Pest und Erdbeben geschützt und der Fürbitte Marias sicher. Duccios Bild ist ein frühes Beispiel der *Schutzmantelmadonna*, wie sie besonders in den Orden verehrt wurde.

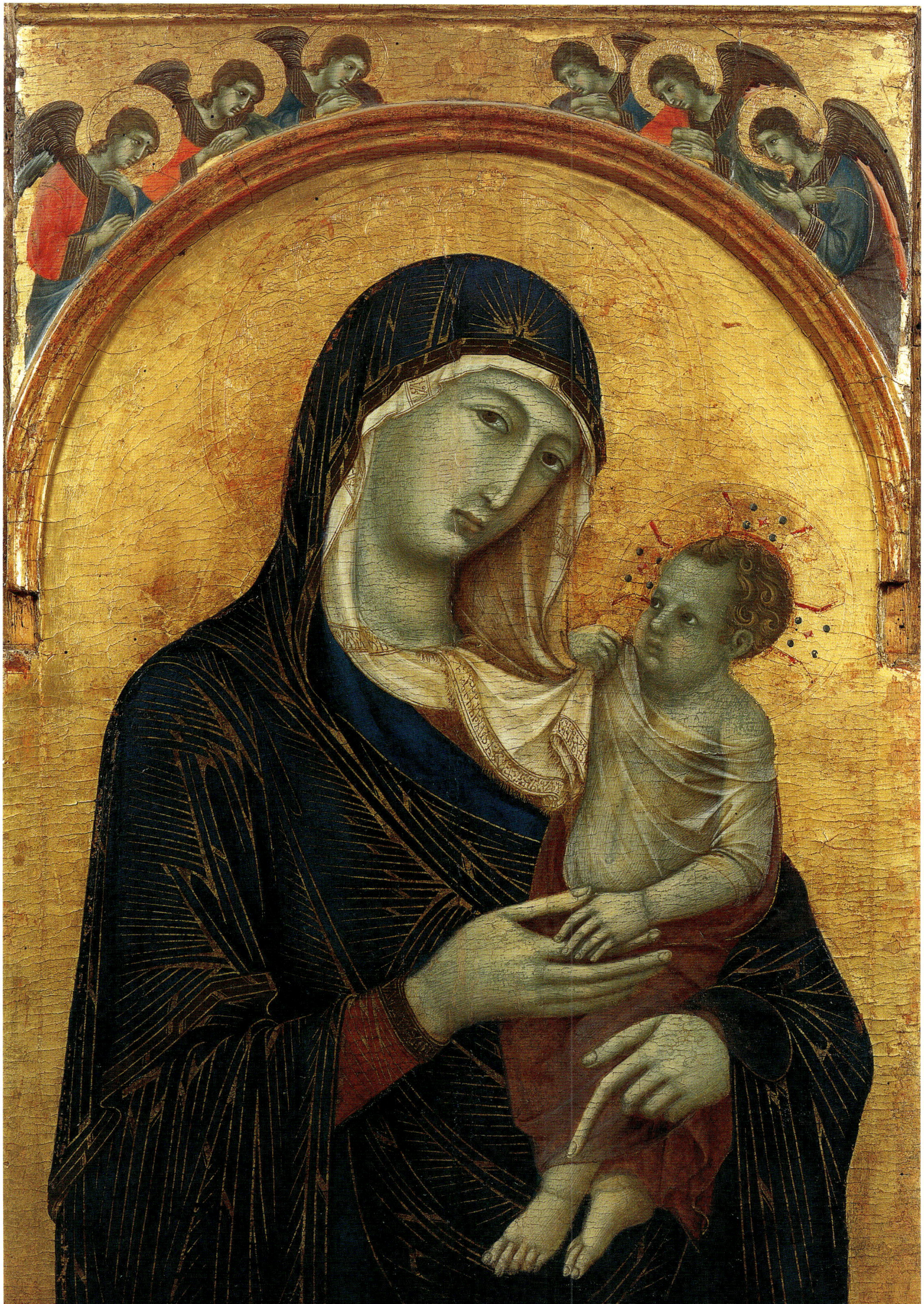

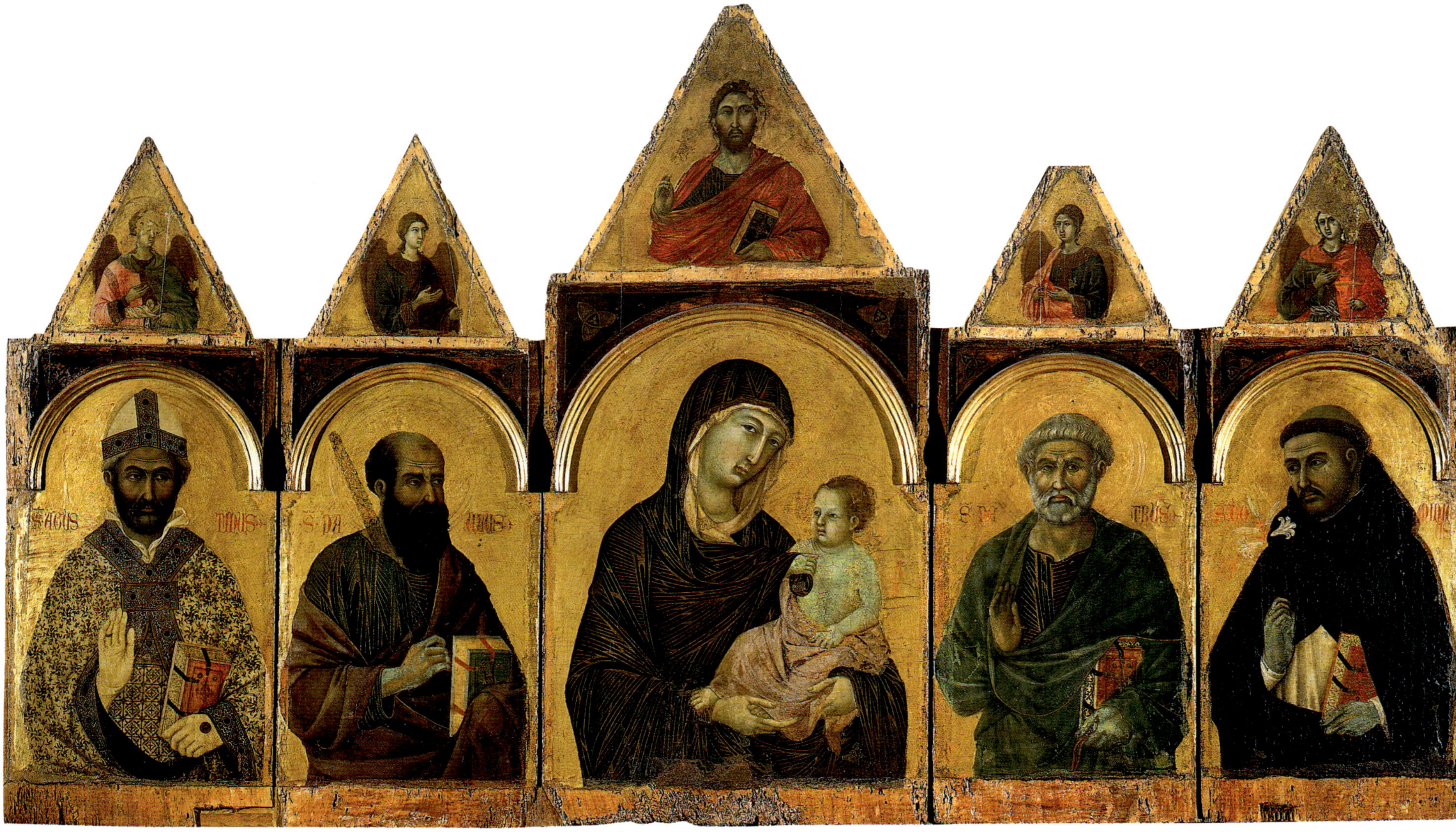

16 *Polyptychon Nr. 28 (Die heilige Jungfrau mit Kind und vier Heiligen),* um 1305
Tempera auf Holz, 143 x 241,5 cm
Pinacoteca Nazionale, Siena

Das mehrteilige Altarbild faßt zehn Figuren, Maria, Christus, Engel und Heilige, in zwei Registern zusammen. Wahrscheinlich war es ursprünglich von einem architektonischen Rahmen aus Holz eingefaßt. Die zentrale Position nimmt Maria mit dem Kind ein. Sie wird flankiert von jeweils zwei Heiligen auf beiden Seiten. Die inneren Positionen nehmen Petrus auf der Seite des Kindes und Paulus auf der anderen ein. Neben Paulus ist der heilige Augustinus und neben Petrus der heilige Dominikus dargestellt. Über der zentralen Tafel erscheint der segnende Christus, umgeben von vier Engeln. Die Anwesenheit des Ordensgründers und des Kirchenvaters, dessen Regel der Dominikanerorden befolgte, spricht für die Annahme, daß das Polyptychon vielleicht für die Kirche San Domenico in Siena gefertigt wurde.

Trotz des kleinen Formats entwirft Duccio seine Komposition nicht in miniaturhaften Dimensionen. Er füllt die Bildfläche großzügig zu zwei Dritteln mit der Figur der Mutter Gottes und nutzt die Darstellung von Thron und Vorhang, um die Illusion räumlicher Tiefe zu erzeugen.

Der breit ausladende Holzthron ist in perspektivischer Verkürzung zu sehen und offenbart seinen räumlichen Aufbau genau. Man sieht von oben auf die Sitzfläche und kann erkennen, wie sich die gedrechselten Seitenteile nach hinten in den Raum erstrecken. Noch eine Ebene tiefer im Raum breitet sich der von den Engeln gehaltene, gemusterte Vorhang aus. Durch ursprünglich aufgemalte Falten schien der Stoff bewegt. Dies verrät uns auch der gekurvte Verlauf des breiten Goldbandes. Hier wie auf dem blauen Mantel Marias dient die Verwendung der elegant fließenden Linien nicht nur dazu, große Farbflächen zu gliedern, sondern auch räumliche Verhältnisse wie »vorne« und »hinten«anzugeben.

Insgesamt ist die Komposition in einem lebendigen Gleichgewicht gehalten. Der nach rechts weit ausladende Thron bildet das Gegengewicht zu der von der Mutter Gottes und den drei Mönchen eingenommenen Diagonalen.

Ein weiteres Werk Duccios aus diesem Zeitraum ist eine Madonnentafel (Abb. 15), die sich heute in der Galleria Nazionale von Perugia befindet. Dargestellt wird das Motiv des Brustbildes von Maria mit ihrem Kind auf dem Arm, das wir schon von der *Crevole-Madonna* her kennen.

Die Tafel stammt aus einem dominikanischen Kloster der Stadt. Eine Restaurierung hat ergeben, daß das Bild wahrscheinlich die Mitteltafel eines mehrteiligen Altaraufsatzes war.

Ruft man sich die Darstellung der *Crevole-Madonna* vor Augen, werden die Änderungen deutlich, die Duccio zugunsten einer natürlicheren, intimeren Wiedergabe der gleichen Situation vorgenommen hat. Das Kind wird nicht mehr, wie in dem früheren Bild als verkleinerte erwachsene Figur aufgefaßt, es hat jetzt ganz klar kindliche Proportionen. Der Körper ist im Vergleich zum Kopf kürzer geworden. Die kleinen Füße haben ebenso wie der durch das dünne Gewand scheinende Körper leichten Babyspeck.

In einer selbstverständlichen, spielerischen Geste greift der Sohn in den Schleier seiner Mutter, der mit feinen Weißabtönungen so gestaltet ist, daß wir den Faltenwurf und die Weichheit des Tuches sehen können. Während die Maria der *Crevole-Madonna* (Abb. 6) ihr Kind lediglich vorführt, werden hier Mutter und Sohn in einer innigen Verbindung gezeigt. Sie berühren sich in zärtlicher Zuwendung mit den Händen. Maria weist mit dem ausgestreckten linken Zeigefinger auf die Füße von Christus und deutet damit auf die zukünftigen Leiden ihres göttlichen Sohnes hin.

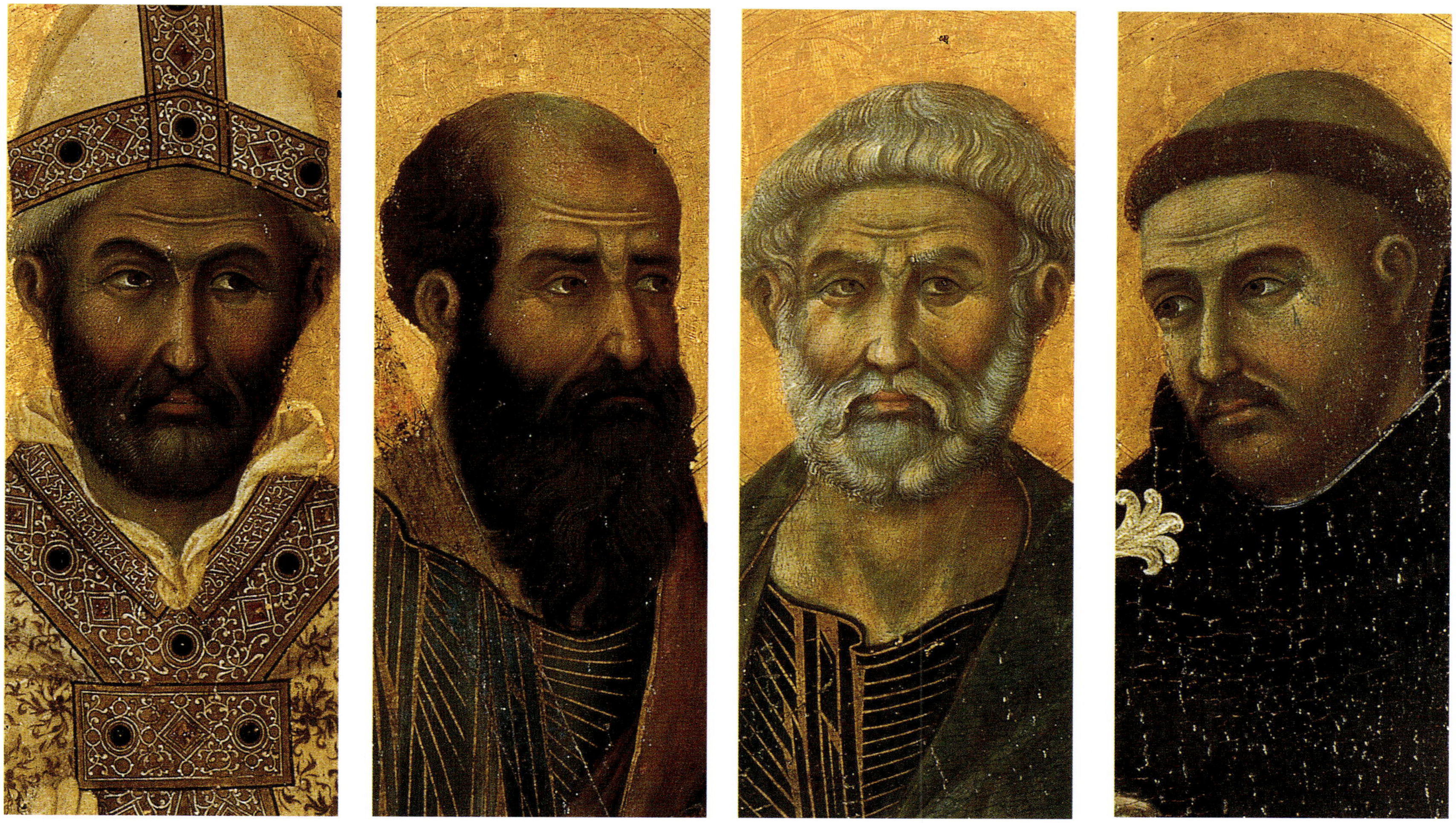

17-20 *Polyptychon Nr. 28* (Detail Abb. 16)

Die Heiligen auf den Seitentafeln, die in der Kirche vermutlich besonders verehrt wurden, waren anhand der Namensinschriften und charakteristischen Attribute für die Gläubigen leicht zu identifizieren. Es sind dies von links nach rechts: Augustinus, der Kirchenlehrer und Bischof von Hippo, im bischöflichen Ornat; der Apostel Paulus, der bedeutendste Missionar der Urchristen, mit dem Schwert als Zeichen seines Martyriums; Petrus der Jünger und Apostel Christi, erster Bischof von Rom, mit dem Schlüssel; Dominikus, der Begründer des Bettelordens der Dominikaner, in der schwarz-weißen Ordenstracht.

Körperhaltungen und Gesten werden von Duccio wieder geschickt eingesetzt, um die Beziehung zwischen den Personen und die Anordnung der Figuren im Raum zu beschreiben. In der vordersten Ebene des Bildraumes treffen die Hände von Maria und dem Kind aufeinander, in der nächsten führt der Körper des Kindes schräg nach hinten. Den umfassenden Abschluß im Hintergrund bildet der gewichtige Körper der Mutter Gottes.

Einen Eindruck, wie die größeren, aus mehreren Tafeln zusammengefaßten Altarbilder aus Duccios Werkstatt ausgesehen haben, vermittelt das *Polyptychon Nr. 28* (Abb. 16) aus der Pinacoteca Nazionale von Siena. Im Zentrum sehen wir wieder das bekannte Motiv der Mutter Gottes, die ihren Sohn auf dem Arm trägt. Flankiert wird diese Darstellung von je zwei Heiligenfiguren, links Paulus und Augustinus, rechts Petrus und Dominikus. Die Figurentafeln werden von architektonischen Bogenformen eingefaßt und von Giebeln bekrönt. In ihnen erscheint, erhöht über dem mittleren Teil, Christus zwischen je zwei Engeln über den Seitenteilen.

Dieser Typus eines mehrteiligen Altarbildes war relativ neu zu jener Zeit. Duccios Werkstatt leistete mit ihrer Produktion einen wichtigen Beitrag zu dessen Entwicklung. Der Bedarf nach solchen Bildern war, wie der Kunsthistoriker Hans Belting ausführt, aufgekommen, als die Bettelorden, vor allem die Franziskaner und Dominikaner, die Verehrung Marias und ihrer Mutterschaft mehr und mehr in den Vordergrund stellten. Um aber auch den anderen Heiligen, die in einer größeren Kirche verehrt wurden, gerecht zu werden, faßte man die verschiedenen Themen in der optimalen Form des Bilderfrieses zusammen. Er stellte die Darstellungen jener Heiligen, die nach dem Festplan auf dem Hochaltar gefeiert wurden, nebeneinander. Während man zuvor die Heiligentafeln einzeln auf einem Balken über dem Choreingang präsentierte, wurden sie nun in einem gemeinsamen architektonischen Rahmen vereint.

Der Aufbau von Duccios Altarbild führt uns die künstlerische und handwerkliche Lösung, die man für dieses Problem gefunden hat, beispielhaft vor Augen. Die fünf Figurentafeln sind auf der Rückseite mit einem Querbalken verbunden. Auf der Vorderseite sorgte ein aufwendiger Architekturrahmen, der heute nicht mehr erhalten ist, für den Zusammenhalt der Tafeln.

Leider ist auch die bemalte Fläche des Bildes in einem sehr schlechten Zustand. Bei fast allen Köpfen, Händen und dem Körper des Christuskindes ist die oberste Schicht abgerieben. Immerhin sind wir dadurch in der Lage, die typische grüne Untermalung zu sehen, auf die die rötlichen fleischfarbenen Töne aufgetragen wurden.

# Die Maestà

21 *Maestà, Vorderseite* (Detail Abb. 22)

Duccio hat die Gewänder des Kindes besonders aufwendig und prächtig gestaltet. Jesus trägt ein dünnes, weißes Untergewand und darüber ein in hellen Rottönen gehaltenes, reichgefaltetes Manteltuch, das zusätzlich mit Goldornamenten geschmückt ist. Die technische Perfektion der Malerei zeigt sich nicht zuletzt an dem transparenten Unterkleidchen, das den fein modellierten Körper des Kindes durchscheinen läßt.

22 *Maestà, Vorderseite,* 1308–1311
Tempera auf Holz, 497,7 x 467,8 cm
Museo dell' Opera del Duomo, Siena

Die monumentale Schauseite der Maestà richtete sich an die im Dom versammelten Gläubigen. Maria sitzt mit dem Kind auf einem prächtig geschmückten, breiten Marmorthron. Sie ist umringt von einer Engelsschar und den Heiligen Katharina, Paulus, Johannes dem Evangelisten auf der linken Seite und Johannes dem Täufer, Petrus und Agnes auf der rechten. In der vordersten Reihe knien die vier Stadtpatrone von Siena: Ansanus, Savinus, Crescentius und Viktor.

Die Stadtregierung von Siena gibt 1308 bei Duccios Werkstatt eine Tafel für den Hochaltar des Domes in Auftrag, die heute weltberühmt ist. Es handelt sich um die sogenannte *Maestà* (Abb. 22), das Bild der thronenden Mutter Gottes, der Patronin von Dom und Stadt.

Diese gewaltige Tafel, die ursprünglich mit Rahmen und Aufbauten über fünf Meter hoch und fast fünf Meter breit gewesen sein muß, stellt in vieler Hinsicht eine Besonderheit dar. Sie bringt entscheidende Impulse für die Gattung des Altarbildes. Außerdem greift Duccio hier neue Ideen für die darstellerische Bewältigung von erzählten »Bildgeschichten« besonders aus der Paduaner Arena-Kapelle auf und führt seinen begonnenen Weg zu einem Höhepunkt.

Bevor die Bilder im einzelnen betrachtet werden, soll zunächst versucht werden, über die Geschichte der Tafel, die Rekonstruktionsversuche und die erhaltenen Verträge eine Vorstellung von dem ursprünglichen Ganzen zu erhalten. Darüber hinaus kann man aus Informationen über den Ort, für den die Tafel geschaffen wurde, und die bestimmte Situation, für die sie benötigt wurde, einiges über das Besondere ihrer Gestaltung erfahren.

## Rekonstruktion

Dem heutigen Betrachter im Museum der Domopera von Siena steht das ursprünglich beidseitig bemalte Altarbild in einem sehr unvollständigen Zustand vor Augen. Nur der mittlere Teil der Vorderseite, die Mutter Gottes im Kreis von Engeln und Heiligen, ist noch als Einheit zu sehen. Auf der Rückseite waren Szenen aus der Kindheit und der Passion von Christus dargestellt (Abb. 24). Auch davon kann heute nur noch der Mittelteil mit 26 Einzelszenen in einem Rekonstruktionsversuch gezeigt werden.

Wir wissen, daß die Tafel bis 1506 auf dem Hochaltar des Domes verblieb und danach auf einem anderen Altar aufgestellt war. 1771 schließlich fiel die Entscheidung, das Altarbild zu zerlegen. Diese dokumentarisch belegte Zerstörung ist der Grund für den heutigen fragmentarischen Zustand. Man zerlegte die Tafel, um die Einzelbilder auf zwei Altären verteilen zu können. Zunächst entfernte man den gesamten Rahmen, die Predellen- und Bekrönungstafeln und zersägte dann die Tafel in sieben Teile. Die beiden Predellen waren auf je ein horizontal gelegtes Stück Holz gemalt und ließen sich daher leicht auseinandernehmen. Ein Problem bildete die Haupttafel. Sie setzt sich vorn aus elf vertikal gefügten Brettern zusammen, gegen die von hinten fünf horizontal gelagerte genagelt wurden. Das gegeneinander verleimte und vernagelte Holz ließ sich nur mühsam zersägen. Die Bildoberfläche hat dadurch erheblich gelitten. Vor allem am Gesicht und am Gewand der Madonna waren die Schäden beträchtlich. Den jetzigen Zustand der Tafel verdanken wir einer erfolgreichen Restaurierung von 1956.

Die Zerlegung hatte jedoch noch weitere Folgen. Losgelöst vom Verbund gelangten mehrere Einzelszenen in verschiedene Museen oder Privatsammlungen in Europa und den Vereinigten Staaten, andere gingen ganz verloren. Das Bild, das wir uns heute von der *Maestà* in ihrer Gesamterscheinung machen können, beruht daher auf Rekonstruktionen, die die verstreuten Szenen in einer fotografischen Montage wieder zusammenbringen. Jeder dieser Versuche muß lückenhaft bleiben, da der Rahmen und fünf Einzelbilder verloren sind. Zudem ist sich die Kunstwissenschaft nicht einig darüber, in welcher Abfolge die Szenen auf den Predellen und auf der Rückseite angeordnet waren. Dennoch kann man eine ungefähre Vorstellung vom ursprünglichen Aussehen der Tafel bekommen:

Die *Maestà* besaß einen architektonischen Rahmen mit Giebeln, Fialen und Streben. Jede der beiden Ansichtsseiten war in fünf Bildzonen gegliedert. Das Hauptbild der Vorderseite zeigt Maria, die ihren Sohn auf dem Schoß hält. Sie sitzt auf einem prächtigen Marmorthron inmitten von Engeln und den Heiligen Katharina, Paulus, Johannes dem Täufer, Petrus und Agnes. Vor ihr knien vier Stadtpatrone von Siena: Ansanus, Savinus, Crescentius und Victor.

Das Thema der Predellenbilder darunter ist der Kindheit Christi gewidmet, wobei die Einzelszenen durch Prophetenbilder getrennt sind. Über dem Hauptbild verläuft ein Fries mit den Halbfiguren der Aposteln.

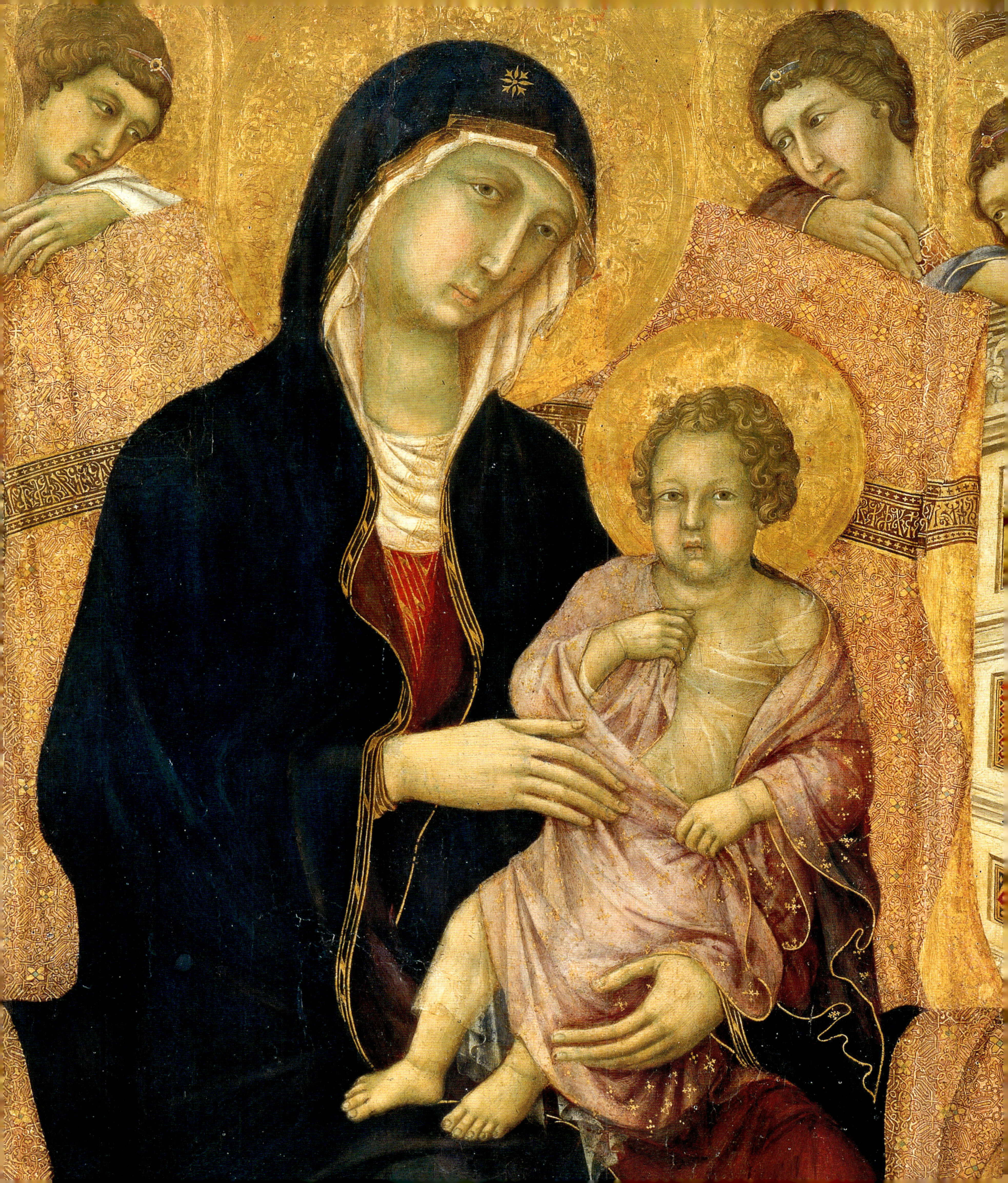

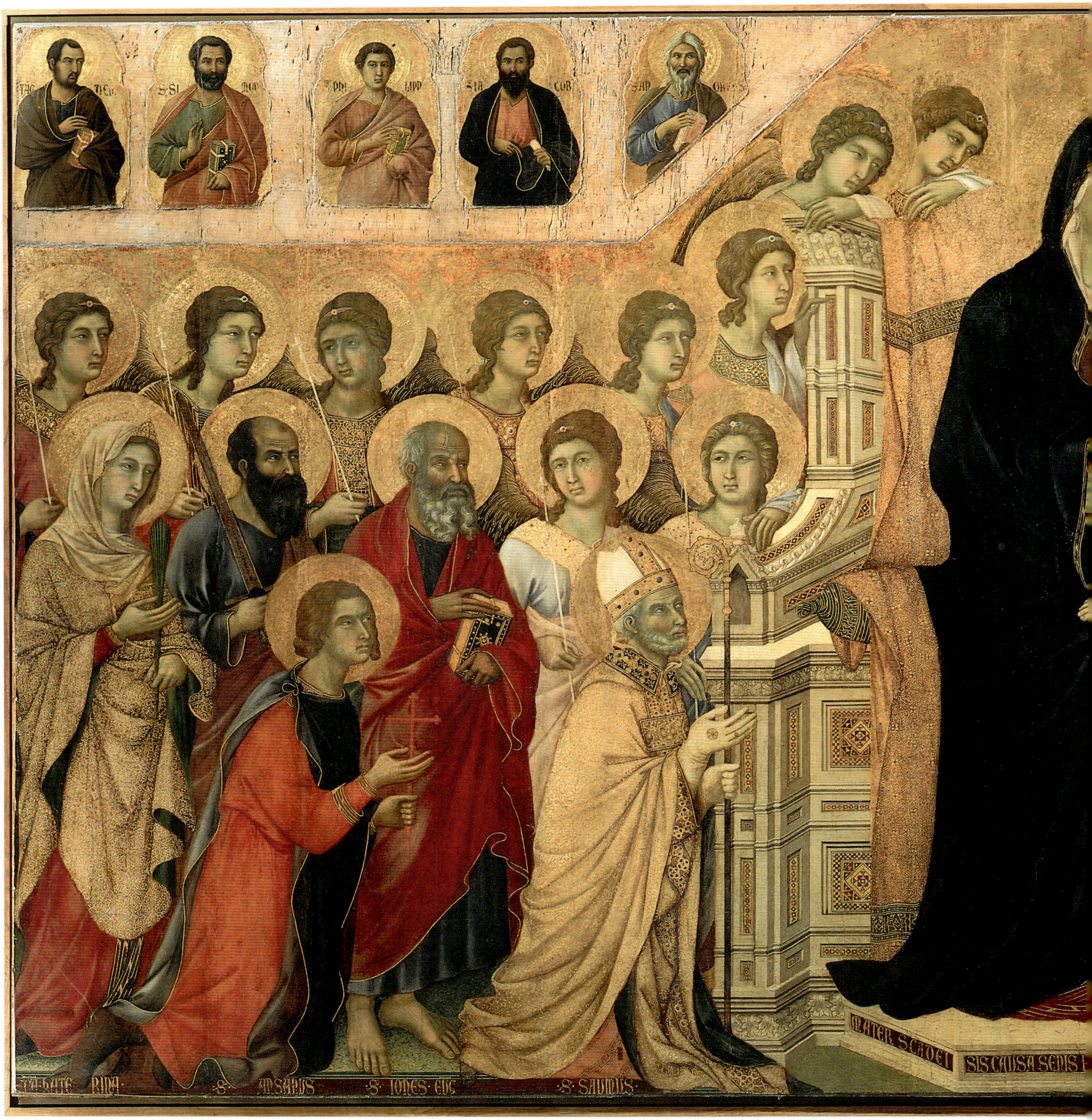

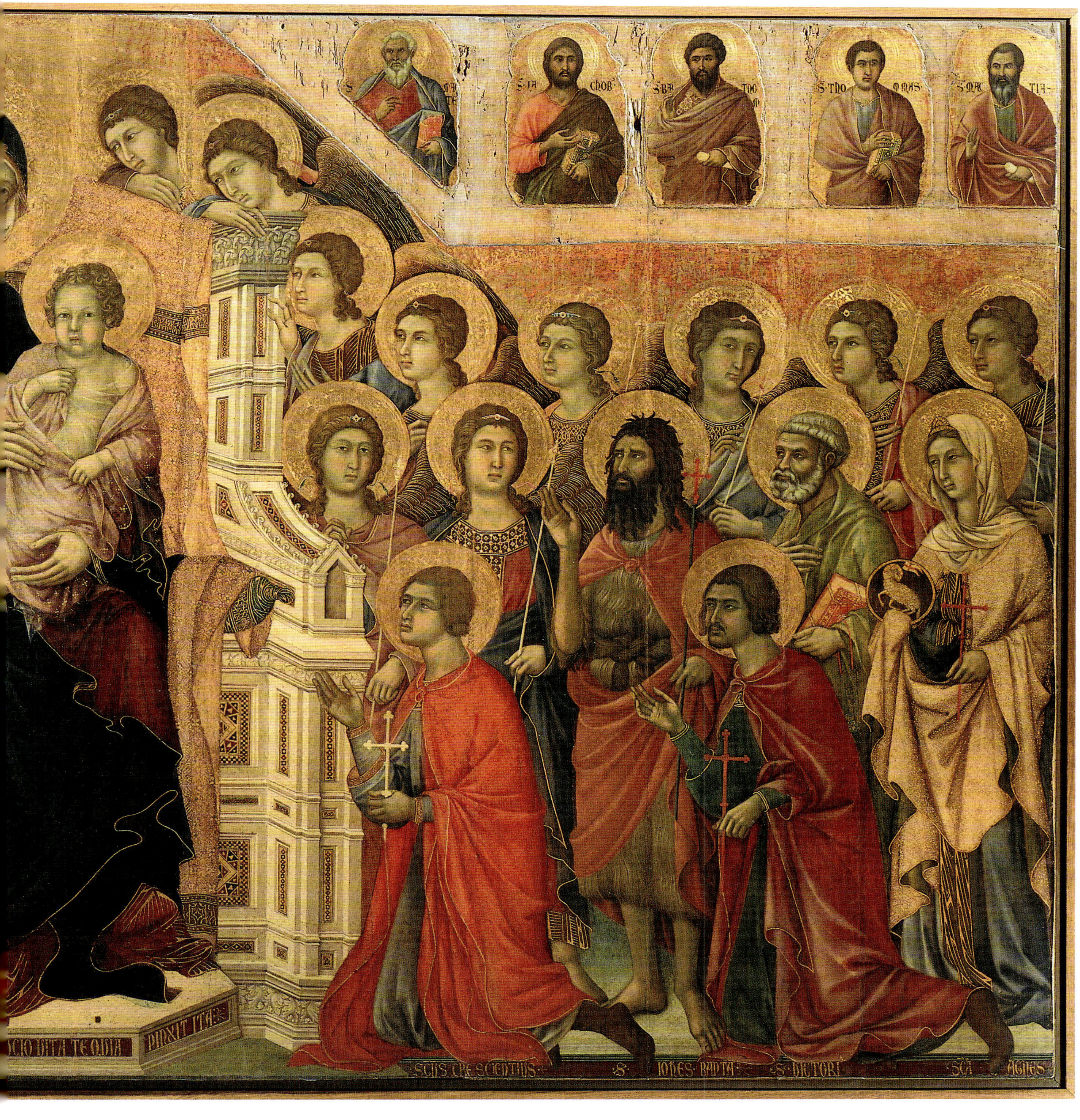
PINXIT ITA

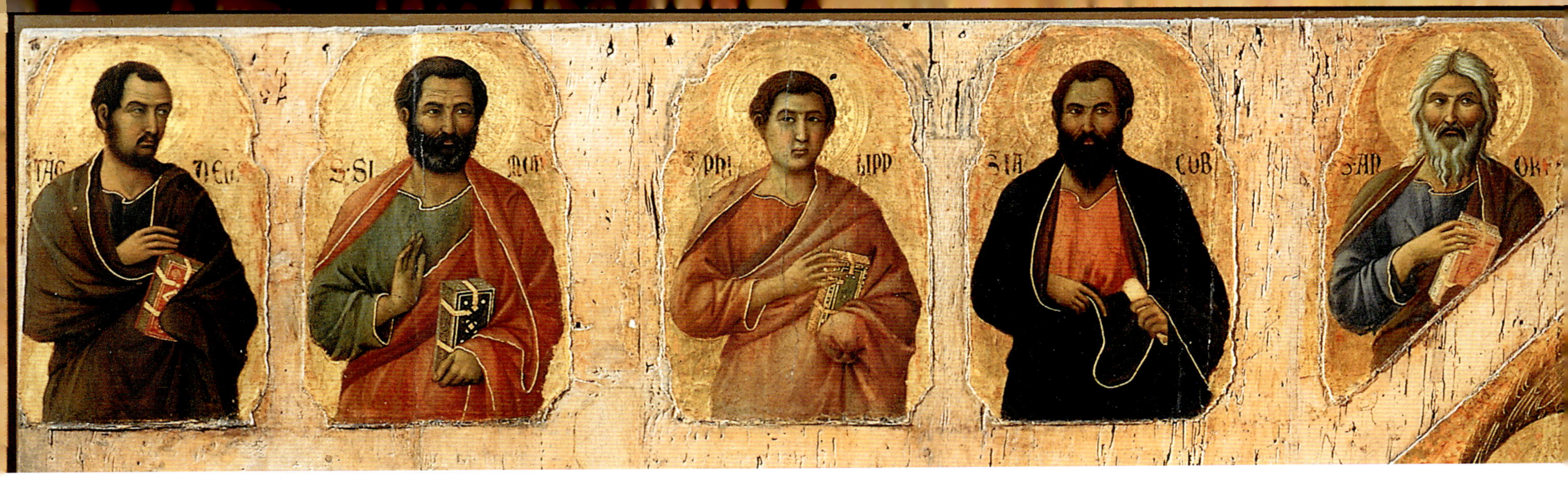

23 *Maestà, Vorderseite* (Details Abb. 22)

Oberhalb des Hauptbildes verläuft zu beiden Seiten des Thrones eine gemalte Arkadengalerie, in deren Rundbögen frontal die Halbfiguren der Apostel dargestellt sind. Die friesartige Reihung der Jünger Christi erweckt den Eindruck, als würden sie von oben auf das Geschehen blicken, an dem zwei aus ihrer Mitte, Petrus und Johannes, teilhaben. An der äußersten linken Seite steht Judas Thaddäus, es folgen Simon, Philippus, Jacobus der Ältere und Andreas. Entgegen der seit dem 13. Jahrhundert üblichen Kennzeichnung durch ihre Attribute sind die Aposteln hier nach alter Tradition nur durch die abgekürzten Namen zu identifizieren: Rechts des Thrones stehen Matthäus, Jacobus der Jüngere, Bartholomäus, Thomas und Matthias.

Darüber beschreiben die Bekrönungstafeln die Geschichte des Marientodes von der Ankündigung des Todes bis zur Bestattung Marias.

Auf der Vorderseite liegt also der inhaltliche Schwerpunkt ganz bei Maria und ihrer Mutterschaft. Dem Leben Christi, dessen Beginn noch unter »mütterlichem Schutz« auf den Predellenbildern der Vorderseite dargestellt ist, gelten die Szenen der Rückseite. Der Mittelteil, also die Rückseite der Haupttafel, enthält die Passionsgeschichte. Die Bilder der Predella handeln von den Prüfungen und Wundern des Gottessohnes, die Bekrönungstafeln schließlich zeigen Szenen nach dessen Auferstehung. Sehr wahrscheinlich hatten die verlorenen Tafeln, die paarweise die erhöhte Mitte der Bekrönung bildeten, auf der Christusseite *Himmelfahrt* und *Christus in der Glorie* und entsprechend auf der anderen Seite *Himmelfahrt und Krönung Marias* zu ihrem Gegenstand.

## VERTRÄGE

Im Staatsarchiv von Siena befinden sich die Dokumente, die sich mit der Herstellung der *Maestà* befassen. Sie enthalten zwar wenig Informationen zum tatsächlichen Aussehen der Tafel, belegen aber die allgemeinen Anforderungen an Duccio, die Umstände und die Kosten der Produktion.

Vom 9. Oktober 1308 datiert der Vertrag, der zwischen Duccio und dem Vorsteher der Dombauhütte geschlossen wurde. Darin nahm Duccio die Aufgabe an, »eine bestimmte Tafel für den Hochaltar der Kirche der heiligen Maria von Siena zu malen«. Er verpflichtete sich weiterhin, besagte Tafel »nach bestem Wissen und Können« zu gestalten, kontinuierlich daran zu arbeiten und keine anderen Aufträge bis zum Abschluß des Bildes zu akzeptieren. Duccio bekam für jeden Tag, den er eigenhändig an dem Werk arbeitet, 16 Soldi. Für den Materialaufwand, für die Schreinerarbeiten und die Präparierung der Holztafeln kam die Dombauhütte extra auf. Als zusätzliche Gewährleistung mußte der Maler auf das Evangelium schwören, daß er die Vertragsbestimmungen in gutem Glauben und ohne Täuschungsabsichten einhalten werde.

Ein weiteres Dokument aus dem gleichen Jahr beinhaltet eine Vereinbarung über die Altarrückseite. Sie sollte aus 38 *storie* (Geschichten) mit »kleinen Engeln darüber« bestehen. Als Bezahlung werden 2 1/2 Gold Florin für jede Geschichte genannt, 50 davon sollten sofort und der Rest bei Fertigstellung gezahlt werden.

Die Erwähnung der »kleinen Engel« dient als wichtiger Hinweis für die Rekonstruktion. Sehr wahrscheinlich wurden die seitlichen Bekrönungstafeln von Vorder- und Rückseite noch einmal von einer Reihe von Brustbildern mit Engeln überragt, in deren Zentrum vielleicht Darstellungen von Christus und Gottvater standen.

Weiterhin kann man aus den Formulierungen beider Übereinkünfte schließen, daß die Dombauhütte sehr darauf bedacht war, Duccio bei diesem wichtigen und langwierigen Projekt auf Ausdauer und Kontinuität hin zu verpflichten. Der vereinbarte Tageslohn war beträchtlich, wenn man bedenkt, daß der Materialaufwand, der normalerweise ungefähr zehn Prozent der Gesamtsumme ausmachte, von den Auftraggebern übernommen wurde. Das Altarbild war sicher eines der teuersten seiner Zeit, obwohl die von einem Chronisten des 14. Jahrhunderts genannte Summe von 3000 Gold Florin »für die schönste Tafel, die je geschaffen worden sei und man je erblickt habe«, bestimmt übertrieben ist.

Manche Wissenschaftler vermuten, daß die endgültige Form des Altarbildes erst in einem längeren Prozeß entstand, da erst in den zweiten Vertrag von der Gestaltung der Rückseite gesprochen wird. Andere Forscher wiederum gelangen über stilkritische Vergleiche der Szenen auf Vorder- und Rückseite, bei denen die mehr oder weniger schlüssigen Darstellungen der Räume das Kriterium für später oder früher bilden, zu relativ präzisen Angaben über die Chronologie der Malabfolge.

Sinnvollerweise wird man wohl mit den Bekrönungsbildern oben begonnen und sich dann langsam nach unten vorgearbeitet haben. Legt man die stilistischen Vergleiche zugrunde, begann die Werkstatt Duccios mit den Bekrönungstafeln der Rückseite, die der Vorderseite schlossen sich an. Dann folgten die beiden

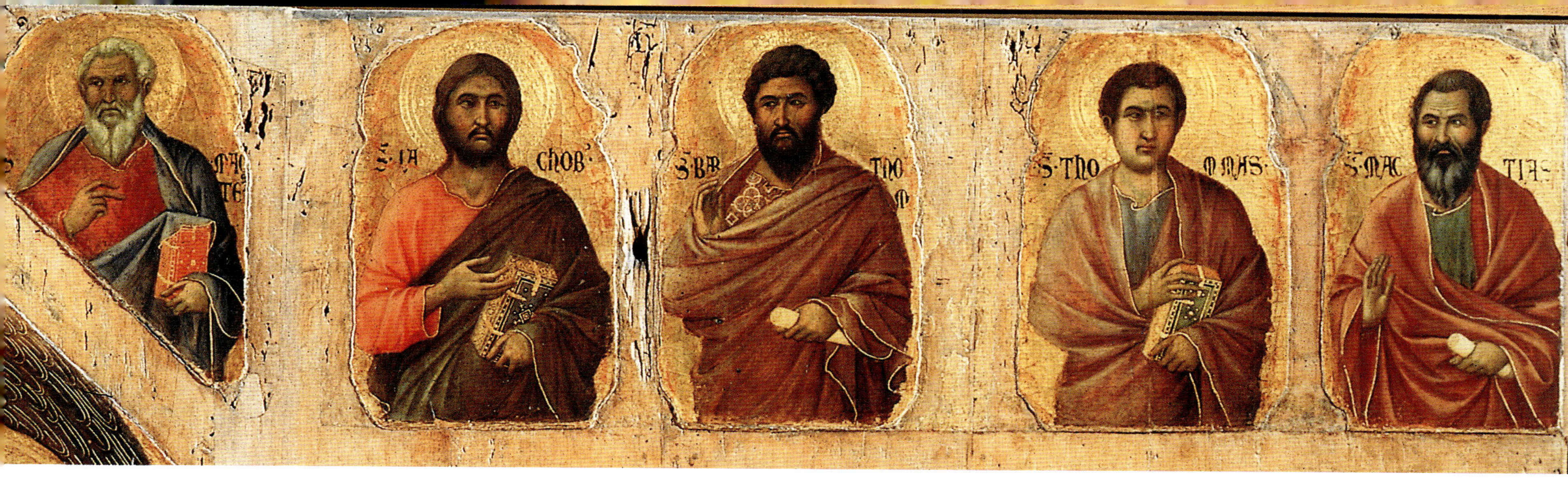

mittleren Bereiche. Sie wurden wahrscheinlich hinten und vorne gleichzeitig begonnen. Zuletzt arbeitete man, nachdem die Predella der Vorderseite fertiggestellt war, an der der Rückseite.

## DIE HISTORISCHEN UND POLITISCHEN UMSTÄNDE DES AUFTRAGS

Die Art und Weise, wie die *Maestà* heute als gerahmtes Bild im Museum der Domopera den Besuchern präsentiert wird, entspricht weder ihrem ursprünglichen Aussehen noch ihrer eigentlichen Funktion. Sie hatte wie alle Altarbilder ihren Ort im Kirchenraum und spielte eine wichtige Rolle im religiösen Leben der Gemeinde. Die mittelalterlichen Bilder waren in diesem Sinne keine »Kunst«- sondern »Gebrauchsgegenstände«, Kultgeräte, die der Andacht und Verehrung dienten.

Als Altar-»Bilder« im frühmittelalterlichen Italien fungierten zunächst Figuren aus Holz, die beispielsweise die thronende Madonna mit dem Kind verkörperten. Die frühen Tafeln, die häufig noch eine reliefierte Oberfläche beibehielten, waren gemalte Versionen dieser Heiligenfiguren. An anderer Stelle wurde schon gesagt, daß es in größeren Kirchen nicht bei diesem einzelnen Bild blieb. Die Verehrung mehrerer Heiliger erforderte die Zusammenfassung ihrer Bilder in einer ansprechenden Form. Die des Polyptychons bot sich an.

Um zu erfahren, welche Funktionen die *Maestà* für die Kirche, die Stadt und die Bürger Sienas erfüllte, ist es wichtig, wo genau das Bild im Kirchenraum ursprünglich plaziert war und welche Rolle Maria, die zentrale Gestalt der Vorderseite, für die Sienesen spielte.

Der Vertrag vom 9. Oktober 1308 nennt als Aufstellungsort den Hauptaltar des Domes. Duccios Tafel ersetzte auf dem wichtigsten Altar der Bischofskirche ein älteres Kultbild, das der *Madonna del Voto.* Diese war anläßlich eines zentralen Ereignisses im politischen und religiösen Leben Sienas, das sich im Jahr 1260 zugetragen hatte und uns in Wunderlegenden überliefert ist, dort aufgestellt worden. Zu jener Zeit befand sich Siena im Krieg mit Florenz. In Italien hatte sich in der Mitte des 13. Jahrhunderts nach dem Tod Friedrichs II. der innerdeutsche Konflikt zwischen Welfen/Guelfen (Papstanhängern) und Staufern/Ghibellinen (Kaiseranhängern) als Bürgerkrieg zwischen den Städten fortgesetzt. Das guelfische Florenz griff 1260 bei Montaperti Siena an, das sich zusammen mit den Ghibellinen aus Pisa und Cortona verteidigte. Am Vortag dieser Schlacht waren die Geistlichen, die Regierung und die Bürger der Stadt in den Dom gezogen, die Madonna, die Patronin der Kirche, um den Sieg über das florentinische Heer anzuflehen. Um diesen Wünschen Nachdruck zu verleihen, veranlaßte der Vorsitzende des Regierungsrates, die Mutter Gottes zur Königin von Siena zu ernennen. In einem symbolischen Akt übergab er die Stadtschlüssel an das alte Reliefbild der Madonna auf dem Hochaltar. Am nächsten Tag siegte das sienesische Heer. Man ließ zur Erinnerung an das Wunder das Reliefbild durch ein neues Tafelbild ersetzen, die *Madonna del Voto,* die *Madonna des geleisteten Schwures.* Damit beginnt der Brauch in Europa, Maria zur Patronin politischer Einheiten, hier der Stadt Siena, zu ernennen.

Aus dieser Wundergeschichte läßt sich die spezielle Bedeutung, die die Madonna für Siena hatte, deutlich herauslesen. Sie fungierte als Beschützerin und Herrscherin der Stadt in einem sehr weltlichen und politischen Sinne. Bezeichnenderweise trug das offizielle Siegel der Kommune ein Bild der thronenden Mutter Gottes.

Bei Duccios Auftrag handelte es sich daher um kein gewöhnliches Altarbild für Maria, sondern um ein Bild für die »Königin« der Stadt, für den Altar, an dem man damals den Schwur geleistet hatte. Wie wichtig die *Maestà* für die Bürger von Siena war, belegen die Berichte von den Feierlichkeiten zur Überführung des fertigen Bildes in den Dom am 9. Juni 1311. Ein zeitgenössischer Chronist erzählt:

»Und an jenem Tage, an dem sie (die *Maestà)* in den Dom gebracht wurde, blieben die Werkstätten geschlossen, und der Bischof bestellte eine große ergebene Schar von Priestern und Mönchen für eine feierliche Prozession, die von den Mitgliedern des Neunerrats, sämtlichen hohen Beamten der Kommune und dem ganzen Volk begleitet wurde; alle ehrwürdigen Bürger der Stadt

24 *Maestà, Rückseite* (folgende Seiten), 1308-1311
Tempera auf Holz, 212 x 425 cm
Museo dell' Opera del Duomo, Siena

Die mittleren Register der Rückseite enthalten 26 Szenen aus der Leidensgeschichte Jesu. Sie bilden zusammen den umfassendsten Passionszyklus, der erhalten ist. Als Grundlage der Darstellungen dienten Geschichten aus allen vier Evangelien. Sie werden von links nach rechts und von unten nach oben »gelesen«.

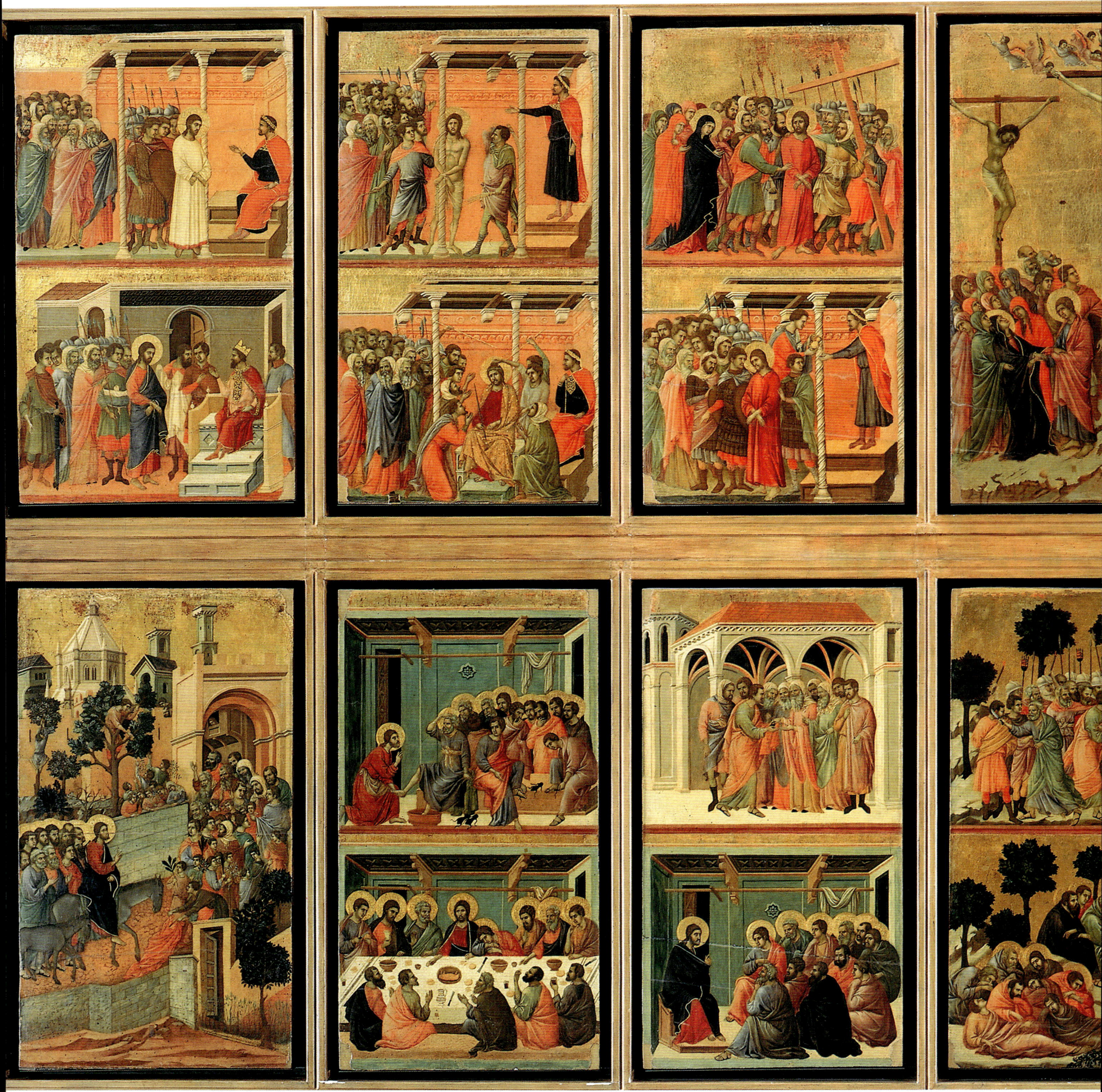

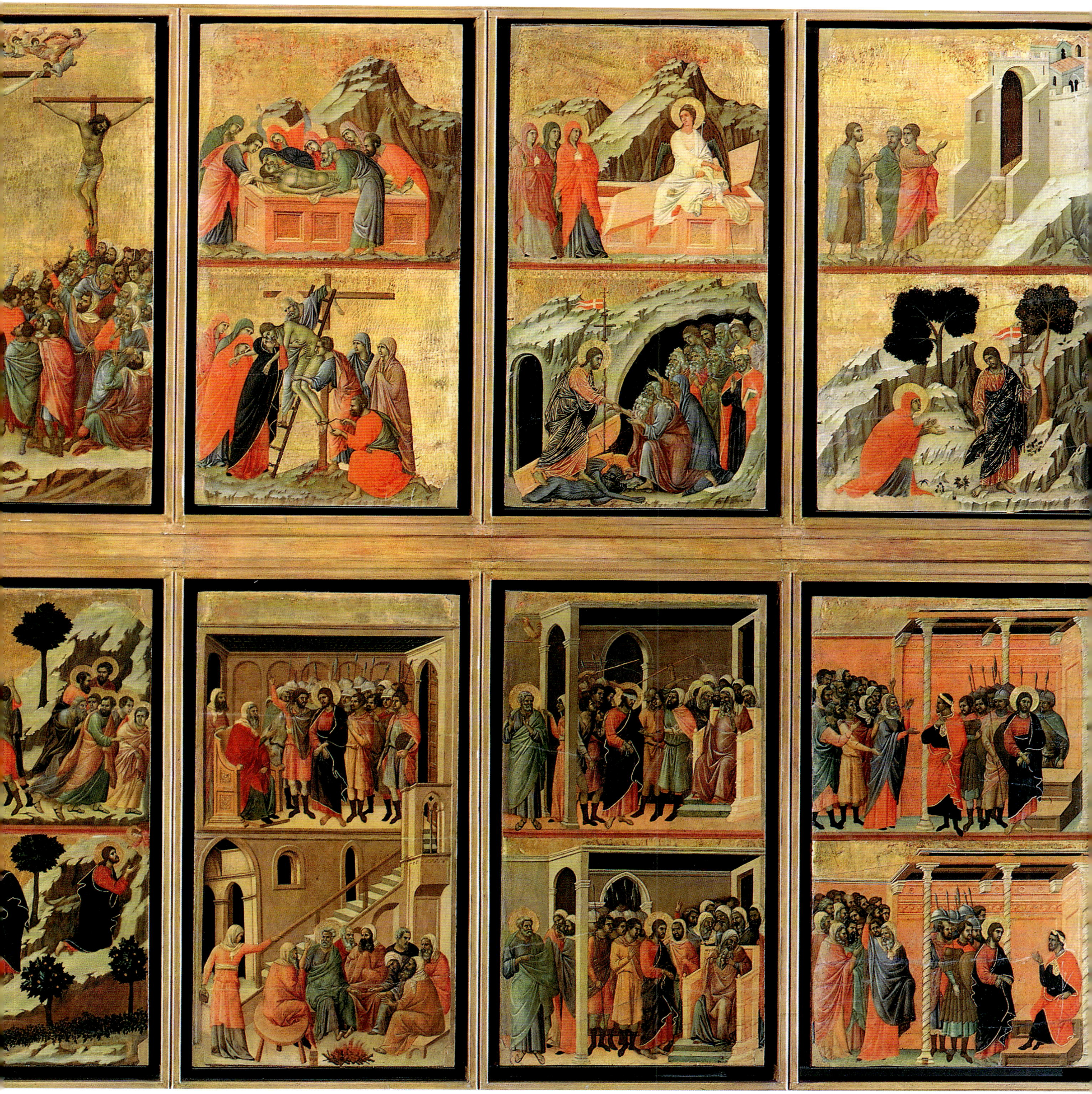

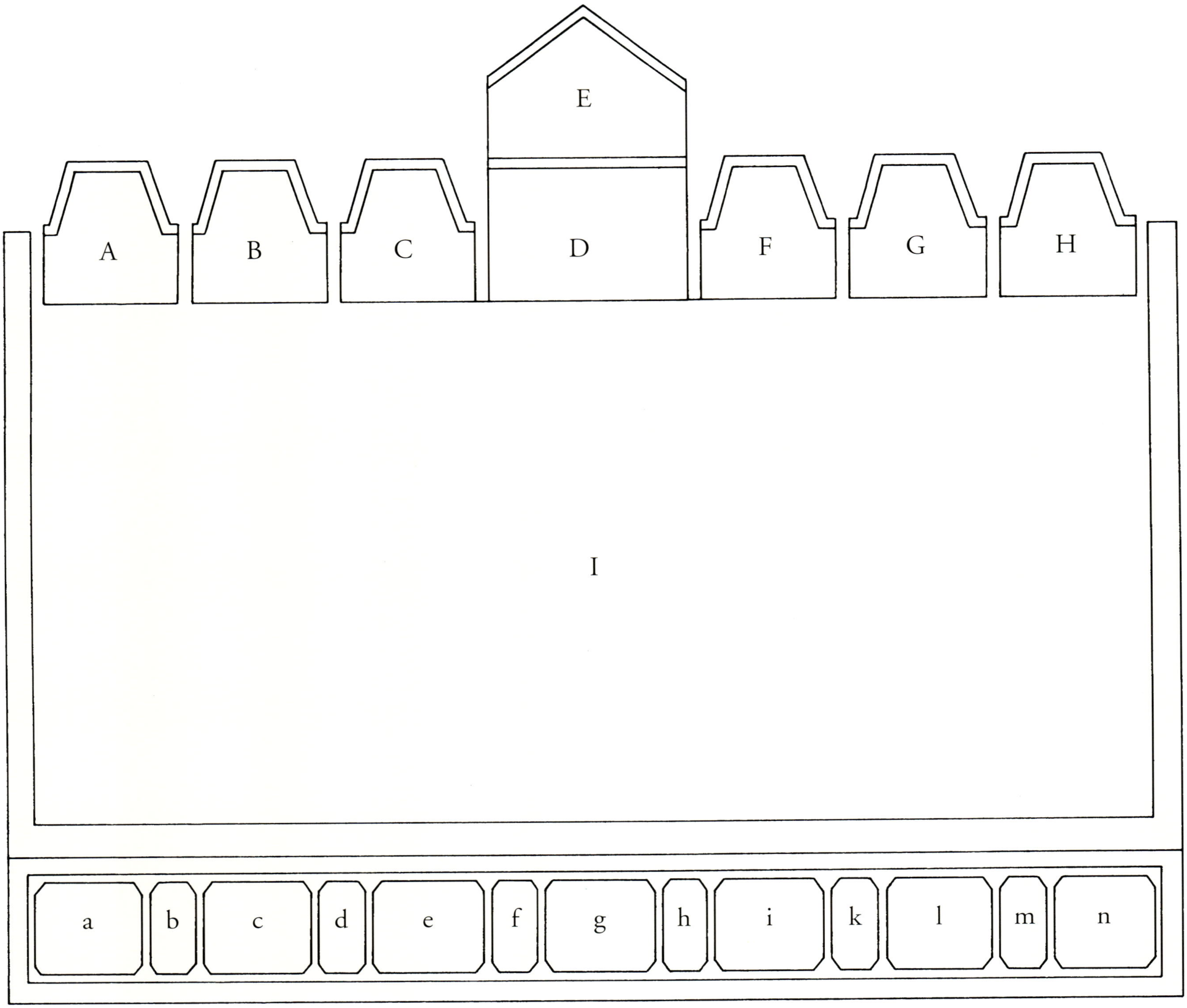


25 Hypothetische Rekonstruktion der *Maestà* (Vorder- und Rückseite)

*Bekrönung der Vorderseite*

A Ankündigung des Todes an Maria (Abb. 28)
B Abschied vom hl. Johannes (Abb. 52)
C Abschied von den Aposteln (Abb. 29)
D Himmelfahrt Mariä?
E Krönung Mariä
F Tod Mariä (Abb. 30)
G Grabtragung (Abb. 31)
H Bestattung (Abb. 32)
I Thronende Muttergottes mit Kind, Engeln und Heiligen

*Predella der Vorderseite*

a Verkündigung (Abb. 39)
b Jesaja (Abb. 40)
c Geburt Christ (Abb. 40)
d Hesekiel (Abb. 40)
e Anbetung der Könige (Abb. 42)
f Salomo (Abb. 46)
g Darbringung im Tempel (Abb. 43)
h Malachias (Abb. 47)
i Kindermord zu Bethlehem (Abb. 48)
k Jeremia
l Flucht nach Ägypten (Abb. 44)
m Hosea
n Jesus unter den Schriftgelehrten (Abb. 50)

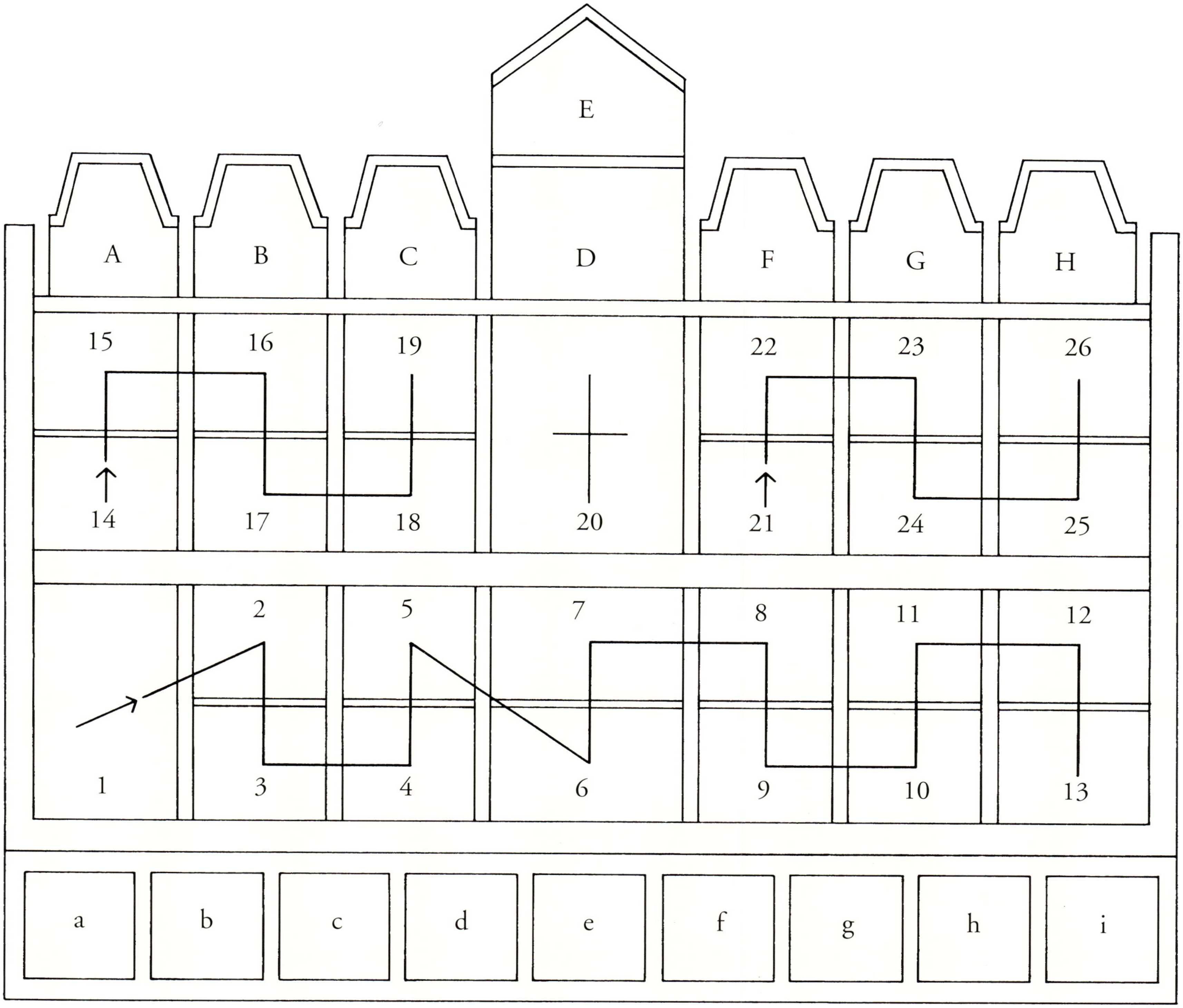


26 *Bekrönung der Rückseite*
A Erscheinung bei verschlossenen Türen (Abb. 95)
B Der ungläubige Thomas (Abb. 96)
C Erscheinung auf dem See Genezareth (Abb. 97)
D Himmelfahrt Christi?
E Christus in der Glorie?
F Erscheinung auf dem Berg von Galiläa (Abb. 98)
G Erscheinung im Kreis der Apostel (Abb. 99)
H Herabkunft des Hl. Geistes (Abb. 100)

*Haupttafel*
1 Einzug in Jerusalem (Abb. 61)
2 Fußwaschung (Abb. 68)
3 Letztes Abendmahl (Abb. 69)
4 Abschiedsrede an die Apostel (Abb. 71)
5 Verrat an Judas (Abb. 70)
6 Todesangst am Ölberg (Abb. 72)
7 Gefangennahme (Abb. 74)
8 Christus vor Hannas (Abb. 66)
9 Erste Verleugnung Petri (Abb. 67)
10 Christus vor Kaiphas (Abb. 77)
11 Verspottung Christi (Abb. 76)
12 Die Pharisäer klagen Christus an (Abb. 78)
13 Christus vor Pilatus (Abb. 79)
14 Christus vor Herodes (Abb. 81)
15 Zweites Verhör von Pilatus (Abb. 80)
16 Geißelung (Abb. 82)
17 Dornenkrönung (Abb. 83)
18 Handwaschung des Pilatus (Abb.84)
19 Gang zum Kalvarienberg (Abb. 85)
20 Kreuzigung (Abb. 86)
21 Kreuzabnahme (Abb. 89)
22 Grablegung (Abb. 90)
23 Die Marien am Grabe (Abb. 91)
24 Christus in der Vorhölle (Abb. 93)
25 Erscheinung vor Maria Magdalena (Abb. 94)
26 Begegnung in Emmaus (Abb. 53)

*Predella der Rückseite*
a Taufe Christi?
b Versuchung auf der Tempelzinne (Abb. 54)
c Versuchung auf dem Berge (Abb. 55)
d Berufung der Apostel Petrus und Andreas (Abb. 56)
e Hochzeit zu Kana (Abb. 57)
f Christus und die Samariterin (Abb. 58)
g Heilung des Blinden (Abb. 75)
h Verklärung Christi (Abb. 59)
i Auferstehung des Lazarus (Abb. 60)

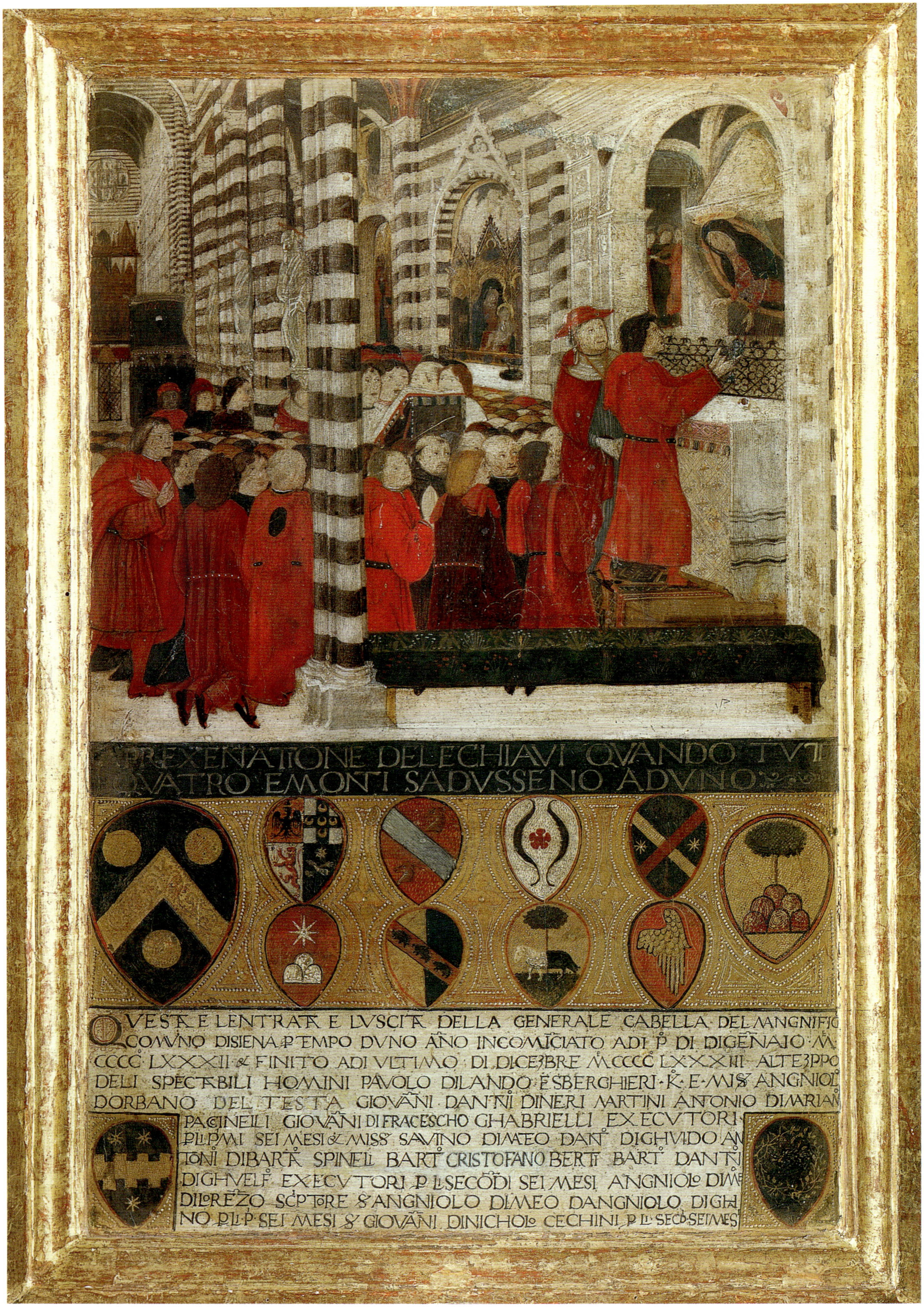
REXENATIONE DELECHIAVI QVANDO TVTI
QVATRO EMONTI SADVSSENO ADVNO
QVESTA E LENTRATA E LVSCITA DELLA GENERALE CABELLA DEL MANGNIFICO
COMVNO DISIENA P TEMPO DVNO AÑO INCOMĨCIATO ADI P DI GIEÑAIO M
CCCC LXXXII & FINITO ADI VLTIMO DI DICE3BRE MCCCC LXXXIII ALTE3PPO
DELI SPECTABILI HOMINI PAVOLO DILANDO ESBERGHIERI K E MIS ANGNIOLO
DORBANO DEL TESTA GIOVÃNI DANTÕI DINERI MARTINI ANTONIO DIMARIANO
PACINELLI GIOVÃNI DI FRACESCHO GHABRIELLI EXECVTORI
P LI P MI SEI MESI & MISS SAVINO DIMEO DANT DIGHVIDO AN
TONI DIBARTA SPINELI BART CRISTOFANO BERTI BART DANTÕI
DIGHVELF EXECVTORI P LI SECÕDI SEI MESI ANGNIOLO DIME
DILOREZO SCPTORE & ANGNIOLO DIMEO DANGNIOLO DIGH
NO P LI P SEI MESI & GIOVÃNI DINICHOLO CECHINI P LI SECO SEI MES

umgaben mit brennenden Kerzen in den Händen besagte Tafel, demütig folgten Frauen und Kinder. Sie geleiteten die Tafel unter glorreichem Glockenläuten nach einer feierlichen Prozession auf der Piazza del Campo bis in den Dom; und all das aus Verehrung für die so kostbare Tafel. (...) Die Armen erhielten viele Almosen, und wir beteten zur Mutter Gottes, unserer Schutzpatronin, sie möge uns durch ihre unendliche Barmherzigkeit vor jedem Unheil, Verräter oder Feind der Stadt Siena bewahren."

Die Prozession wurde wie ein Staatsakt inszeniert, so als gelte es, die tatsächliche Königin der Stadt in den Dom zu geleiten.

Um dieser speziellen lokalen und historischen Auftragssituation gerecht zu werden, mußte Duccios Werkstatt ein ganz besonderes Konzept entwerfen. Es brach mit der bisherigen Tradition der Altarbilder.

Schon die äußeren Dimensionen – die Tafel war fast fünf Meter breit und hoch – und die Art der Aufstellung führten dazu, daß man von der gewohnten Weise, in der Priester und Gläubige Altarbilder betrachten konnten, abwich. Die bis dahin aufgestellten mehrteiligen Tafeln mit halbfigurigen Darstellungen von Heiligen waren nicht sehr hoch. Die Höhe der Figuren blieb auf den Blick des nahe beim Altar stehenden Priesters abgestimmt, der ihnen wie in einem feierlichen Gespräch gegenüber stand. Die Gläubigen, die in größerer Entfernung vom Altar im Kirchenraum versammelt waren, konnten aus dieser Distanz nicht viel erkennen.

Die *Maestà* nun stand auf einer Predella und war damit schon ungefähr einen halben Meter über den Altartisch hinausgehoben. Zudem erreichte sie eine Höhe von fast fünf Metern. Die Figuren der Vorderseite waren daher auch aus größerer Entfernung noch gut zu sehen. Diese Schauseite war für die im Dom versammelte Öffentlichkeit, die Bürger von Siena, bestimmt. Die Rückseite mit den vielen kleinformatigen Erzählszenen blieb dagegen der Priesterschaft vorbehalten.

Die Bürger Sienas wurden jedoch nicht nur durch die großzügig dimensionierte Darstellung ihrer Stadtkönigin angesprochen, sie waren sozusagen auch direkt im Bild anwesend: Die vier Stadtheiligen knien als Vertreter der Bürgerschaft vor dem Thron der Madonna. Wir werden darauf später noch genauer eingehen.

Auch die Inschrift, die sich, in Goldlettern geschrieben, am Fuße des Thronschemels befindet, spricht die besondere Beziehung Marias und der Stadtgemeinde an: »Heilige Mutter Gottes, sei du die Urheberin des Friedens in Siena und gewähre Duccio Leben, der dich so gemalt hat.« Deutlich wird noch einmal das politische Interesse der sienesischen Kommune an dem Pakt mit der Himmelskönigin betont. Die Mutter Gottes soll in den schwierigen Bürgerkriegszeiten dauerhaften Frieden garantieren. Der ausführende Künstler Duccio, der der Stadtkönigin ein so wertvolles und schönes Bild gemalt hat, wird mit der Bitte um ein ewiges oder langes Leben in den Wunsch mit eingeschlossen und dadurch besonders gewürdigt.

Neben den besonderen historischen spielten natürlich auch die konkreten räumlichen Bedingungen bei der Gestaltung der *Maestà* eine wichtige Rolle. Die Ausstattung des Domes, in dem sie ja aufgestellt werden sollte, übte entscheidenden Einfluß auf das endgültige Aussehen des Altarbildes aus. Die *Maestà* bezieht sich inhaltlich sehr genau auf das umfassende Programm der Kathedrale, das dem Leben und der Auferstehung der Patronatsheiligen Maria gewidmet ist. Die im damals neuesten gotischen Stil errichtete Fassade von Giovanni Pisano zeigt im Hauptportal die Figur der *Madonna von Montaperti*. Die Bilder auf dem Türsturz darunter berichten genau wie die Predellenszenen der *Maestà* von der Kindheit Christi. Auch das Hauptthema des großen runden Glasfensters an der Chorwand, das über dem Altarbild aufleuchtet, findet sich in der *Maestà* wieder: In der Giebelzone der Schauseite wird wie im Fenster die Geschichte von Marias Tod, Himmelfahrt und Krönung erzählt. Selbst direkte Bezüge zur umgebenden Architektur wollen die Kunstwissenschaftler ausgemacht haben. Der vieleckige Grundriß des Marmorthrones greife das Sechseck der Vierung und das Achteck von Nicola Pisanos Kanzel auf. Zudem sei der Thron mit seiner bunten Marmorverkleidung und seinen Zierformen eine deutliche Anspielung an die marmorne Innenausstattung des Domes.

27 Sienesischer Maler
*Weihe der Stadtschlüssel an die Madonna im Dom von Siena*, Deckel für ein Rechnungsbuch, 1482
Tempera auf Holz
Archivio di Stato, Siena

Der bemalte Buchdeckel aus dem 15. Jahrhundert gewährt einen Blick in das Innere des sienesischen Doms. Die Szene gibt das jährlich sich an einem Festtag wiederholende Ritual der Schlüsselübergabe an die Madonna wieder. Sie findet nicht wie in der Ursprungsgeschichte am Vortag der Schlacht bei Montaperti vor dem Hauptaltarbild statt, sondern vollzieht sich vor einem der Nebenaltäre. Im Hintergrund erkennt man einen Teil der Schauseite der Maestà.

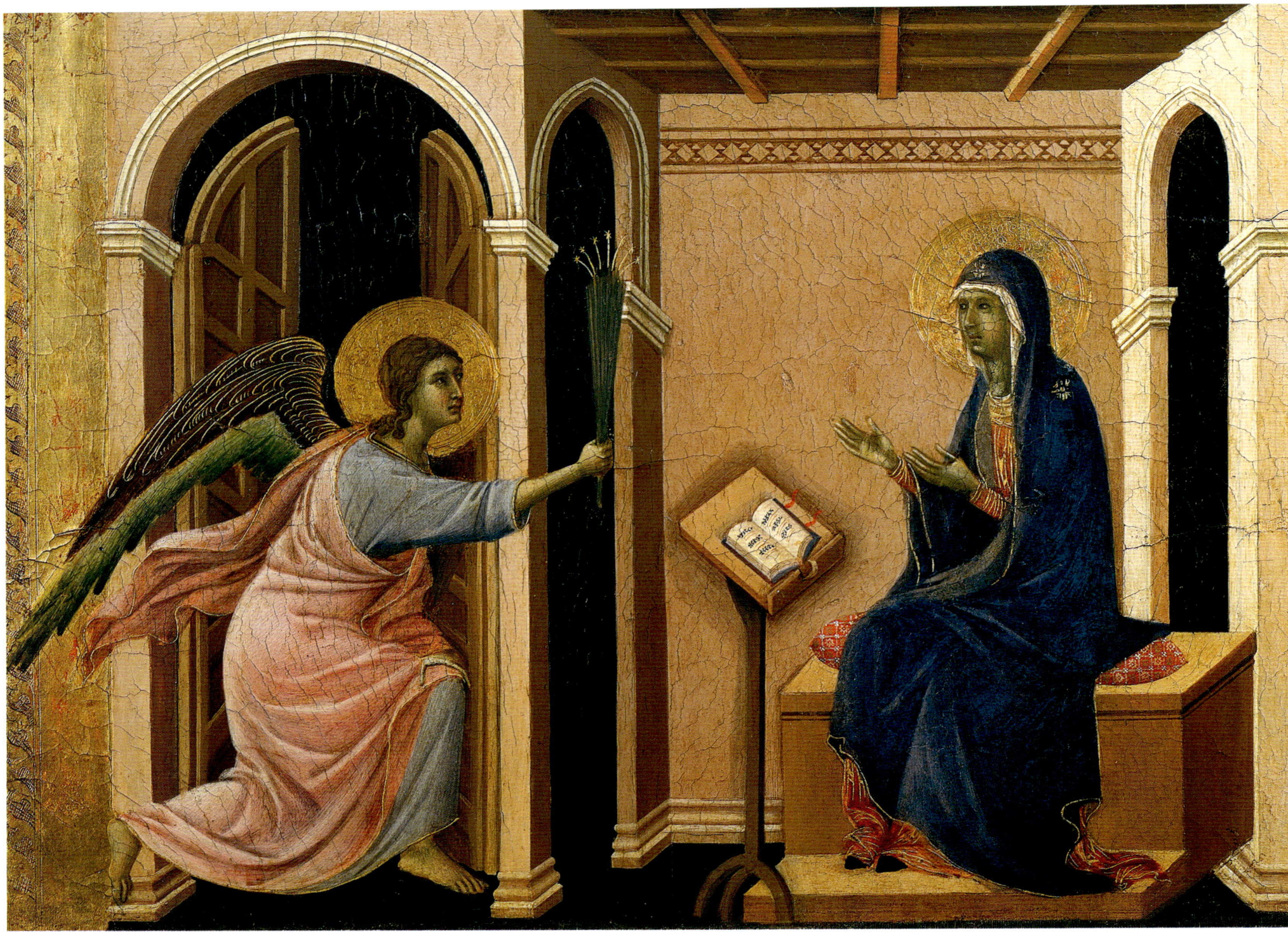

28 *Maestà, Vorderseite, Bekrönungstafeln: Ankündigung des Todes von Maria,* 1308–1311
Tempera auf Holz, 41 x 54 cm
Museo dell' Opera del Duomo, Siena

Die Szene, in der der Engel Maria ihren Tod ankündigt, ähnelt im Aufbau der der Verkündigungstafel. Der Engel tritt von links durch einen Bogen heran, Maria nimmt die Botschaft an einem Lesepult sitzend entgegen. Er streckt ihr eine mit Sternen versehene Palme entgegen, die nicht nur ein Zeichen für ihren zukünftigen Tod ist, sondern auch auf ihre unbefleckte Empfängnis hinweist.

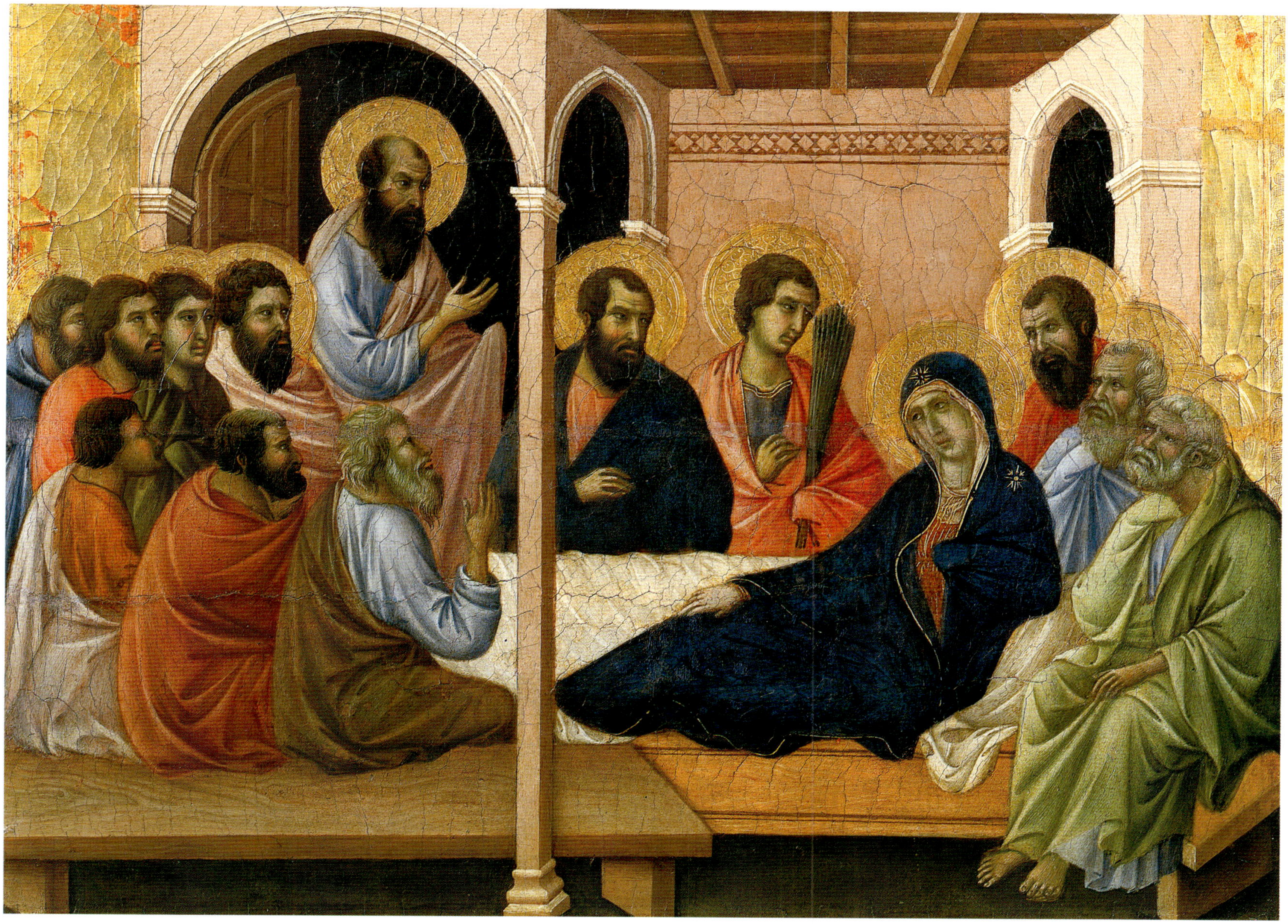

29 *Maestà, Vorderseite, Bekrönungstafeln: Abschied von den Aposteln,* 1308–1311
Tempera auf Holz, 41,2 x 53,5 cm
Museo dell' Opera del Duomo, Siena

In der Szene, in der Maria sich von den Aposteln verabschiedet, wurde der kompositionelle Schwerpunkt auf die Figuren der Mutter Gottes und des Jüngers Paulus gelegt. Maria nimmt, auf einem Bett liegend, ein Drittel der Bildfläche ein, ihre Figur wird von keiner anderen überschnitten. Auf der linken Bildseite steht Paulus frei unter dem Arkadenbogen des Eingangs. Deutlich und betont hebt sich seine Figur gegen den dunklen Hintergrund ab. Die räumliche Darstellung mit dem unlogisch weit in den Vordergrund ragenden Pfeiler nimmt keinerlei Rücksicht auf perspektivische Richtigkeit, sondern folgt der inneren »Gesetzmäßigkeit«, die durch den Inhalt bestimmt ist.

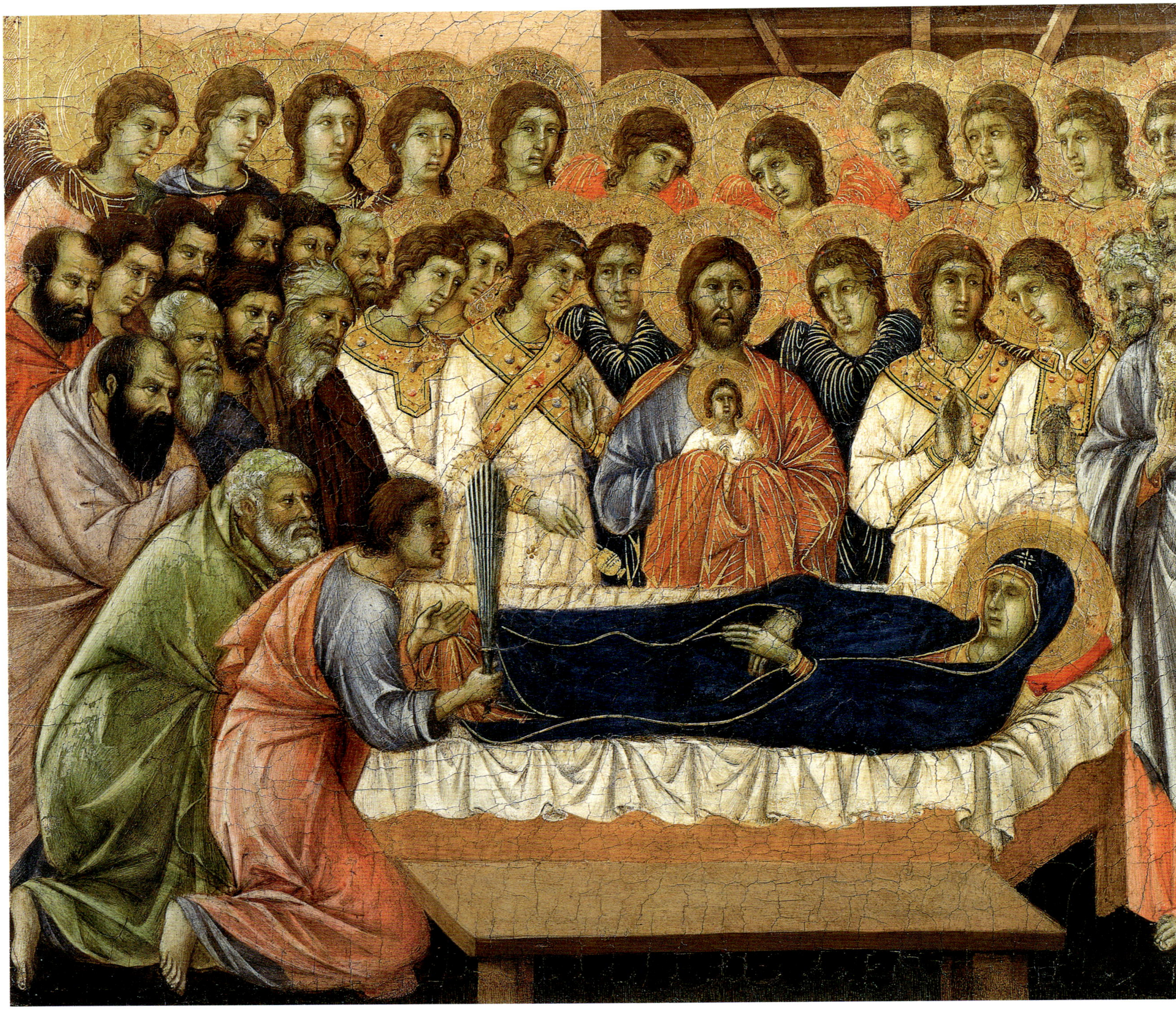

30 *Maestà, Vorderseite, Bekrönungstafeln: Der Tod Marias,* 1308–1311
Tempera auf Holz, 39,7 x 45,2 cm
Museo dell' Opera del Duomo, Siena

Die um Marias Bett versammelten Apostel und Engel erinnern in ihrer strengen, dreireihigen Anordnung und feierlichen Haltung an die Darstellung des himmlischen Hofstaat auf dem Hauptbild der Maestà. In der Mitte, direkt hinter dem Bett von Maria steht Christus, der die Animula, die ausgehauchte Seele seiner Mutter, in Händen hält.

31 *Maestà, Vorderseite, Bekrönungstafeln: Die Grabtragung,* 1308–1311
Tempera auf Holz, 57,5 x 52 cm
Museo dell' Opera del Duomo, Siena

Während die Apostel unter Führung des Johannes die Bahre mit dem Leichnam Marias tragen, wird ein Mann, der versucht, den Sarg zu schänden, von einer Lähmung befallen. Auf dessen frevelhafte Handlung reagiert Petrus mit einer Geste der Verärgerung. Dieses Bild und die Episode mit dem ungläubigen Thomas sind vermutlich die einzigen der Bekrönungstafeln, die ihre ursprüngliche sechseckige Form bewahrt haben.

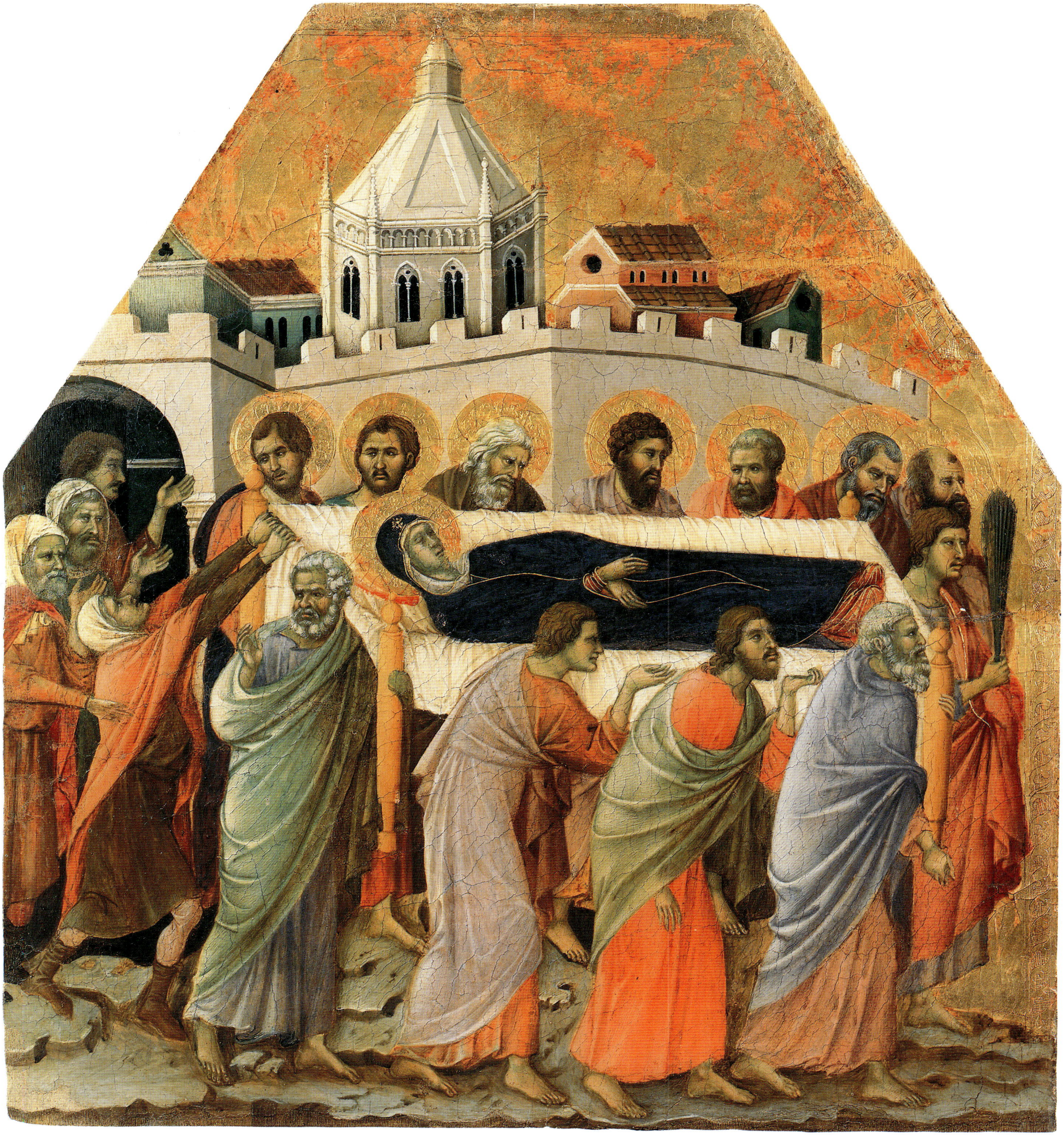

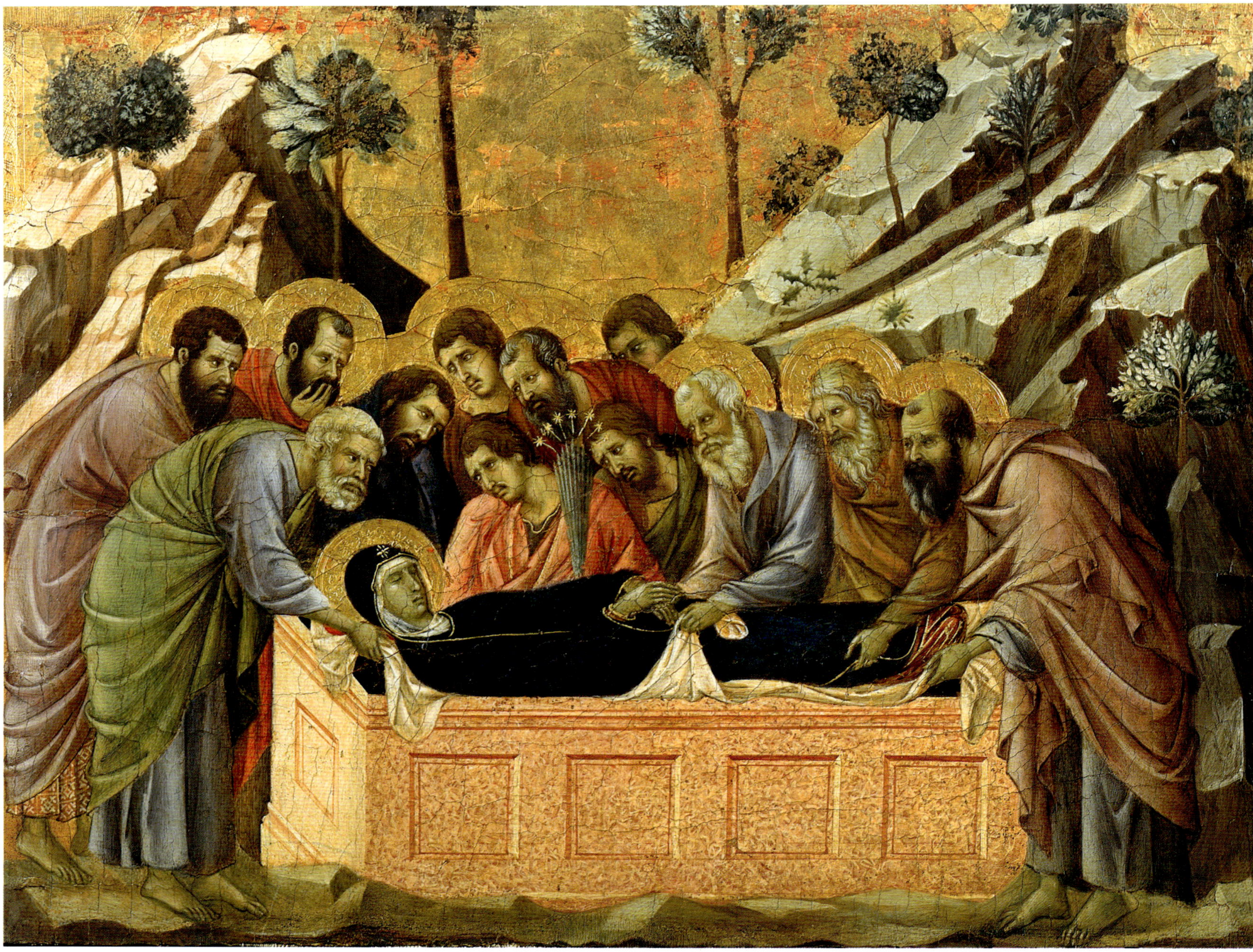

32/33 *Maestà, Vorderseite, Bekrönungstafeln: Die Bestattung Marias,* 1308–1311
Tempera auf Holz, 40,8 x 54 cm
Museo dell' Opera del Duomo, Siena

Die Komposition erinnert deutlich an die Szene der Grablegung Jesu. Auch hier beugen sich die Trauernden tief über die Tote herab, wird der Leichnam fürsorglich auf Tüchern in den Sarkophag gebettet. Ein Apostel im Hintergrund bezeugt mit seiner zum Mund geführten Hand Betroffenheit und Anteilnahme.

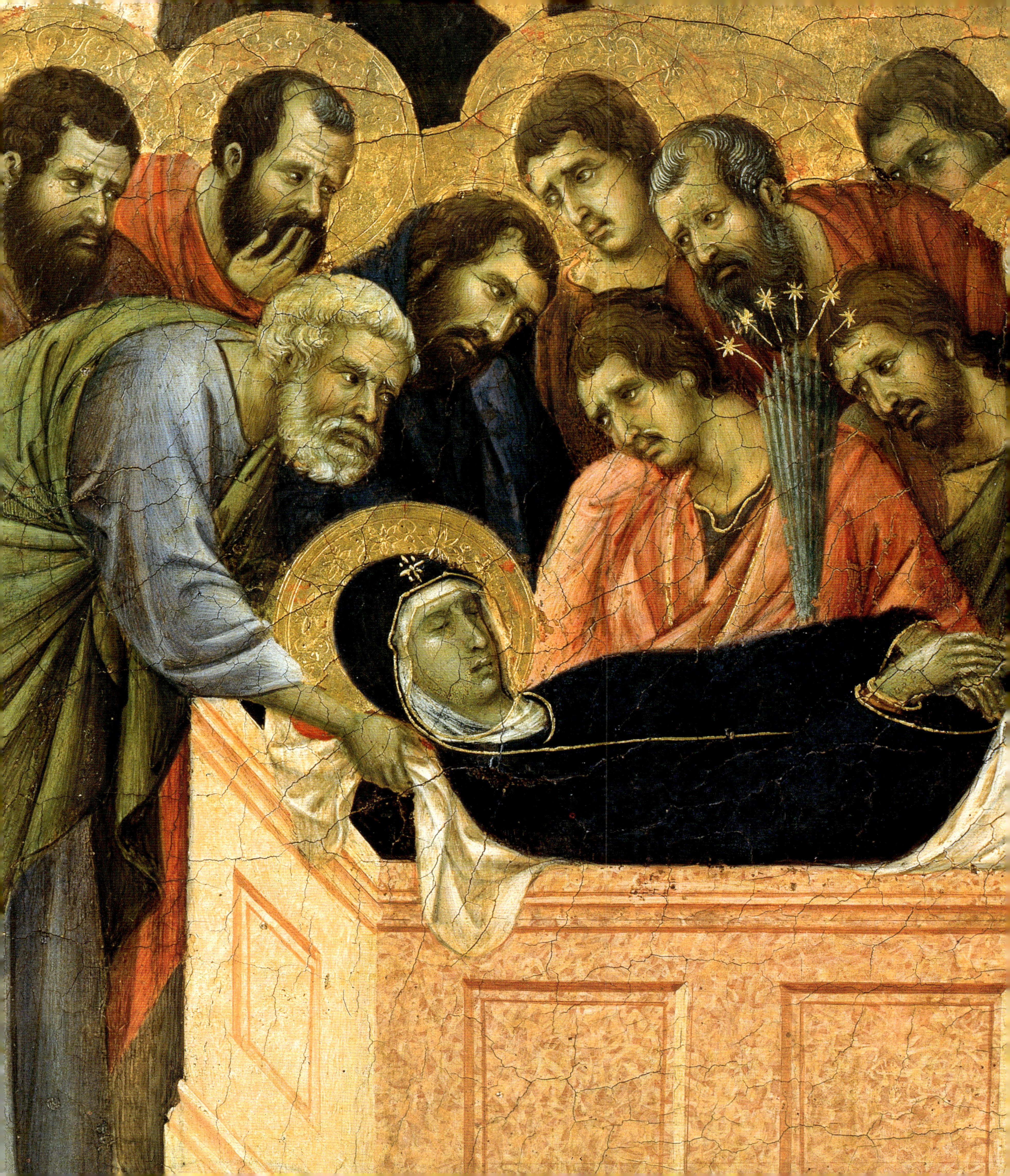

34 *Maestà, Vorderseite* (Detail Abb. 22)

Die technische Perfektion der Malerei Duccios zeigt sich in der besonders aufwendigen und prächtigen Gestaltung der Gewänder des Kindes. Ein dünnes, weißes Untergewand, läßt den fein modellierten Körper durchscheinen. Darüber trägt Jesus ein in hellen Rottönen gehaltenes, reichgefaltetes Manteltuch mit Goldornamenten.

## DAS HAUPTBILD DER VORDERSEITE

Wenden wir uns nun der genaueren Betrachtung der Tafel zu und schauen uns das prächtige, in Gold gehaltene Hauptbild (Abb. 22) der Vorderseite an.

Maria thront in der Mitte des Bildes (Abb. 34). Sie wird umringt von einer Schar himmlischer Gestalten, den Engeln und Heiligen. Hier sitzt sie nicht auf einem der reich verzierten Holzmöbel wie auf den anderen Altarbildern, sondern auf einem besonders massiven, wertvoll ausgestatteten Thron aus Marmor, der antike und gotische Architekturformen aufgreift. Er ist mit bunten Einlegearbeiten aus Marmor, Glas- und Goldpasten aufwendig dekoriert. Die räumliche Darstellung seines Aufbaus wirkt in sich schlüssig und überzeugend. Man erkennt deutlich, daß der fünfeckige Untersatz für die Füße nach vorne in den Raum ragt, die Sitzbank dagegen nach hinten zurückweicht. Die Seitenteile schwingen weit nach außen aus und machen die Ausmaße des oberen Thronteils erfahrbar.

Über dem Steinthron wurde ein kostbarer Stoff ausgebreitet. Seine schwer fallenden Falten lassen Festigkeit und Kostbarkeit des Materials spürbar werden. Der Faltenverlauf wird diesmal nicht nur über die Hell/Dunkel-Wirkung der Farben, sondern auch durch die äußerst aufwendige, perspektivische Wiedergabe der Goldornamente veranschaulicht.

Die mächtige Figur der Madonna beherrscht das Zentrum des Bildes. Ihre außergewöhnliche Größe zeigt sich schon daran, daß ihr Kopf den Abschluß des Thrones überragt, und deutet darauf hin, daß sie die unbestrittene Hauptperson des Bildes ist. Sie hält ihren Sohn auf dem Schoß, der sich ihr nicht zuwendet, sondern wie seine Mutter den Blick aus dem Bild heraus auf die Betrachtenden richtet.

Duccio arbeitet am Mantel Marias mit schon bekannten Mitteln, um den Eindruck eines sich darunter verbergenden Körpers hervorzurufen. Er trägt sie hier allerdings in besonderer Schlüssigkeit vor. Die Figur der Madonna setzt Duccio nicht frontal, sondern schräg zur Ausrichtung des Thrones. So kann man deutlich sehen, wie ihre Beine nach vorne kommen und ihr Oberkörper in der hinteren Raumebene verbleibt. Durch Weißhöhungen in der ultramarinblauen Mantelfläche und die ebenfalls mit weiß gehöhten Falten tritt das Knie unter dem Gewand plastisch hervor. Auch am angewinkelten Arm läßt das auftreffende Licht die höher stehenden Partien hell aufleuchten.

Die Schar der Engel (Abb. 22) drängt sich dicht um den Thron herum. Sie sind alle sehr jung, tragen lockiges, blondes Haar und Gewänder mit wertvollen Goldkragen und -borten. Die einzelnen Federn an ihren großen braunen Flügeln sind detailgetreu wiedergegeben. Acht der himmlischen Wesen stehen in direktem Kontakt zu dem Thron der Madonna. Sie lehnen in entspannter Haltung an seinen Seiten oder blicken von oben über den Abschluß der Lehne. Im Unterschied zu den Engeln der *Rucellai-Madonna,* die in der Luft zu schweben scheinen, gewinnt man bei diesen den Eindruck, daß sie fest auf dem leicht ansteigenden Boden stehen. Ihr enges räumliches Verhältnis zum Thron ist klar beschrieben und wird vor allem über die Haltung der Hände erzielt. Sie liegen ganz über dem gesimsähnlichen Abschluß oder umgreifen die ausschwingenden Seitenteile zum Halt mit den Fingern. Obwohl die Engel gleichmäßig gereiht und streng symmetrisch links und rechts vom Zentrum auf der Bildfläche verteilt wurden, wirkt ihre Gruppe nicht eintönig oder gar langweilig. Duccio variiert die immer gleiche Figur, indem er die Blickrichtung von links nach rechts ändert oder einen Kopf geneigt, einen anderen nach oben und einen dritten nach vorne schauend zeigt. Auch die kostbaren Kragen und Bordüren, die bei jedem Engel mit einem individuellen Muster versehen wurden, tragen zur Auflockerung des Gesamteindrucks bei.

In der zweiten Reihe wenden sich neben den Engeln sechs Heilige der thronenden Madonna zu. Sie blicken zu Maria oder weisen mit Gesten auf sie hin. Vier von ihnen sind inschriftlich benannt. Direkt links neben dem Thron erblicken wir Johannes den Evangelisten, der die Jungfrau Maria beschützte. Er wird hier als alter Mann mit Bart gezeigt. In den Händen hält er als visionärer Autor eines der Evangelien ein Buch. Auf der gegenüberliegenden Seite deutet Johannes der Täufer mit erhobener Hand auf Maria hin. Sein Fellgewand, die hagere Gestalt und die langen Haare kennzeichnen ihn als Asketen und Bußprediger. In der linken Hand trägt er das Kreuz als Symbol der Passion Christi.

Dann folgen rechts Petrus, Nachfolger Christi als erster Bischof der römischen Kirche, und links Paulus

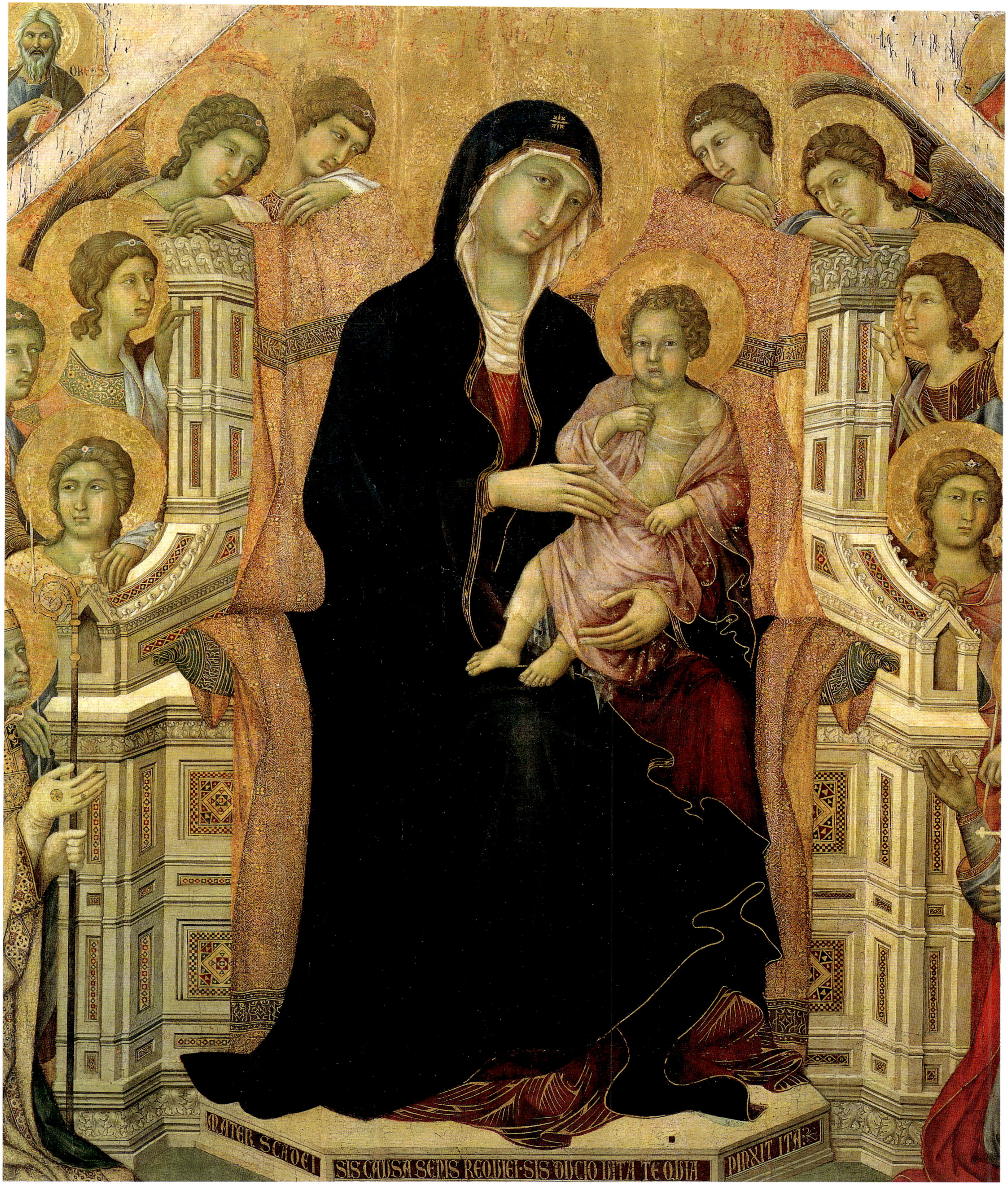

MATER SCA DEI
SIS CAUSA SENIS REQUIEI · SIS DUCIO VITA TE QUIA
PINXIT ITA

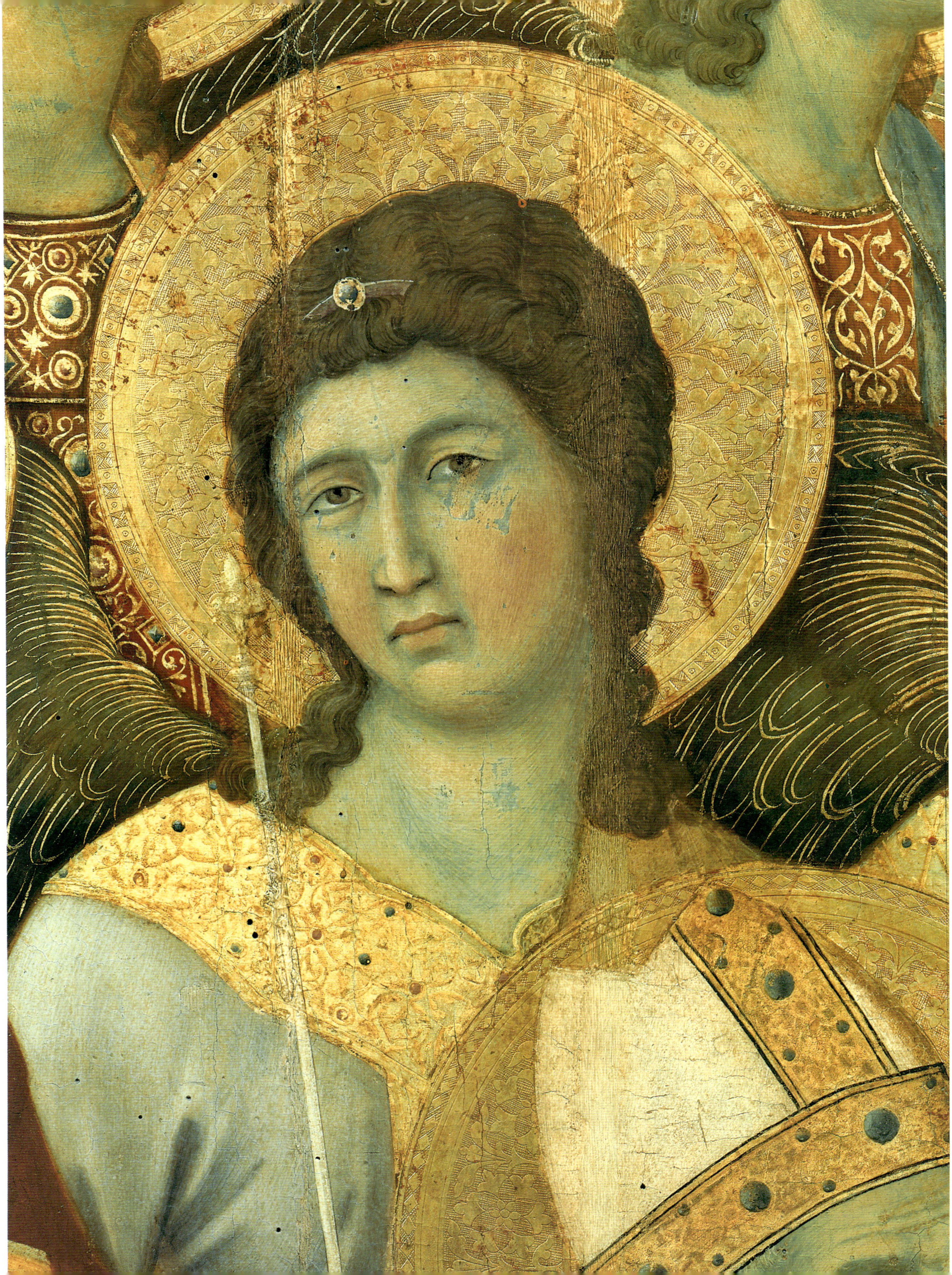

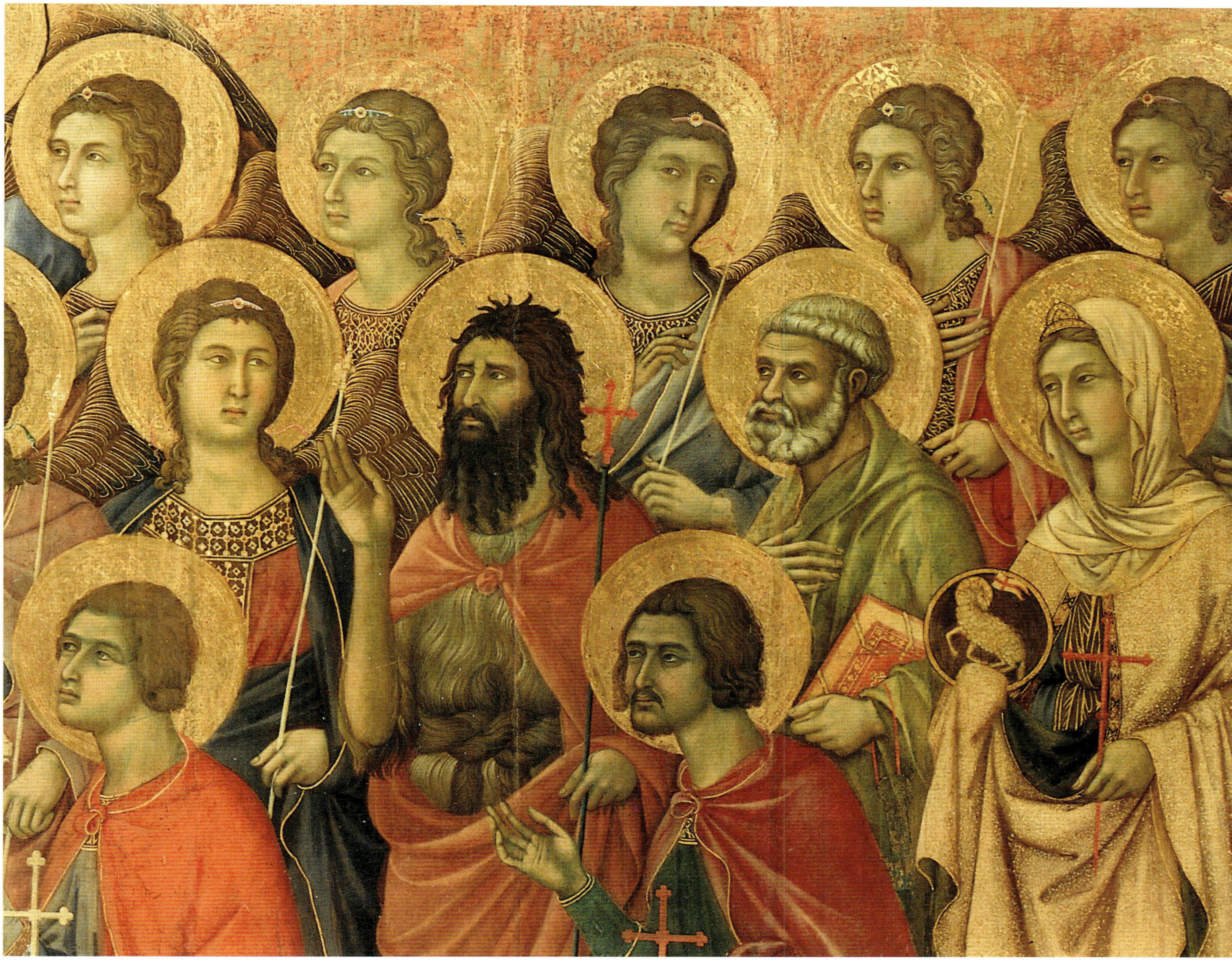

35 *Maestà, Vorderseite* (Detail Abb. 22)

Am Schmuck der Engel erkennt man die aufwendigen Goldpunzierungen, die der Schauseite der Maestà zu dem Eindruck großer Kostbarkeit verhelfen. Den Heiligenschein ziert ein kompliziertes Blütenmuster vor geriffeltem Grund. Die Goldbordüre des Gewandes trägt plastisch hervortretende Punktornamente.

36 *Maestà, Vorderseite* (Detail Abb. 22)

Duccio hat einen neuen Typus des Madonnenbildes geschaffen, indem er die thronende Mutter Gottes innerhalb einer dicht gedrängten Gruppe aus Engeln, Heiligen und Stadtpatronen darstellte. Die Figuren werden nicht beziehungslos nebeneinander aufgereiht, sondern sind durch Blicke und Gesten miteinander verbunden und zugleich auf den Thron ausgerichtet. Durch ihre Attribute wie die Namensbeischriften am unteren Bildrand kann der Betrachter sie leicht identifizieren.

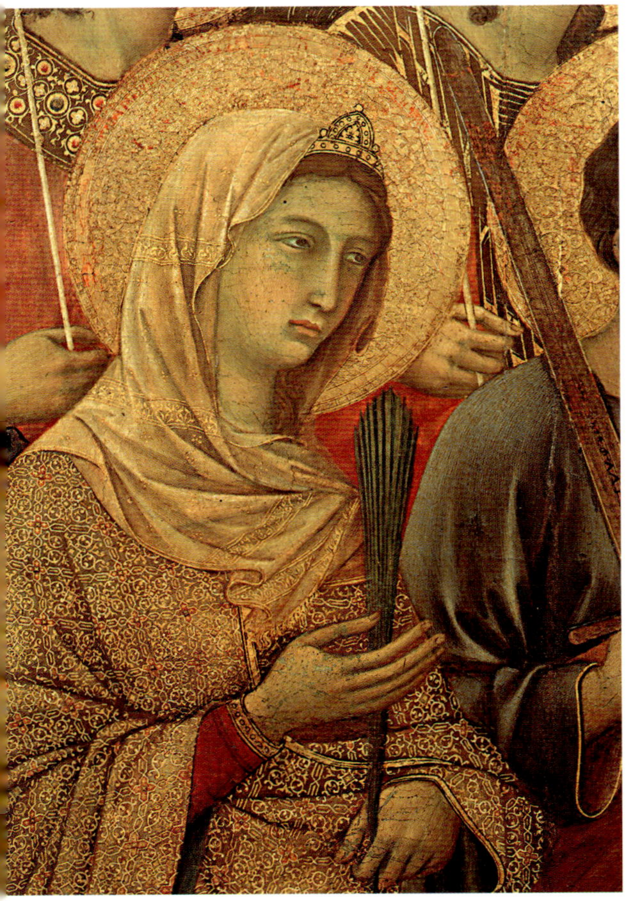

37 *Maestà, Vorderseite* (Detail Abb. 22)

Die jungfräuliche Katharina aus Alexandria trägt als Königstochter eine Goldkrone. Die Märtyrerpalme weist auf ihr Martyrium hin, das sie unter dem römischen Kaiser Maxentius erlitt.

38 *Maestà, Vorderseite* (Detail Abb. 22)

Die zweite jungfräuliche Heilige, Agnes, trägt ein rundes Medaillon mit einem Lamm und der Kreuzesfahne als Christussymbol. Damit wird Bezug genommen auf den Wunsch von Agnes, mit dem Heiland verlobt zu werden. Darüber hinaus spielt das Lamm (lat. agnus) auf ihren Namen an.

mit dem Schwert, dem Zeichen seines Martyriums. Am äußeren linken Ende steht die heilige Katharina von Alexandrien (Abb. 37). Sie hält als Märtyrerin einen Palmzweig in den Händen. Die gegenüberliegende Position nimmt ebenfalls eine frühchristliche Märtyrerin ein, die heilige Agnes (Abb. 38). Da es in Siena keine spezielle Verehrung für Agnes gegeben hat, erscheint sie wahrscheinlich auf der Schauseite als Pendant zur heiligen Katharina, weil sie wie diese und wie Maria Jungfrau war. Sie trägt ein Medaillon mit dem Lamm Gottes als Hinweis auf die Leidensgeschichte von Jesus Christus.

Beide Frauenfiguren tragen prächtige, lange Gewänder, die die Körper in langen und weich geschwungenen Falten umhüllen. Konzentriert findet sich die Raffinesse und Eleganz der Linien im kurvigen Verlauf der Goldsäume. In dieser Art der weichen, eleganten und dennoch plastischen Figurengestaltung wird der starke Einfluß des aktuellen gotischen Zeitgeschmacks auf Duccios Malstil sehr deutlich.

Im Vordergrund des Bildes knien vier inschriftlich benannte Stadtheilige vor der Madonna: Ganz links Bischof Ansanus, der die Bewohner Sienas taufte und im vierten Jahrhundert enthauptet wurde, dann Savinus, ebenfalls ein Märtyrerbischof, es folgt auf der anderen Thronseite Crescentius, der als Kind unter dem römischen Kaiser Diokletian den Märtyrertod erlitt und dessen sterbliche Überreste 1058 in den Sieneser Dom überführt wurden, und schließlich Viktor, der aus Syrien stammender christlicher Soldat, der nach 1288 zum Schutzherrn der Stadt erklärt wurde. Sie haben zusätzlich zum Kniefall ihre Hände bittend zur Madonna hin erhoben und nehmen damit die typische Haltung von Gesandten ein, die am Hof eines Fürsten oder Königs eine Botschaft vortragen oder eine Antwort entgegennehmen. Die Stadtheiligen tragen gleichsam als Vertreter der Bürger Sienas im Bild die Bitte der Kommune an ihre gewählte Beschützerin und Königin vor.

Farblich wird die vielfigurige, mit vielen Details versehene Komposition mit einer bewußt begrenzt gehaltenen Zahl von Tönen bewältigt. Warme Braun- und Rottöne herrschen vor, Blau und Grün werden als Akzente gesetzt. Den entscheidenden Anteil an dem Eindruck einer kostbaren, hell und warm leuchtenden Tafel hat aber der Gebrauch des Goldes. Es wird verschwenderisch eingesetzt. Im Hintergrund und in den Heiligenscheinen leuchtet es als Fläche. In den Gewändern und Ornamenten durchzieht es als feines Liniengeflecht die gesamte Oberfläche des Bildes. Duccios Werkstatt hat mit der Schauseite der *Maestà* einen kostbar glänzenden Altaraufsatz geschaffen, dessen Wirkung auf die versammelten Gläubigen beeindruckend gewesen sein muß.

Die Bildidee der inmitten einer Schar von Engeln und Heiligen thronenden Madonna war damals für ein Altarbild in Italien ungewöhnlich. Bisher herrschten als mögliche Typen von Altaraufsätzen die Marientafel, die die Mutter Gottes alleine zeigt, oder die Aufreihung von Heiligenbildern im breitformatigen Polyptychon vor. Die Komposition der *Maestà* verbindet beide Formen miteinander. Es entsteht ein neuer Bildtypus: Maria mit dem Kind wird verehrt von Engeln und von Heiligen, die für die Stadtgeschichte wichtig sind, sowie von Stadtpatronen. Dazu werden aber nicht einfach in der bekannten Art und Weise isolierte Einzeltafeln mit den Darstellungen von Engeln, Heiligen und den Stadtpatronen nebeneinander oder übereinander gestellt, das Hauptbild präsentiert vielmehr alle Figuren in einem Raum zusammen. Sie erscheinen nicht beziehungslos nebeneinander, sondern stehen in einem engen räumlichen Bezug zueinander. Duccio hat sich bemüht, die damals modernsten Mittel und Techniken der Malerei einzusetzen, um den Betrachtenden diesen Eindruck plausibel zu machen. Wir haben schon beobachtet, daß der Thron perspektivisch schlüssig gemalt ist, die Engel tatsächlich um ihn und hinter ihm zu stehen scheinen, und die Gruppe der himmlischen Figuren sich in drei Reihen von vorne nach hinten um den Thron schart. Die Figuren schauen nicht, wie auf den Einzeldarstellungen aus dem Bild heraus, sondern nehmen nun, da sie sich ja in ein und demselben Raum befinden, über Gesten und Blicke Kontakt miteinander auf.

Statt wie bisher in einem nicht näher auszumachenden, unendlichen Goldraum zu erscheinen, zeigt sich die Mutter Gottes jetzt in einem »richtigen« Raum inmitten ihres himmlischen Hofstaates. Der goldene Hintergrund bleibt zwar nach wie vor unbestimmt, aber man erkennt genau den Boden, auf dem der Thron und die Figuren stehen.

Der Raum des himmlischen Geschehens wird zudem als ein ganz besonderer beschrieben. Die Anwesenheit der vier Stadtheiligen auf den Ehrenplätzen verleiht der Zusammenkunft der Engel und Heiligen eine lokalpatriotische Note. Der himmlische Hofstaat spiegelt gleichsam die Bürger Sienas wieder, die die Madonna um Frieden bitten.

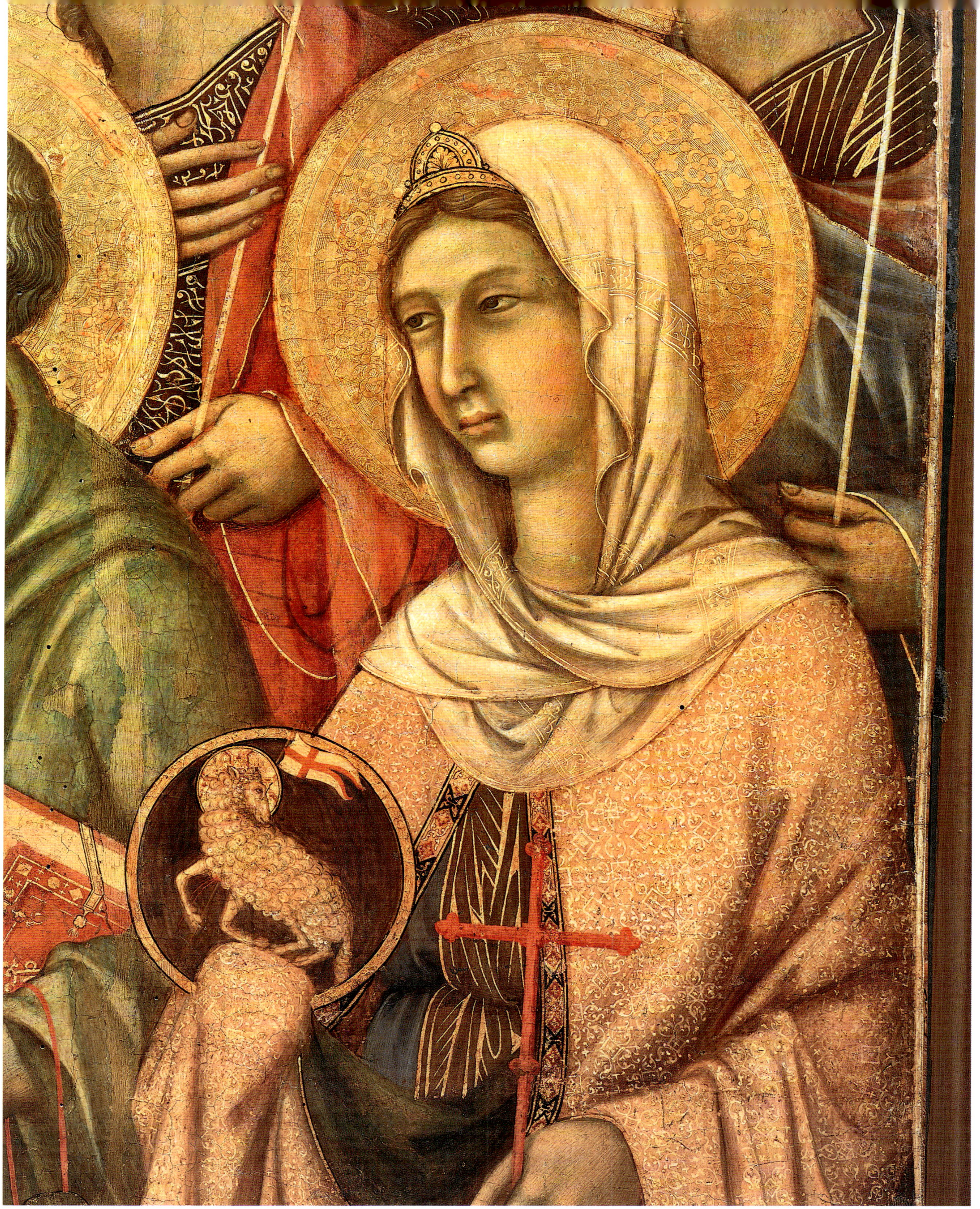

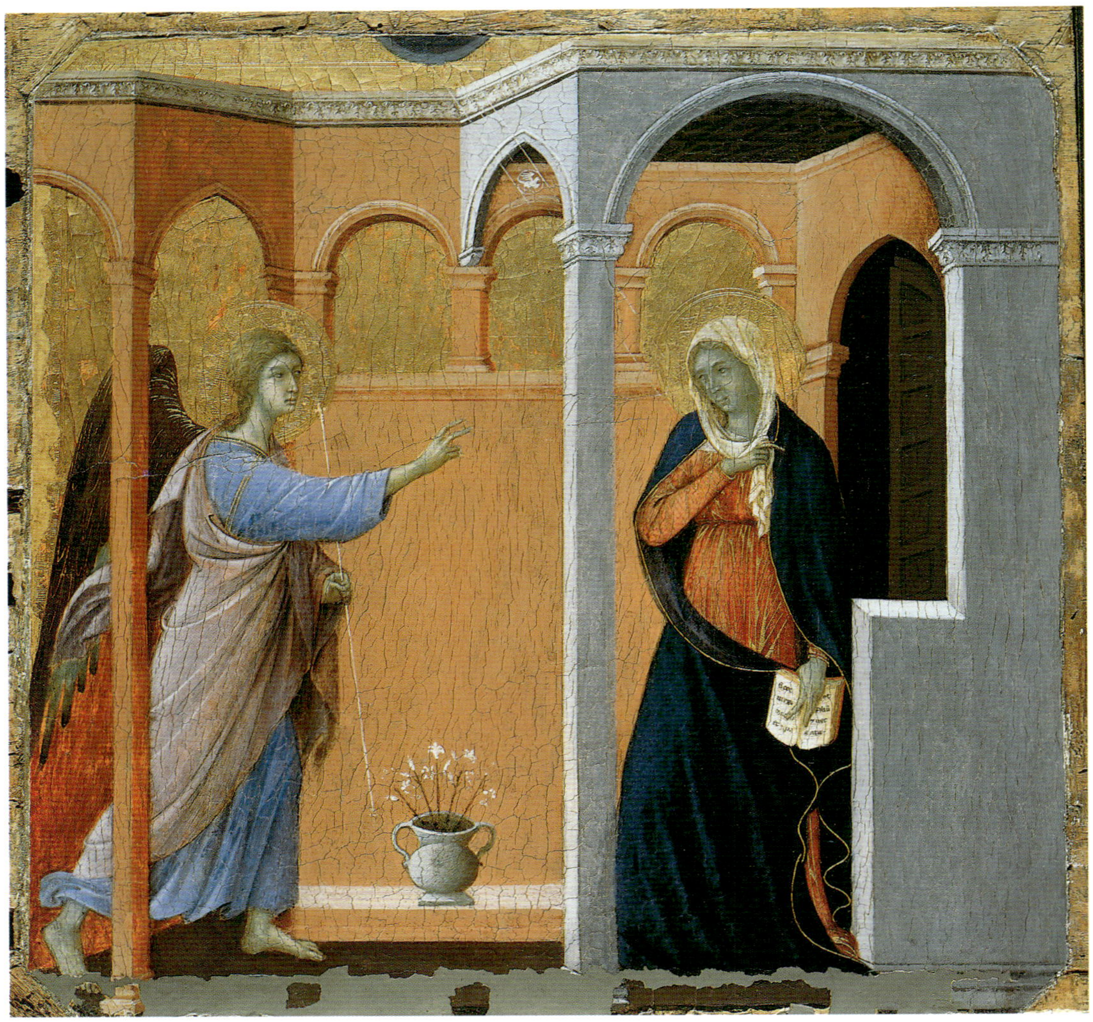

39 *Maestà, Vorderseite, Predella: Die Verkündigung,* 1308–1311
Tempera auf Holz, 44,3 x 45,5 cm
The National Gallery, London

Der Engel Gabriel verkündet Maria den Gruß Gottes. Sie erschrickt darüber und weicht vor ihm zurück. In der linken Hand hält sie ein Buch, auf dessen aufgeschlagenen Seiten eine Textstelle aus »Jesaja« zu lesen ist: »Siehe, eine Jungfrau ist schwanger und wird einen Sohn gebären, den wird sie nennen Immanuel.«

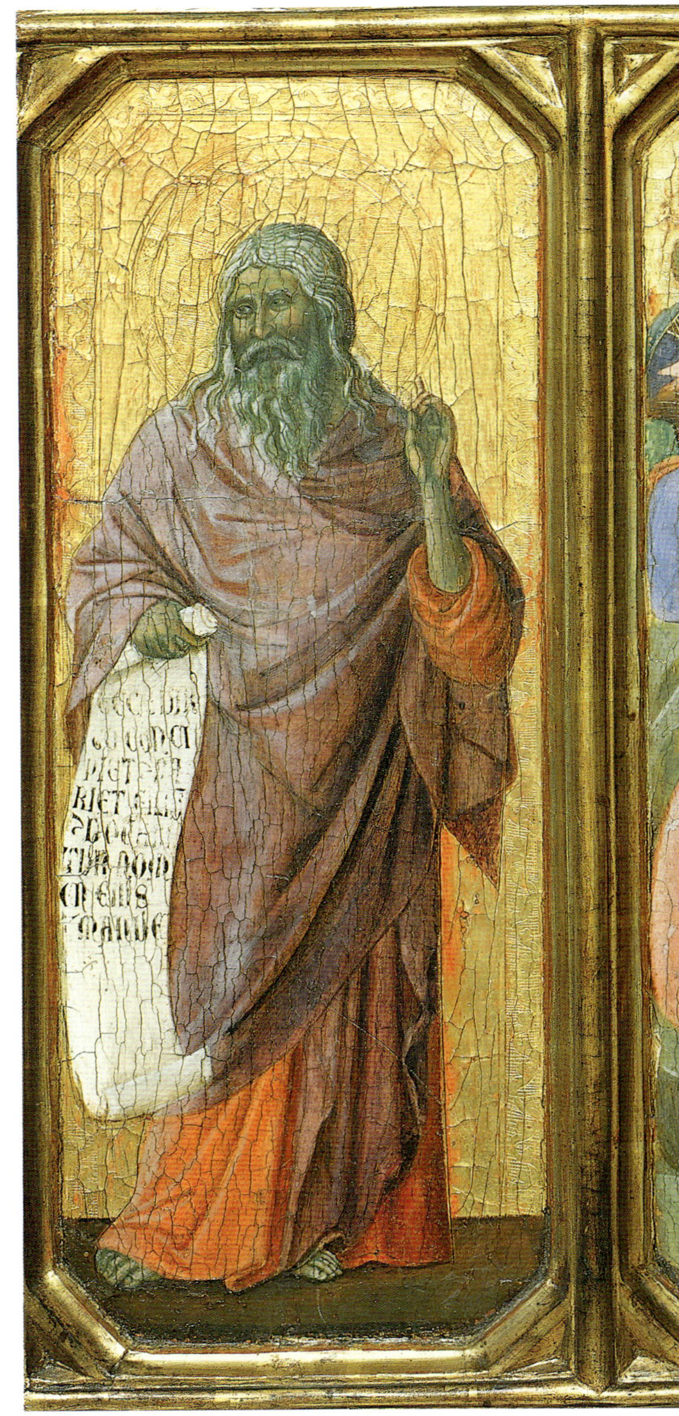

## DIE SZENISCHEN BILDERFOLGEN: DIE VORDERSEITE

Mit der Darstellung der *Verkündigung an Maria* (Abb. 39) am linken Ende der vorderen Predella beginnt der große Zyklus von erzählten Folgen, die aus dem Leben von Maria und Jesus Christus berichten und über Vorder- und Rückseite der *Maestà* verteilt sind.

Duccio stand vor dem Problem, die beidseitig zu bemalende Tafel mit über vierzig kleinformatigen Szenen in einer sinnvollen Abfolge zu füllen. Die Aufgabe war so ungewöhnlich wie einmalig, da man Bilderfolgen diese Ausmaße zu jener Zeit hauptsächlich als Fresken an den Wänden der Kirchengebäude gestaltete.

Während die Wandbilder gewöhnlich von oben nach unten angeordnet und »gelesen« wurden, wählte Duccio die umgekehrte Richtung für die Abfolge auf den Tafelseiten. Er nimmt damit Bezug auf das große Glasfenster über der *Maestà,* das die *Himmelfahrt* und die *Krönung Marias* ebenfalls in Aufwärtsrichtung anordnet. Wie das Fenster ist auch die Schauseite des Tafelbildes ganz der Verehrung der Mutter Gottes gewidmet.

Man verfolgt also von unten nach oben zunächst die Szenen aus der Kindheit Christi, in der Maria als Mutter eine wichtige Rolle spielt, um dann über die Darstellung ihrer Anbetung durch den himmlischen Hofstaat zu den Berichten aus den letzten Tagen ihres Lebens zu kommen, die im zentralen Teil der Bekrö-

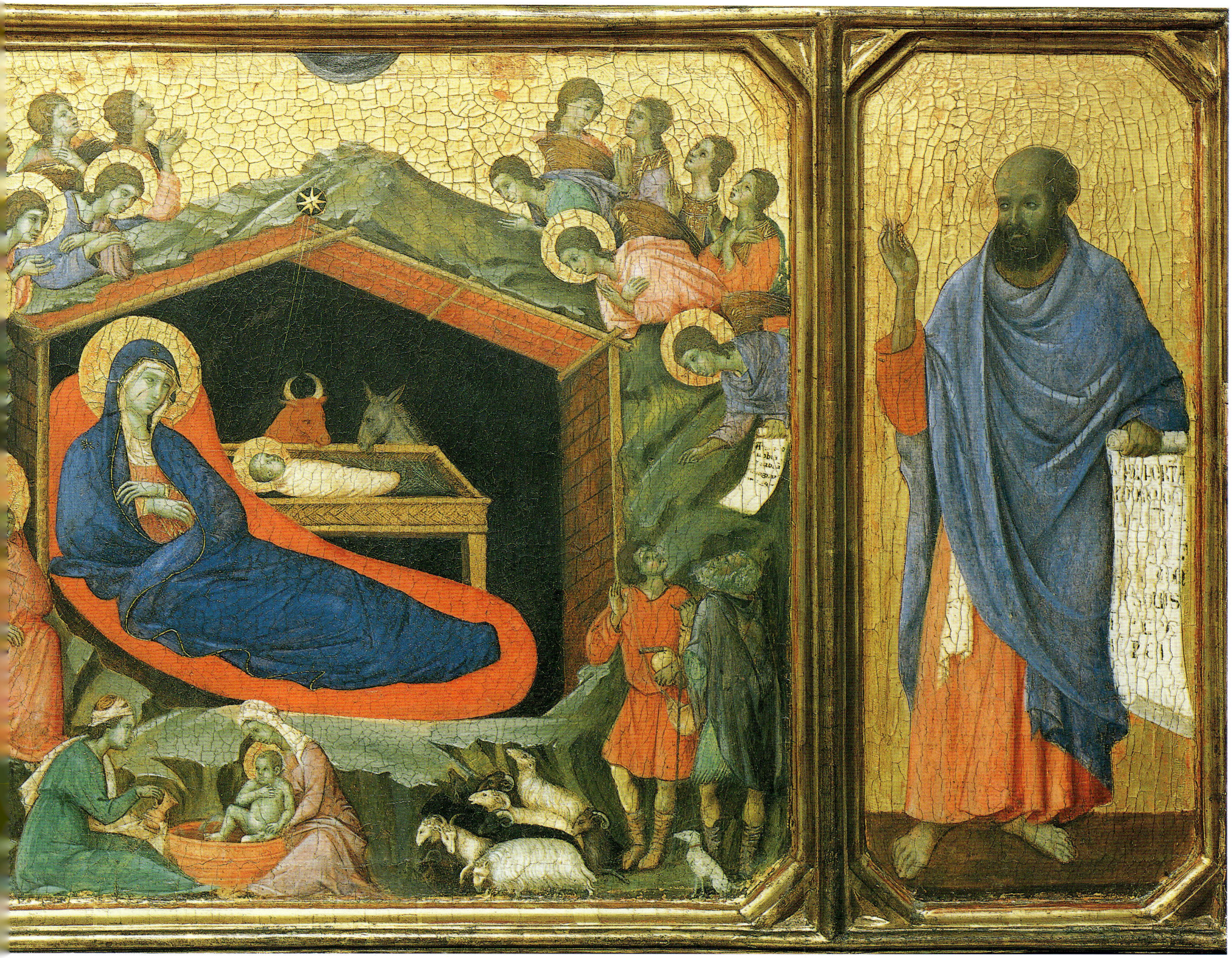

nungstafeln in den nicht mehr erhaltenen Auferstehungs- und Krönungsszenen gipfelten. Die Aufwärtsbewegung beim Betrachten verbindet sich dabei in idealer Weise mit der Thematik der Auferstehung.

Die Szenen der Kindheit Jesus leiten zur Rückseite über, auf der seine Leidensgeschichte geschildert wird. Der Aufbau ist wie der der Vorderseite so gestaltet, daß die Abfolge der Erzählungen mit einer nicht mehr erhaltenen Szene der Taufe in der Predella unten beginnt und wiederum mit einer Darstellung der Himmelfahrt in den obersten Bekrönungstafeln, die ebenfalls verloren ist, endet. So werden beide Seiten allein durch die bewußt gewählte Anordnung der Bilder inhaltlich miteinander verbunden. Duccio und die Mitarbeiter seiner Werkstatt haben damit eine überzeugende Lösung für die schwierige Frage gefunden, wie die Einzelszenen auf den beiden Bildflächen verteilt werden sollen.

Die Bilder, die wir bisher von Duccio gesehen haben, zeigten meist einzelne Figuren, Madonnen oder Heilige in ruhiger Haltung, isoliert von anderen handelnden Personen und einer tatsächlichen räumlichen Umgebung. Die kleinformatigen Erzählszenen der *Maestà* dagegen schildern die Geschichten aus den Evangelien als lebendige Ereignisse. Oft werden mehrere Figuren im Dialog oder während einer Aktion gezeigt. Das Geschehen spielt sich im architektonischen Innenraum oder landschaftlichen Außenraum ab.

Die Betrachtung dieser Szenen bietet daher die Mög-

40 *Maestà, Vorderseite, Predella: Die Geburt Christi, die Propheten Jesaja und Ezechiel,* 1308–1311
Tempera auf Holz, 47,6 x 86,5 cm (mit Propheten)
National Gallery of Art, Washington

Die einfache Darstellung der Geburt wird um eine zusätzliche Szene aus den Apokryphen bereichert, die sich links im Vordergrund abspielt. Zwei Ammen baden das Jesuskind. Realitätsnah wird geschildert, wie eine der Frauen das Kind vorsichtig in den Zuber hebt und die andere aus einem Krug Wasser nachgießt.

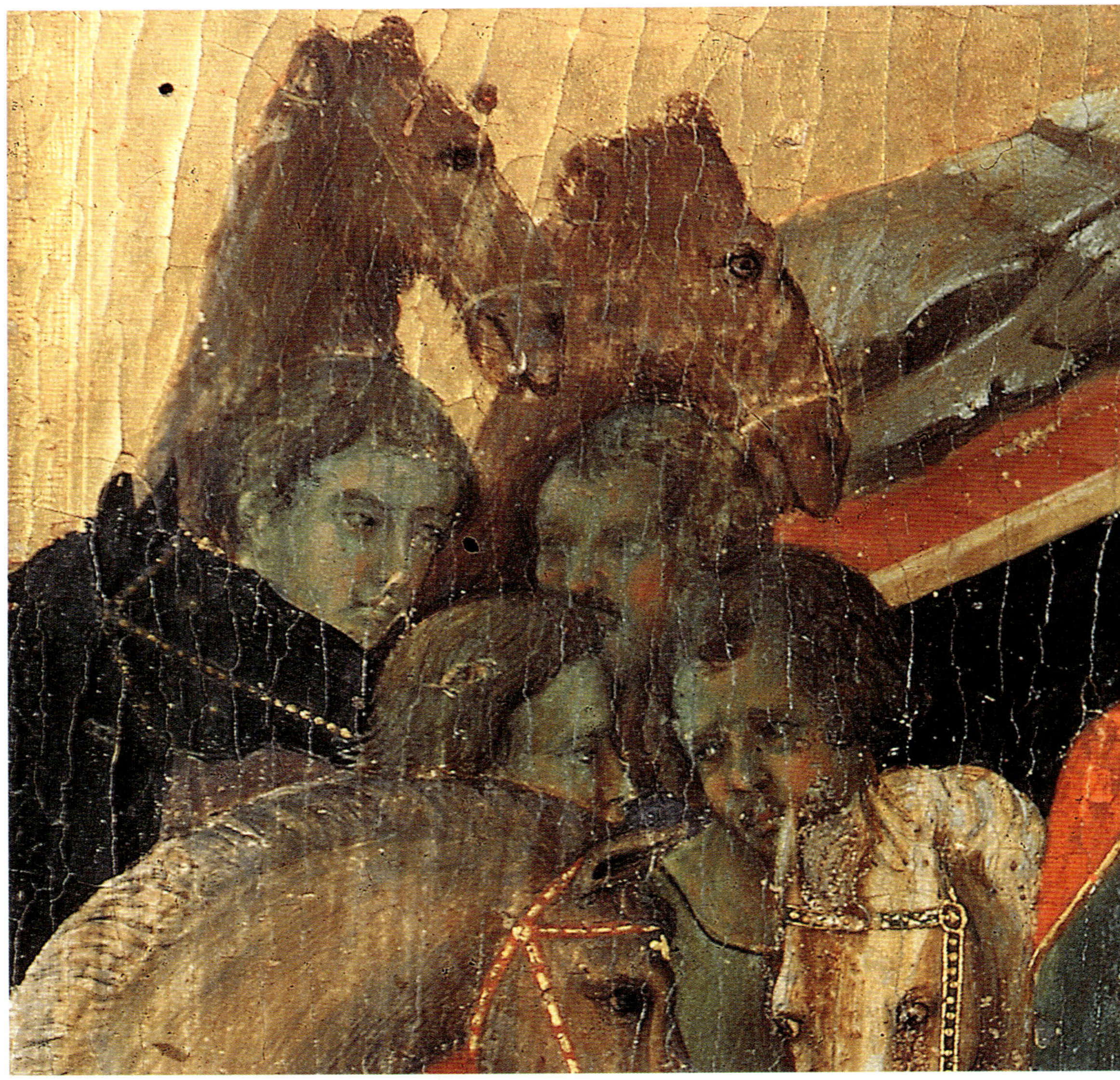

41/42 *Maestà, Vorderseite, Predella: Die Anbetung der drei Könige,* 1308–1311
Tempera auf Holz, 47,7 x 47,5 cm
Museo dell' Opera del Duomo, Siena

Die Herkunft der drei Weisen aus dem Morgenland wird durch ein bemerkenswertes Detail am linken Bildrand bekräftigt. Hinter den Knechten und den reich geschmückten Pferden tauchen die Köpfe zweier Kamele auf. Der Maler hat sich bemüht, die Physiognomie der Tiere in ihrer Fremdartigkeit wiederzugeben.

lichkeit, mehr darüber zu erfahren, wie Duccio mit den Mitteln der Malerei etwas über die Beschaffenheit einer Landschaft, den Aufbau eines Innenraumes oder das Verhalten und die Gefühle der Personen berichtet. Man kann verfolgen, wie er auf der Bildfläche die Illusion eines Tempelinneren oder einer felsigen Gegend schafft, wie er seine Figuren im Raum agieren läßt, um seinen Betrachtern den Eindruck zu vermitteln, das Geschehen der heiligen Geschichten tatsächlich zu beobachten.

Schauen wir uns nun eine Auswahl von Szenen aus der Vorderseite im einzelnen an.

*Die Verkündigung* (Abb. 39) eröffnet, wie gesagt, die Reihe der Geschichten aus dem frühen Leben von Christus, die mit der *Geburt* (Abb. 40), der *Anbetung der drei heiligen Könige* (Abb. 42), der *Darbringung im Tempel* (Abb. 43), dem *Bethlehemitischen Kindermord* (Abb. 48), der *Flucht nach Ägypten* (Abb. 44) fortgesetzt wird und mit *Jesus unter den Schriftgelehrten* (Abb. 50) endet. Den Szenen sind ganzfigurige Darstellungen von alttestamentarischen Propheten zugeordnet, die beschriebene Schriftrollen in den Händen halten (Abb. 46/47). Deren Text bezieht sich auf die je links davon liegende Episode. Damit wird verdeutlicht, daß diese Geschehnisse aus dem Neuen Testament als Erfüllung von Aussagen aus dem Alten zu begreifen sind.

Die Figuren der Propheten sind in einer massiven, statuenhaften Körperlichkeit wiedergegeben. Sie tragen Gewänder, die in schweren Falten auf ihre Füße fallen. Für die Kunstwissenschaft steht außer Frage, daß diese Art der Figurengestaltung von dem Skulpturenzyklus der Propheten an der Domfassade beeinflußt wurde, den die Werkstatt Giovanni Pisanos entworfen und ausgeführt hat.

Die Eröffnungsszene der *Verkündigung* (Abb. 39) spielt sich in einem Innenraum ab, der an einen Bühnenaufbau erinnert. Die leichte, offene Architektur aus Säulen und Bogen greift antike Formen auf.

Der Erzengel Gabriel tritt durch einen Bogen zu Maria herein, die erschrocken vor ihm zurückweicht. Beider Aktionsraum wird sowohl farblich als auch räumlich unterschieden. Maria erscheint, ihrer Bedeutung entsprechend, unter einem geschlossenen in Grau gehaltenen Aufbau, der einem Baldachin gleicht. Dieser steht im Kontrast zu dem einfachen, hellroten Bogen

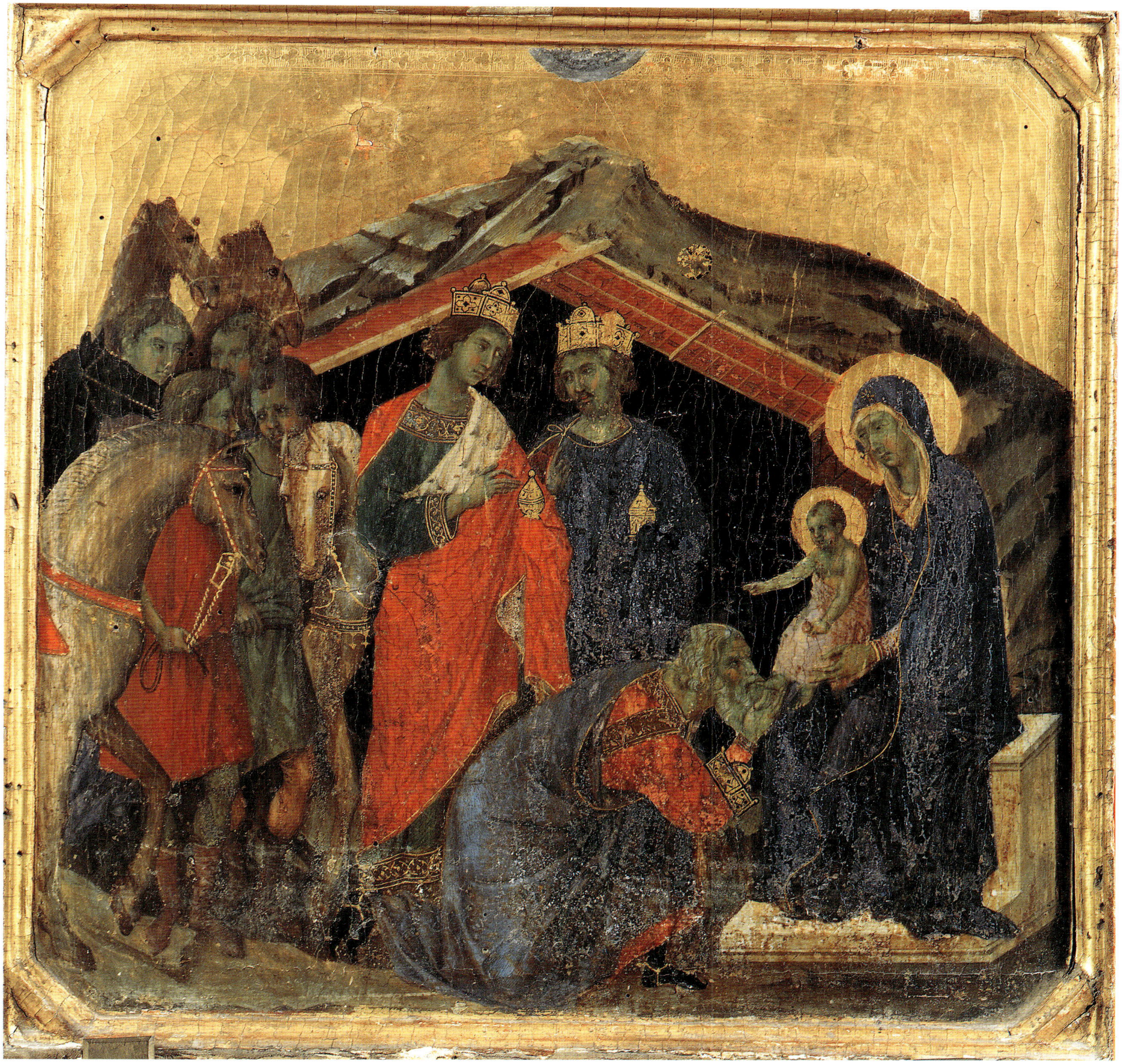

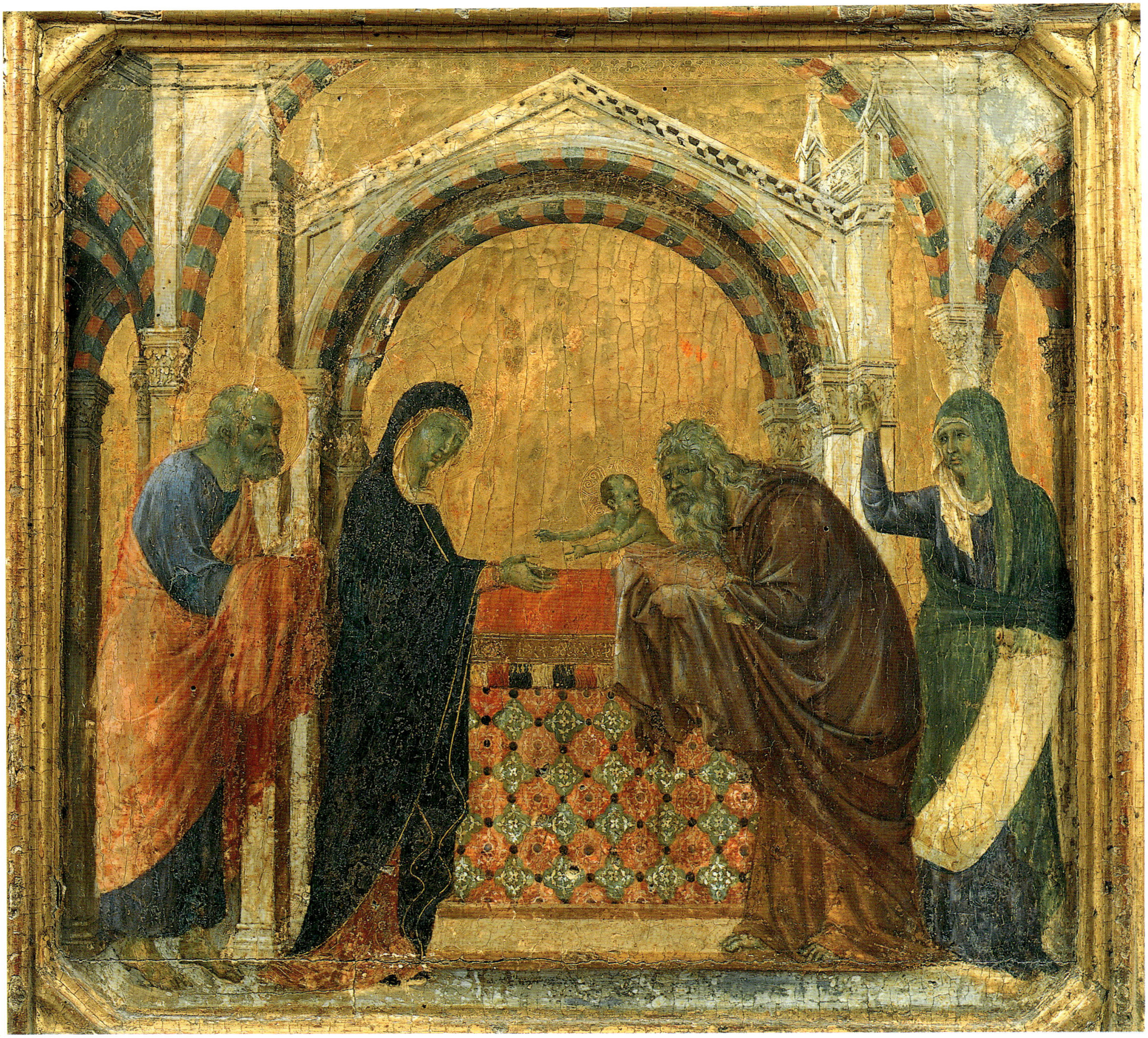

43 *Maestà, Vorderseite, Predella: Die Darbringung im Tempel,* 1308–1311
Tempera auf Holz, 48 x 86,3 cm
(mit Propheten, Abb. 45–47)
Museo dell' Opera del Duomo, Siena

Der greise Simeon hält Maria und dem hinter ihr wartenden Joseph ihren Sohn entgegen, der hilfesuchend die Ärmchen nach seiner Mutter ausstreckt. Hinter Simeon steht die Prophetin Hanna. Sie preist Gott mit erhobener Hand. Die Szene spielt sich in einer offenen Arkaden architektur ab, deren räumlich komplexer Aufbau und aufwendige Dekoration präzise beschrieben werden.

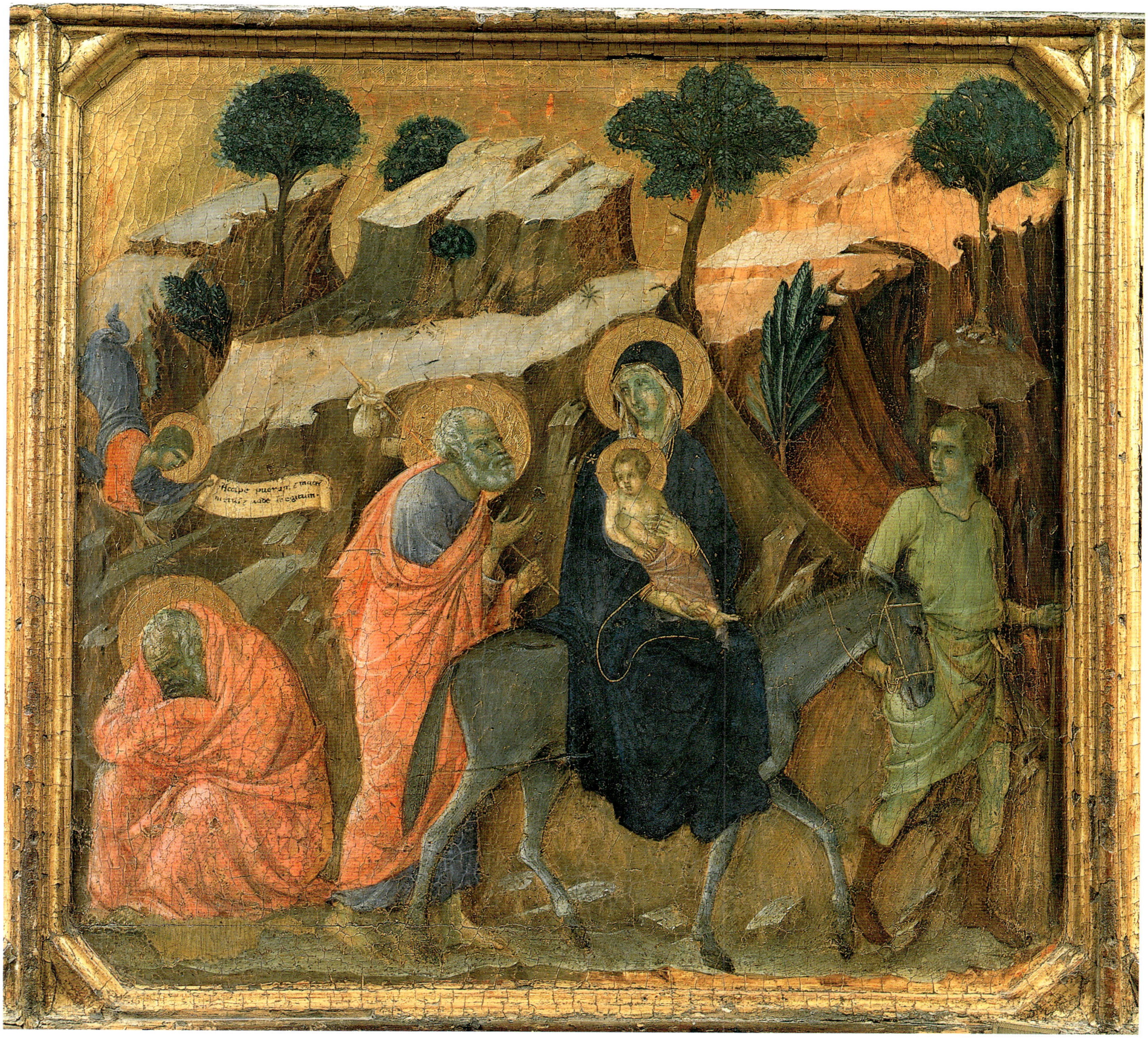

44 *Maestà, Vorderseite, Predella: Flucht nach Ägypten,* 1308–1311
Tempera auf Holz, 42,5 x 44 cm
Museo dell' Opera del Duomo, Siena

Der Zug von Joseph und Maria, die mit dem Kind im Schoß auf einem Esel reitet, bewegt sich vor einer kargen Felslandschaft. Eine geschickte Bildkomposition macht die Mutter Gottes zum Zentrum des Geschehens. Die Blicke und Gesten von Joseph und dem Knecht leiten zu ihrer Figur hin. Der senkrecht über ihrem Kopf angeordnete Baum betont ihre aufrecht sitzende Gestalt. An der linken Bildseite ist der zeitlich vorausgehende Traum Josephs dargestellt. Ein Engel rät ihm zur Flucht nach Ägypten.

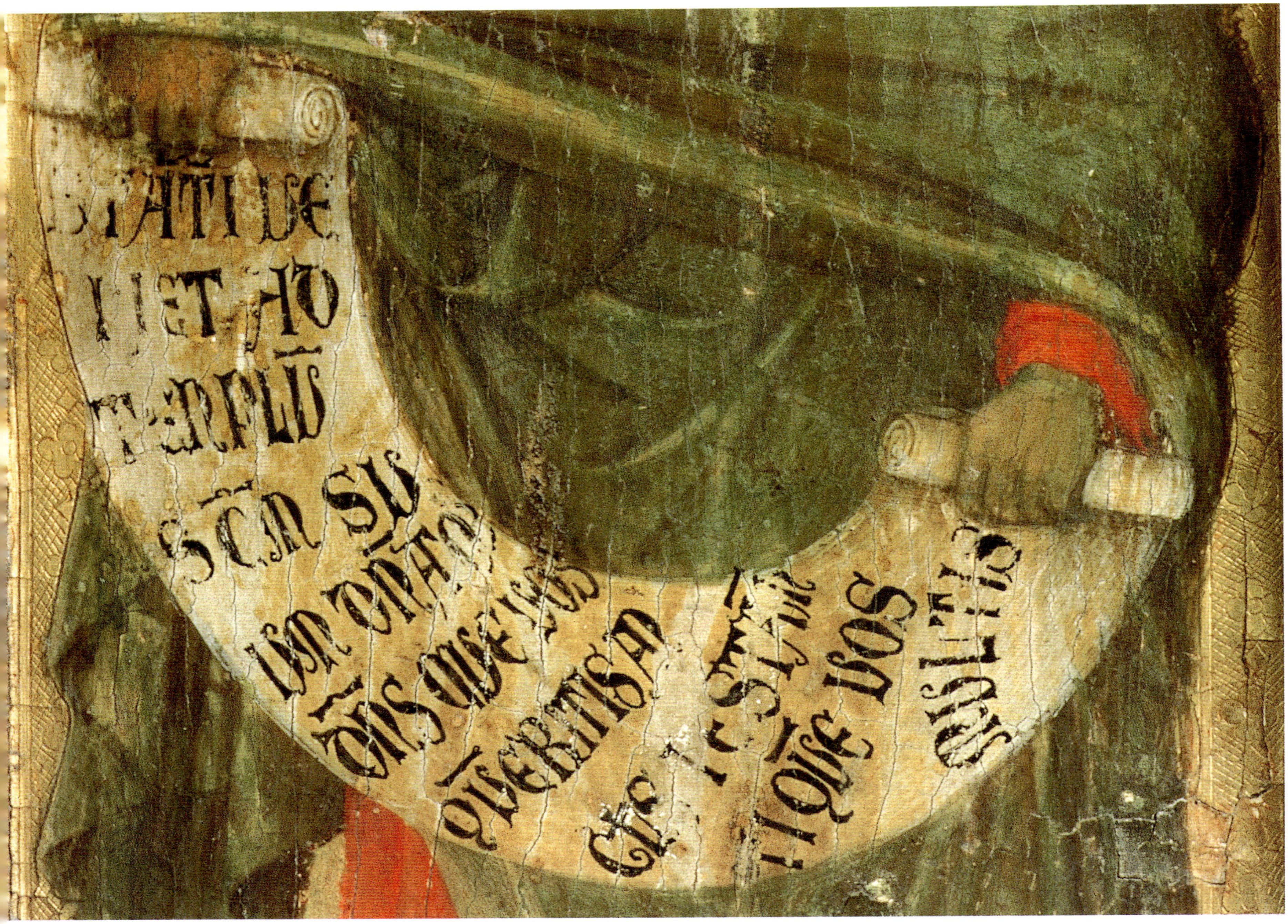

45-47 *Maestà, Vorderseite, Predella: Die Propheten Salomo und Maleachi,* 1308–1311
Tempera auf Holz, 48 x 86,3 cm (mit Propheten)
Museo dell' Opera del Duomo, Siena

Der bekrönte König Salomo trägt eine Schriftrolle, deren Text die vorausgehende Szene der »Anbetung der drei Könige« kommentiert: »Die Könige von Tarsis und auf den Inseln sollen Geschenke bringen, die Könige aus Saba und Scheba sollen Gaben senden.« Der Prophet Maleachi verkündet folgende Botschaft: »Und bald wird kommen zu seinem Tempel der Engel des Herrn, den ihr sucht; und der Engel des Bundes, den ihr begehrt, siehe, er kommt!«

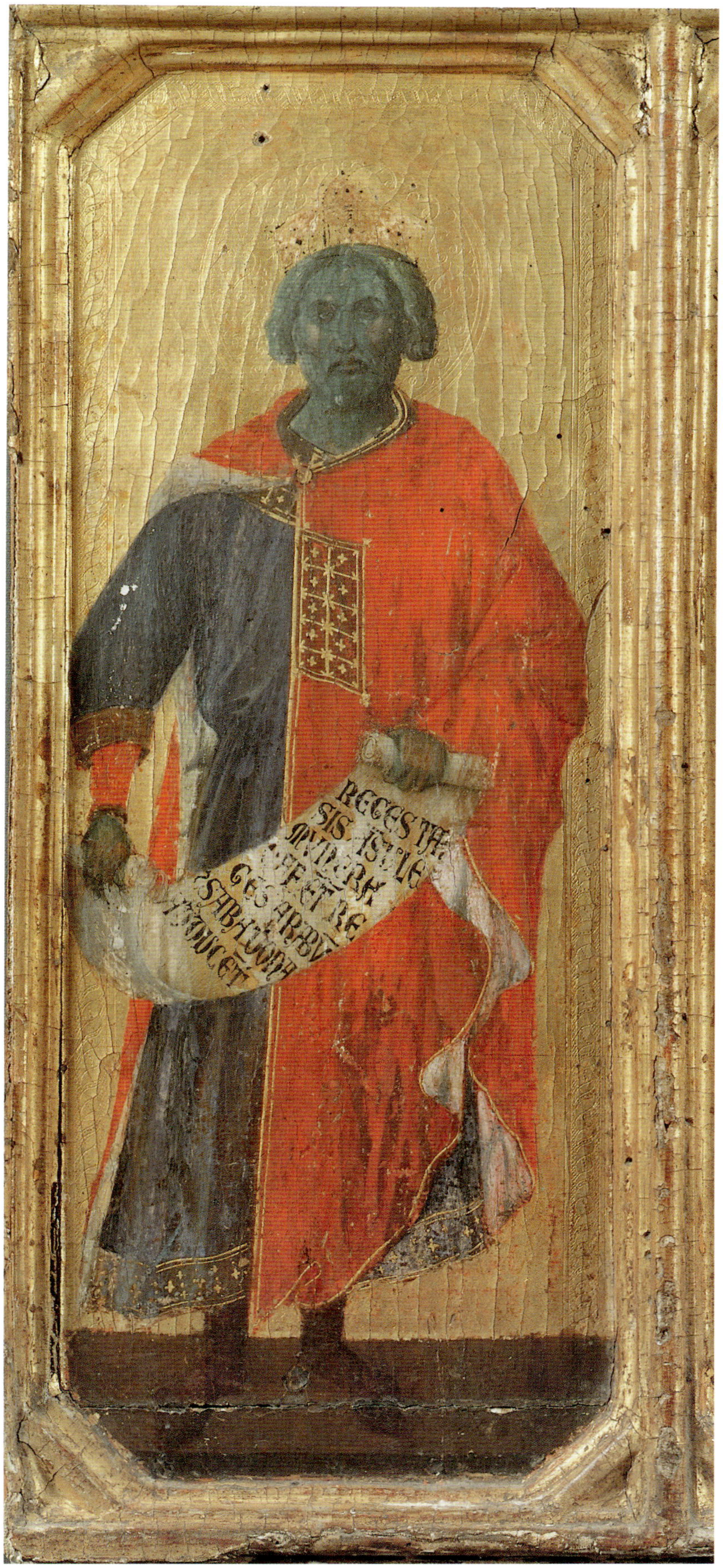

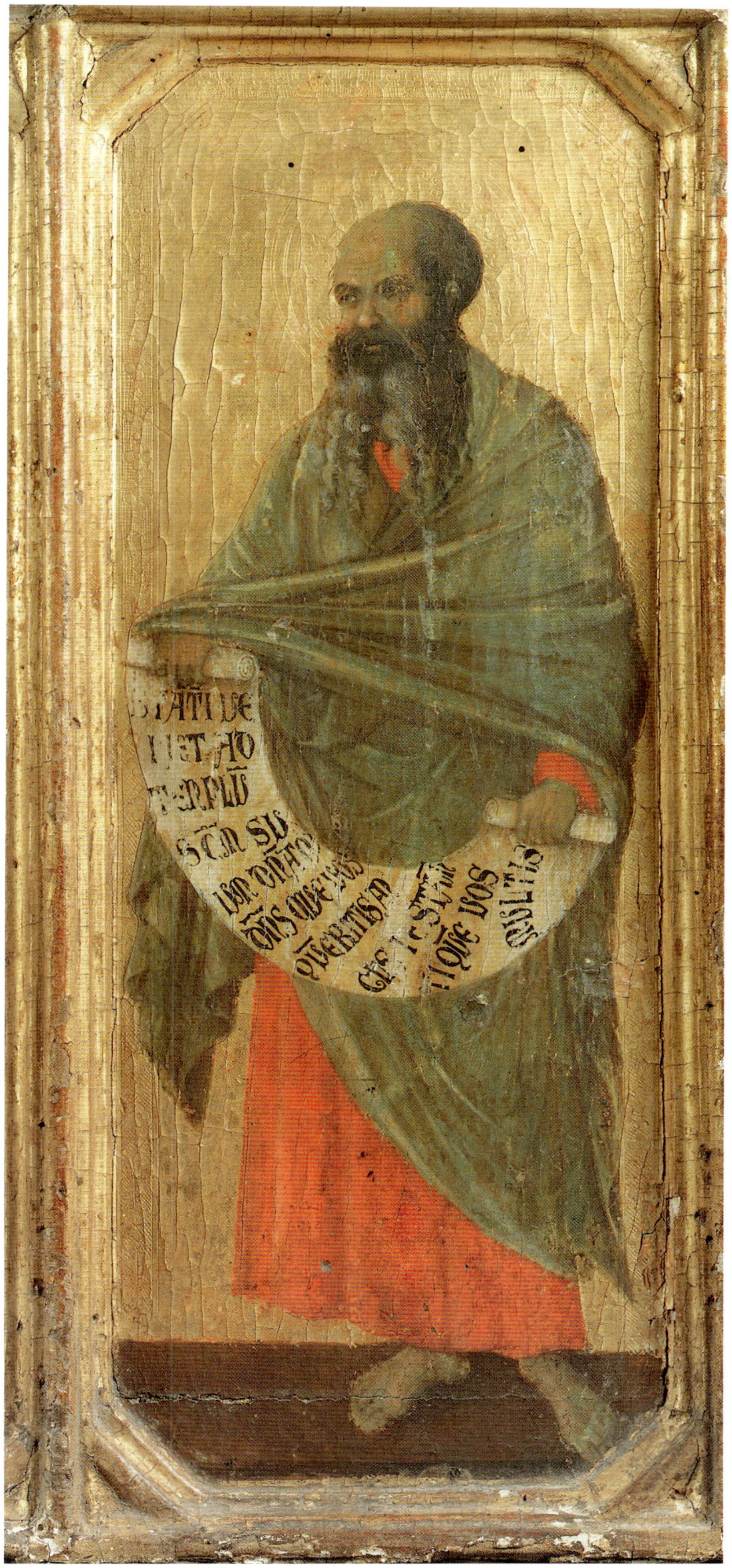

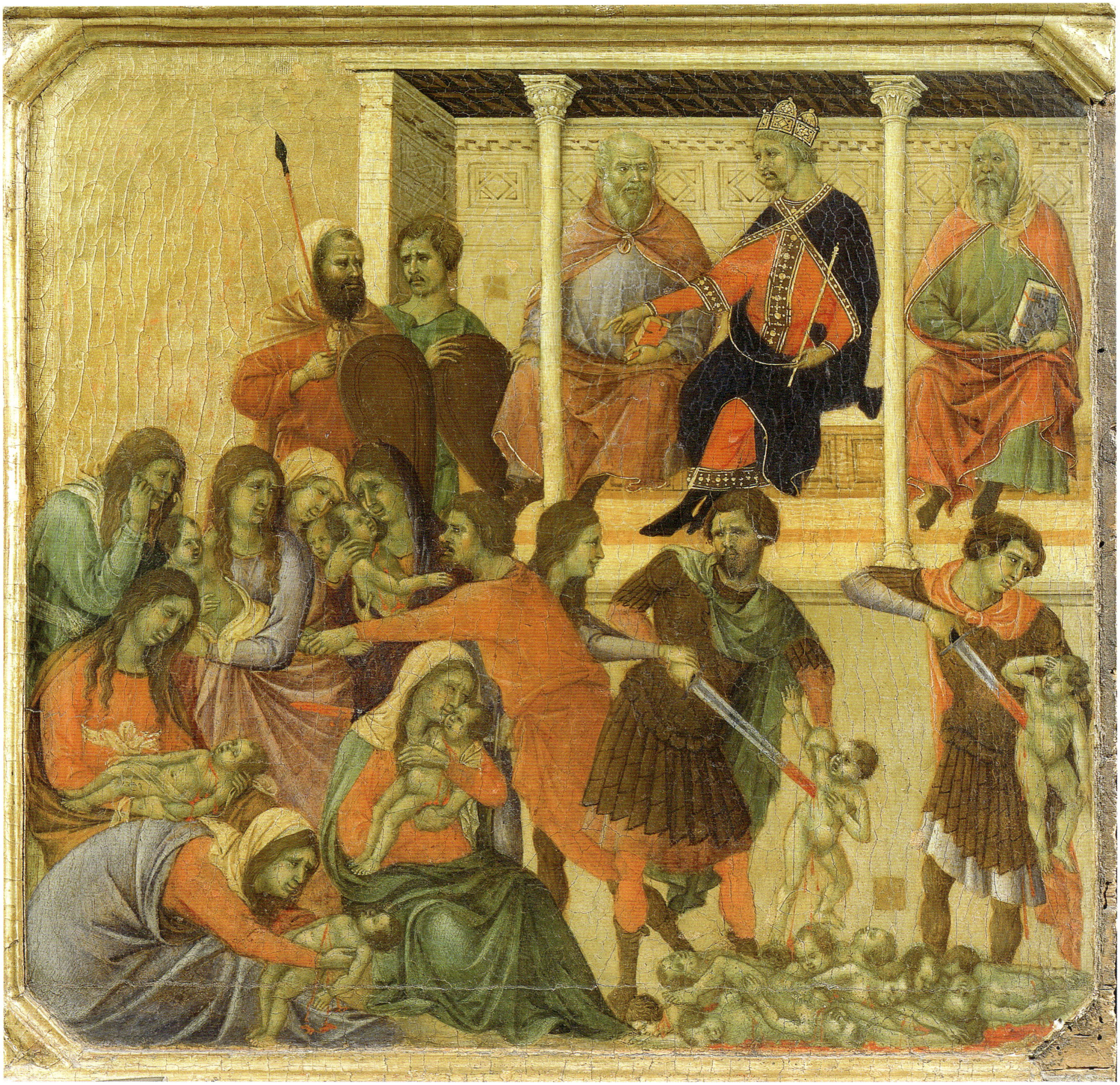

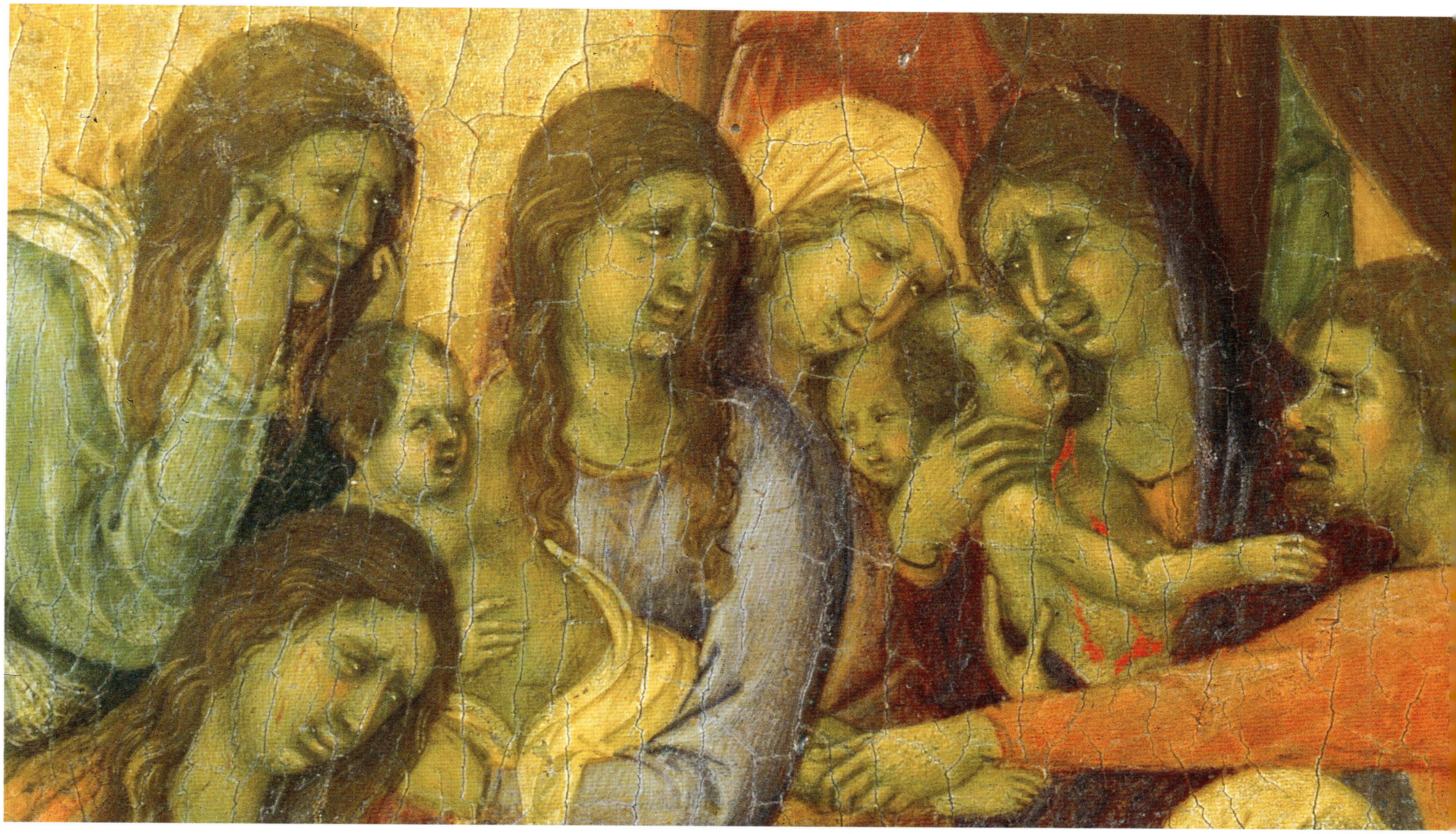

des Engels. Die beiden Figuren stehen in einem genau zu bestimmenden Verhältnis zu dem sie umgebenden Innenraum.

Man erkennt, daß der Engel tatsächlich durch den Bogen tritt, da der vordere Pfeiler seinen Körper überschneidet. Marias Körper verschwindet zu Teilen hinter der vorspringenden grauen Mauer. Dadurch kann man sowohl Gabriel als auch Maria dem Inneren des Raumes zuordnen.

Den Hintergrund schließt eine Wand mit Bogenöffnungen ab. Hinter der Figur Marias wird das Auge jedoch weiter in die Tiefe geführt. Die offenstehende Tür leitet den Blick in das Dunkel eines dahinter liegenden Raumes. All dies soll den Betrachtenden den Eindruck einer plausiblen Anordnung von Figuren im Raum und einer nachvollziehbaren Abfolge von Räumen vermitteln.

Eine wesentlich figurenreichere Komposition hatte der Maler mit dem dramatischen Bethlehemitischen Kindermord (Abb. 48) zu bewältigen. Wie Giotto in der Arena-Kapelle bezieht auch Duccio in einem gelungenen erzählerischen Einfall Herodes, der das Blutbad zu verantworten hat, mit in die Szene ein. Obwohl der Befehl des thronenden Herodes an zwei seiner Soldaten zeitlich vor dem brutalen Morden liegt, gelingt es Duccio dadurch, daß er den Verantwortlichen auf einer Art erhöhter Tribüne zeigt, ihn zum Zuschauer seiner grausamen Anordnung zu machen.

Die verzweifelten Mütter, die ihre Kinder vor den Soldaten zu retten versuchen, bilden eine eindrückliche Gruppe, deren Schmerz durch die ruhigen, fast mechanischen Bewegungen der Schergen in den detailreich geschilderten römischen Brustpanzern kontrastiert wird. Die sechs Frauen sind in einer Kreisform im Raum angeordnet – vom Stehen über das Sitzen bis zum knietiefen Herabbeugen. In diesen geschlossenen Kreis bricht der Soldat im kurzen, roten Gewand ein, der mit beiden ausgestreckten Händen versucht, eins der Kinder an den Füßen zu packen und seiner Mutter zu entreißen.

Die Gefühle der Mütter äußern sich in genau beobachteten Gesten. Eine Frau nimmt in vollkommener Verzweiflung ihre Hände klagend zum Gesicht hoch, eine andere hält ihr Kind fassungslos von sich, wieder andere Mütter drücken ihre verletzten oder getöteten Kinder zärtlich an sich.

Eine viel ruhigere, friedlichere Szene bildet den Abschluß der vorderen Predella (Abb. 50). Sie zeigt den zwölfjährigen Jesus im Tempel von Jerusalem, der den Schriftgelehrten Rede und Antwort steht. Maria und

48/49 *Maestà, Vorderseite, Predella: Der Bethlehemitische Kindermord,* 1308–1311
Tempera auf Holz, 47,5 x 46,5 cm
Museo dell' Opera del Duomo, Siena

Das Evangelium des Matthäus berichtet, daß Herodes seine Soldaten ausschickte und alle Kinder in Bethlehem töten ließ, die zweijährig und jünger waren. Der Maler kontrastiert die dichte, dramatisch bewegte Gruppe der verzweifelten Mütter mit den beiden vollkommen ruhig agierenden Soldaten. In drastischer Darstellung wird gezeigt, wie sie mit ihren langen Schwertern auf die hilflosen Kinder einstechen.

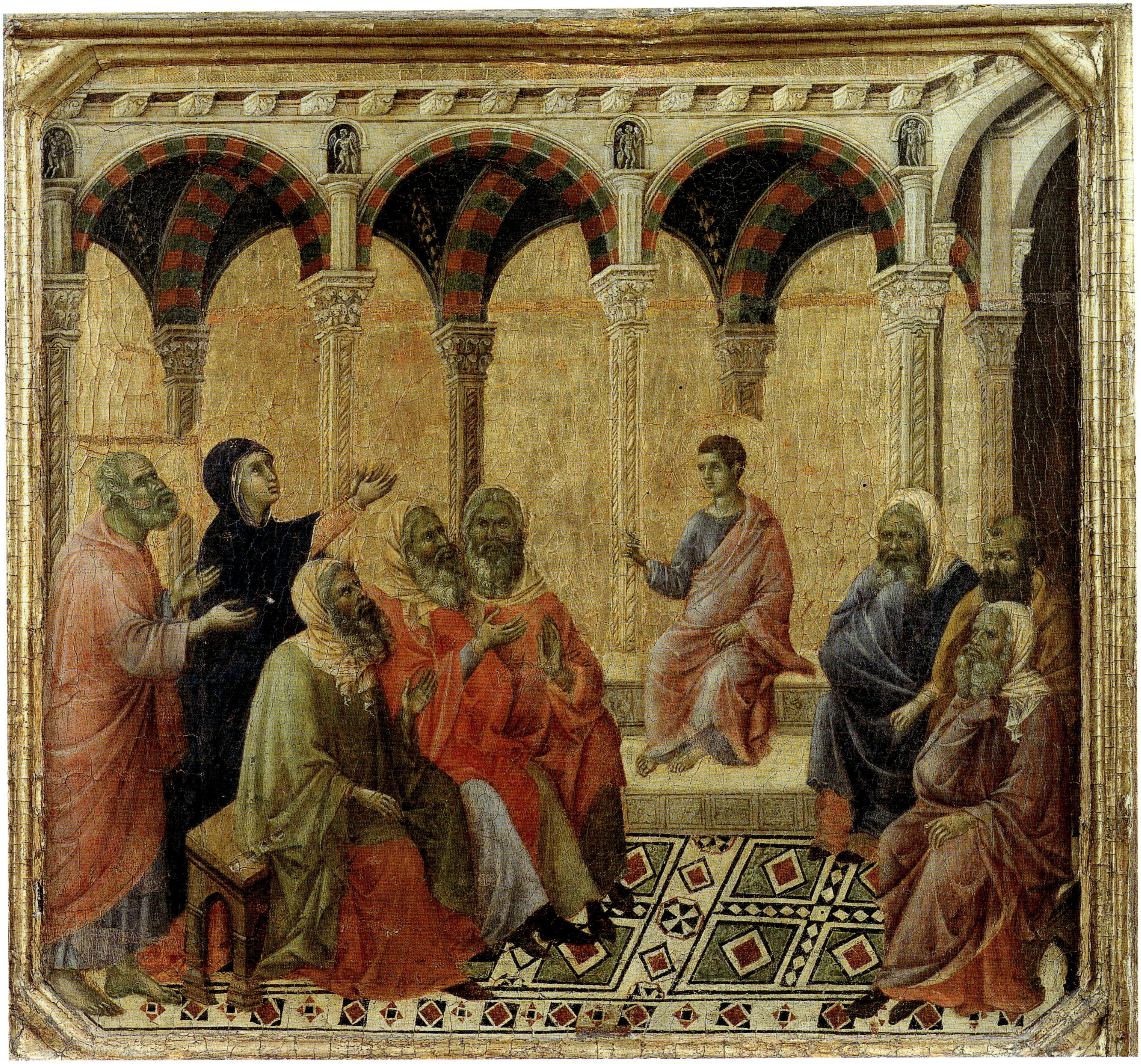

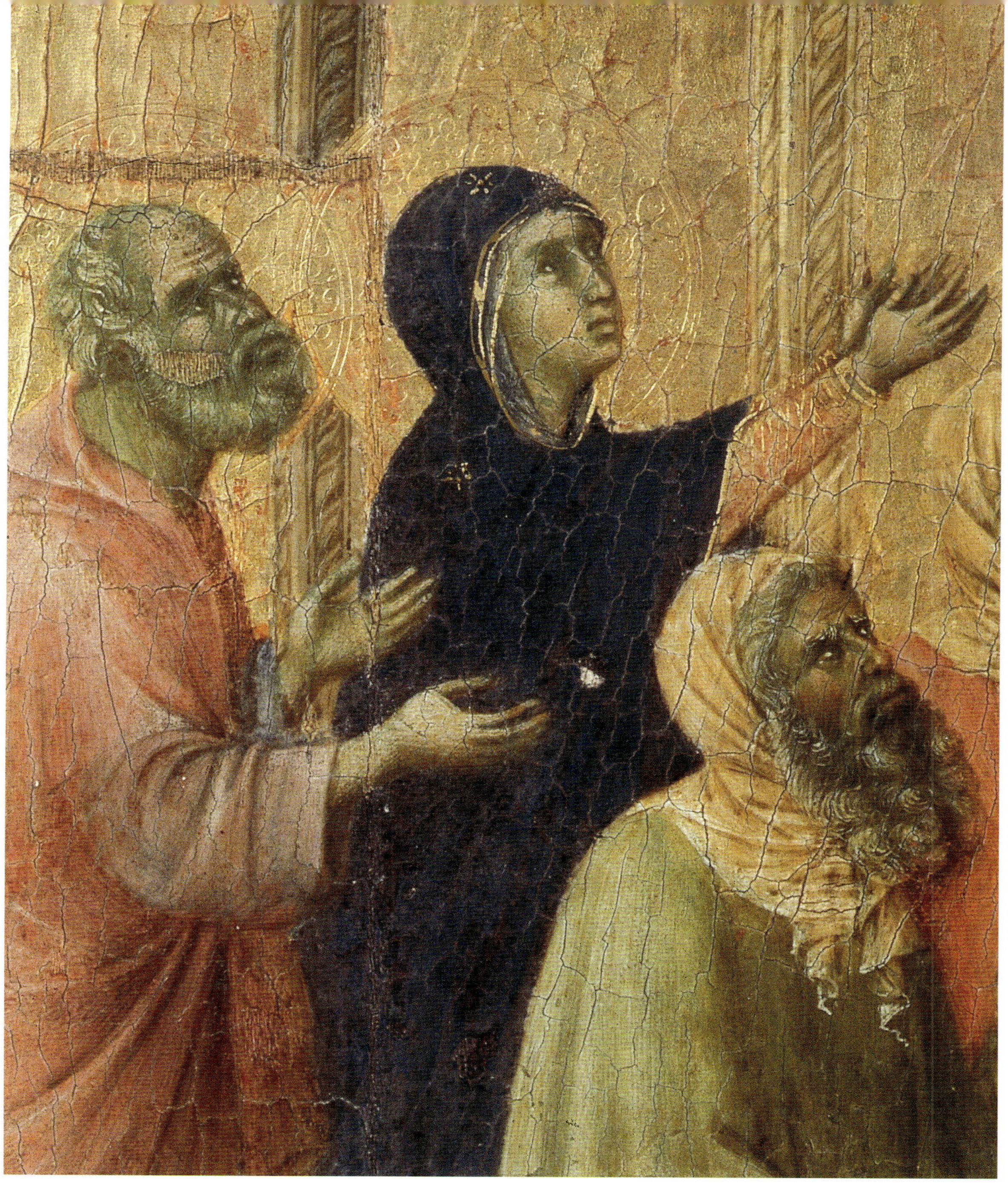

Joseph, die ihren Sohn verzweifelt gesucht haben, erscheinen links im Bild. Die Gesten und Blicke der weißhaarigen Gelehrten verraten Verwunderung und Erstaunen über das Wissen und den Verstand des Jungen, der als zartes, kurzhaariges Kind dargestellt ist. Maria hält beide Hände klagend und fragend zu ihrem Sohn hin ausgestreckt.

Die Figuren sind in einem offenen Raum versammelt, der von einem kreuzgratgewölbten Bogengang gesäumt wird. Die Tempelarchitektur wird als eine Mischung antiker und aktueller gotischer Formen beschrieben. Alles ist sehr genau beobachtet und räumlich schlüssig wiedergegeben. Man blickt von unten in das dunkle gotische Gewölbe, auf dessen Grat sich gestreifte Rippen abzeichnen. Die Abfolge der rot-grün geschmückten Bogen erinnert deutlich an die gestreifte Marmordekoration des Sieneser Domes. An den aufwendig gestalteten Kapitellen der antiken Pfeiler erkennt man jedes einzelne Marmorblatt, das sich nach oben aufrollt.

Den Höhepunkt an präziser Detailschilderung antiker Architektur bilden die vier Skulpturen in den Zwickeln der Arkaden. Sie treten plastisch aus dunklen Nischen hervor.

Da die Abfolge der Bogen am linken und rechten Bildrand angeschnitten ist, wirkt die Szene wie ein Ausschnitt. Es scheint so, als würde man durch ein Fenster oder durch einen gegenüberliegenden Bogen auf das Geschehen blicken und wäre mit einbezogen. Dieser Eindruck wird durch die nach vorne offene halbkreisförmige Anordnung der sitzenden Schriftgelehrten noch verstärkt. Deren schräg hintereinander angeordnete Körper machen wie das annähernd perspektivisch gestaltete Muster des Fußbodens deutlich, wie weit der Raum sich nach hinten erstreckt.

Die Pfeiler gliedern die Bildfläche und fassen die Figuren zu einzelnen Gruppen zusammen oder trennen sie. Während beispielsweise Maria und Joseph am linken Bildrand gemeinsam von einem Bogen umfaßt werden,

50/51 *Maestà, Vorderseite, Predella: Jesus bei den Schriftgelehrten im Tempel,* 1308–1311
Tempera auf Holz, 47,5 x 47,8 cm
Museo dell' Opera del Duomo, Siena

Der zwölfjährige Jesus sitzt erhöht auf einem Marmorpodest zwischen der Gruppe der Schriftgelehrten. Maria und Joseph, die ihn verzweifelt gesucht haben, erheben die Hände in fragender Haltung in seine Richtung. Ihr Sohn antwortet ihnen im Redegestus der ausgestreckten Hand. Die Wichtigkeit seiner Aussage wird im Bild dadurch hervorgehoben, daß sich seine Hand fast in der Bildmitte mit einem Pfeiler kreuzt.

wird Jesus durch die Pfeilerstellung von den anderen Figuren isoliert.

Farblich ist die Komposition, die in der oberen Hälfte viel Fläche für die Architektur frei läßt und das eigentliche Geschehen auf die untere Hälfte konzentriert, auf dem Kontrast zwischen Rot und Grün aufgebaut. Die Gewänder der Gelehrten variieren den Grundakkord der im Fußboden und der Bogendekoration vorgegeben ist. Blaue Flächen setzen Akzente.

Ein Blick auf die Bekrönungstafeln der Vorderseite, die mit der Ankündigung des Todes von Maria einsetzen, den Abschied von Johannes und den Aposteln schildern und schließlich mit ihrem Tod und ihrer Grablegung enden, zeigt, daß Duccios Werkstatt nicht in allen Bildern solch schlüssige, räumlich überzeugende Kompositionen für figurenreiche Szenen gefunden hat. Wir wollen uns den *Abschied von Johannes* (Abb. 52) unter diesem Gesichtspunkt etwas genauer ansehen.

In einem Innenraum, dessen Architektur man schon von der *Ankündigung des Todes* kennt, kniet Johannes vor der sitzenden Maria. Links hinter dem Eingangsbogen wartet die Gruppe der besorgten Apostel. Sie sind in mehreren Reihen dicht hintereinander gedrängt. Obwohl die Figurengruppe an sich eine nachvollziehbare, knapp halbkreisförmige Anordnung bildet, steht sie in keinem klar auszumachenden Verhältnis zu dem Bogen, der sich hinter ihr öffnet. Sie scheint seltsam im Raum zu schweben. Man kann nicht genau entscheiden, ob die Apostel nun aus dem Bogen heraustreten oder längst davor stehen. Ähnliches läßt sich in der Eingangsszene beobachten, in der der Engel Maria in demselben Innenraum ihren Tod ankündigt. Er steht zwar mit seinem rechten Fuß in der geöffneten Tür, aber der linke Fuß und der ausgestreckte Arm überschneiden die rahmenden Pfeiler. Sie befinden sich somit vor der Tür. Je nachdem, welchen Abschnitt man ins Auge faßt, scheint der Engel einmal vor, das andere Mal in der Tür zu knien.

Die Beobachtung, daß die Szenen in ihrer räumlichen Darstellung einmal mehr, einmal weniger schlüssig aufgebaut sind, läßt sich über den ganzen Zyklus hinweg machen. Weiter vorne wurde schon erwähnt, daß einige Wissenschaftler den Grund für diese Unterschiede darin sehen, daß Duccio und seine Mitarbeiter es von Mal zu Mal besser verstanden, Räume wirklich überzeugend wiederzugeben. Je fortgeschrittener eine Episode in der Beschreibung räumlicher Verhältnisse sei, desto später sei sie gemalt worden, da das Wissen über eine korrekte räumliche Darstellung stetig zugenommen habe.

Aufgrund unserer heutiger Seherfahrung gehen wir davon aus, daß das Ziel eines jeden bildlichen Erzählens die korrekte räumliche Wiedergabe der Wirklichkeit sei. Es gibt jedoch durchaus andere Deutungsmöglichkeiten. So ist es denkbar, daß Duccio, um bestimmte Personen oder Handlungen im Bild hervorzuheben und zu betonen, einfach die »richtige« Beschreibung eines Raumes vernachlässigt. Vielleicht wollte er ja beispielsweise in der Szene des Abschieds von Johannes jeden einzelnen Apostel in seiner individuellen Erscheinung zeigen und hat es deshalb vermieden, daß auch nur einer von ihnen von einem Pfeiler überschnitten wird.

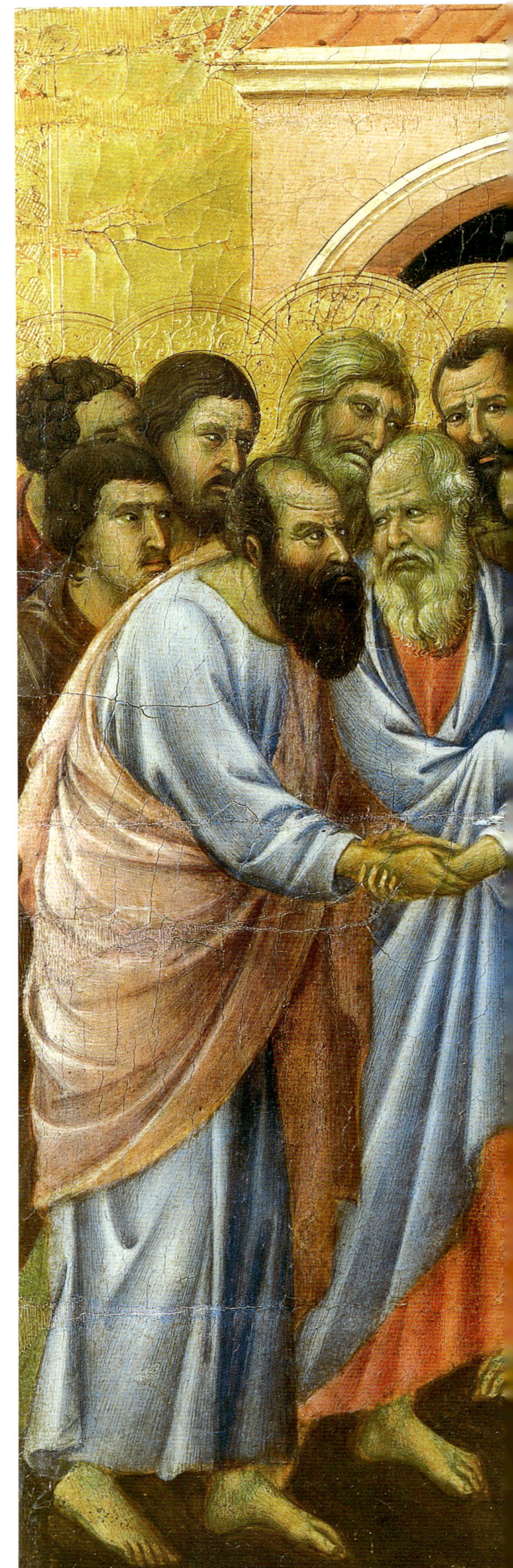

52 *Maestà, Vorderseite, Bekrönungstafeln: Der Abschied von Johannes,* 1308–1311
Tempera auf Holz, 41,2 x 54 cm
Museo dell' Opera del Duomo, Siena

Johannes war der Lieblingsjünger Jesu, dem er kurz vor dem Tod seine Mutter anvertraute. Die von Zuneigung sprechende Geste der ineinander geschobenen Hände und Arme von Maria und Johannes wiederholt sich draußen vor der Tür beim Zusammentreffen von Petrus und Paulus.

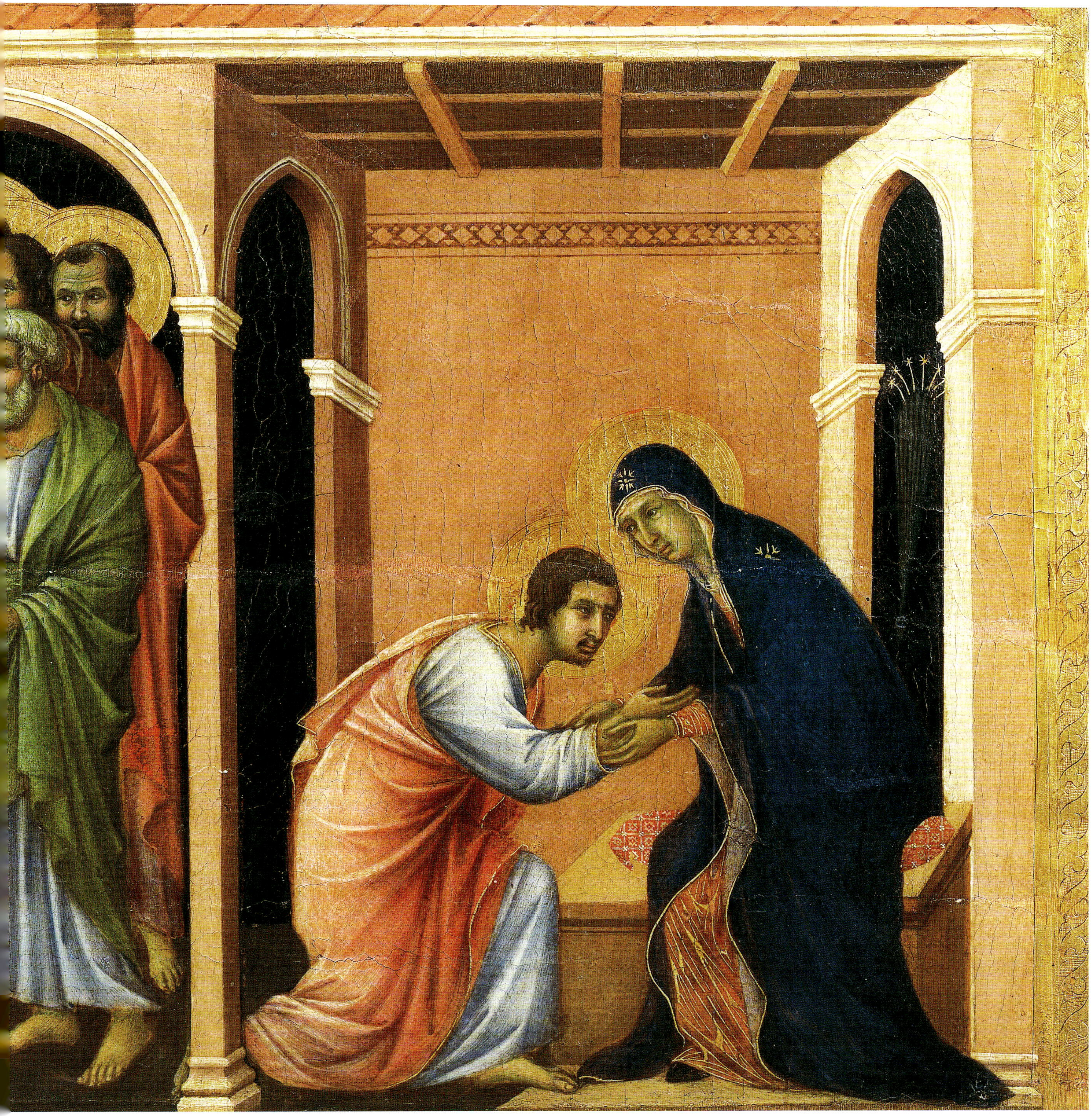

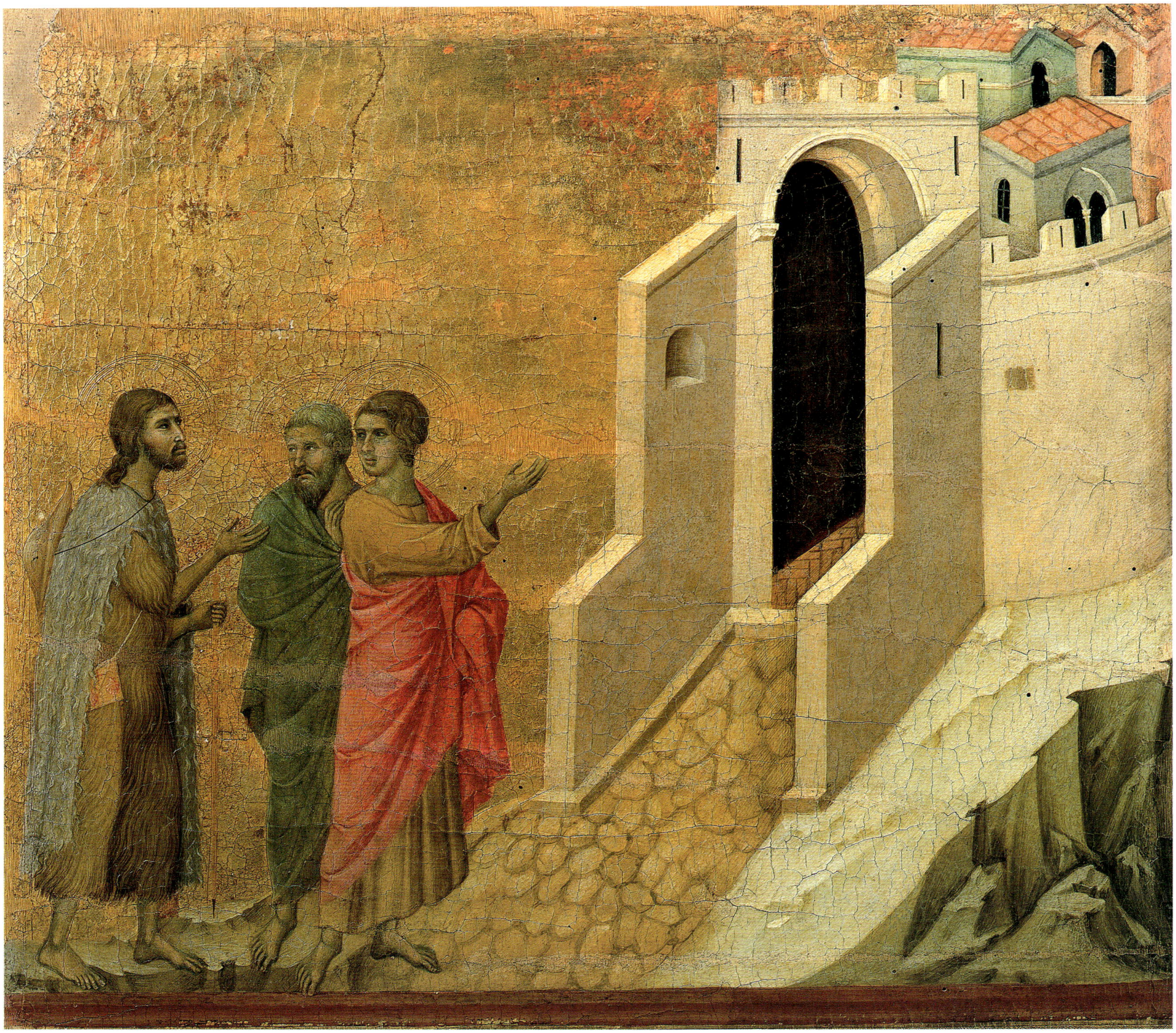

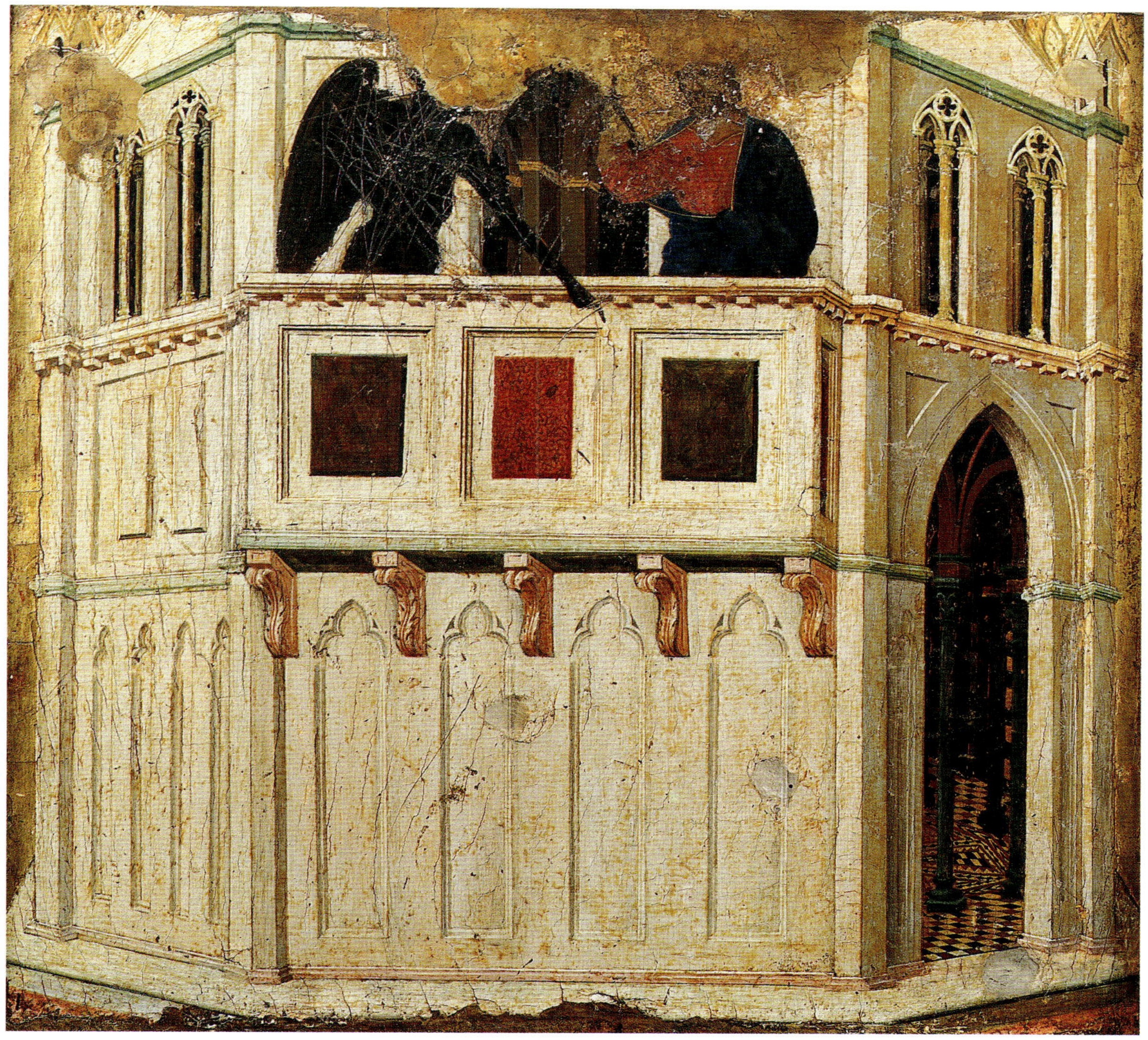

53 *Maestà, Rückseite, Mittelfeld: Der Weg nach Emmaus,* 1308–1311
Tempera auf Holz, 101,4 x 57,2 cm (zusammen mit: *Noli me tangere*)
Museo dell' Opera del Duomo, Siena

Christus erscheint zwei Jüngern auf dem Weg nach Emmaus in der Gestalt eines Pilgers. Zur Verdeutlichung dieser Szene führt Duccio uns das »Porträt« eines mittelalterlichen Jakobspilgers vor Augen. Christus trägt ein Fellgewand, auf seinem Rücken hängt ein breitkrempiger Hut, die an der Seite baumelnde kleine Tasche trägt als Schmuck eine Jakobsmuschel.

54 *Maestà, Rückseite, Predella: Die Versuchung auf der Tempelzinne,* 1308–1311
Tempera auf Holz, 47,8 x 50,3 cm
Museo dell' Opera del Duomo, Siena

Die Szene beschreibt den Moment, in dem der Teufel Jesus zur Prüfung auf die Zinne eines Tempels geführt hat. Duccio verlegt das Geschehen auf einen Balkon an einem im gotischen Stil errichteten Bauwerk. Der Teufel streckt gebieterisch seinen Arm aus und fordert Jesus heraus: »Bist du der Sohn Gottes, so wirf dich von hier hinunter.«

## DIE SZENISCHEN BILDERFOLGEN: DIE RÜCKSEITE

Die ursprünglich 43 Episoden der Rückseite (Abb. 26) waren für Betrachter im Presbyterium bestimmt, die näher an die Tafel herantreten konnten als die im Kirchenraum versammelten Gläubigen. Der mittlere Bereich mit 26 Szenen aus der Leidensgeschichte Christi stellt den umfassendsten Passionszyklus dar, der erhalten ist. Er enthält Geschichten aus allen vier Evangelien.

Die heute im Museum der Domopera (Abb. 24) präsentierte Abfolge der Bilder ist nicht gesichert. Eine Rekonstruktion wird dadurch erschwert, daß Duccio eine Vielzahl neutestamentlicher Quellen herangezogen hat. Mit Sicherheit beginnt der Zyklus links unten mit dem *Einzug in Jerusalem* (Abb. 61) und endet rechts oben mit dem *Weg nach Emmaus* (Abb. 53).

Greifen wir uns nun wieder einige Szenen zur näheren Betrachtung heraus. Gleich die erste erhaltene Szene (Abb. 54) der Predella, die die Versuchungen und Wundertaten Jesu erzählt, zeigt eine erstaunlich wirklichkeitsnahe Architekturdarstellung. Anlaß für die genaue Beschreibung eines vieleckigen weißen Marmorbaus bildet die Geschichte von der Versuchung Jesu auf der Tempelzinne. Aus der Zinne ist bei Duccio ein schmaler Balkon geworden, von dem aus der Teufel Jesus befiehlt, sich in die Tiefe zu stürzen.

Das Bild zeigt keinen antiken Tempel, wie man es für die Zeit der biblischen Geschichte erwarten sollte, sondern ein im zeitgenössischen gotischen Stil errichtetes kirchenähnliches Gebäude. Man sieht den mehrseitigen Bau in einem knapp gewählten Ausschnitt, der einem den Eindruck vermittelt, man würde das Gebäude aus einer ziemlich kurzen Distanz betrachten. Der Blick fällt frontal auf die Vorderseite, dahinter weichen zwei Gebäudeseiten schräg nach hinten zurück, die restlichen sind bei diesem Standpunkt logischerweise nicht sichtbar. Das Licht trifft von vorne links auf das Gebäude, daher bleibt die rechte verkürzt wiedergegebene Seite dunkel verschattet. Die aufwendige Außendekoration wird mit minutiöser Genauigkeit dargestellt. Von der eingesenkten Dreipaßverkleidung im unteren Bereich über den kleinen Balkon, den mit plastischen Blattornamenten verzierte Stützen tragen, bis zu den spitzbogigen Fenstern, die durch eine schmale Säule zweigeteilt sind, wird jedes Detail in seiner tatsächlichen Erscheinung gezeigt. Man sieht die Schatten in den eingetieften Partien, sieht, wie hervortretende Teile heller im Licht leuchten. So entsteht vor den Augen der

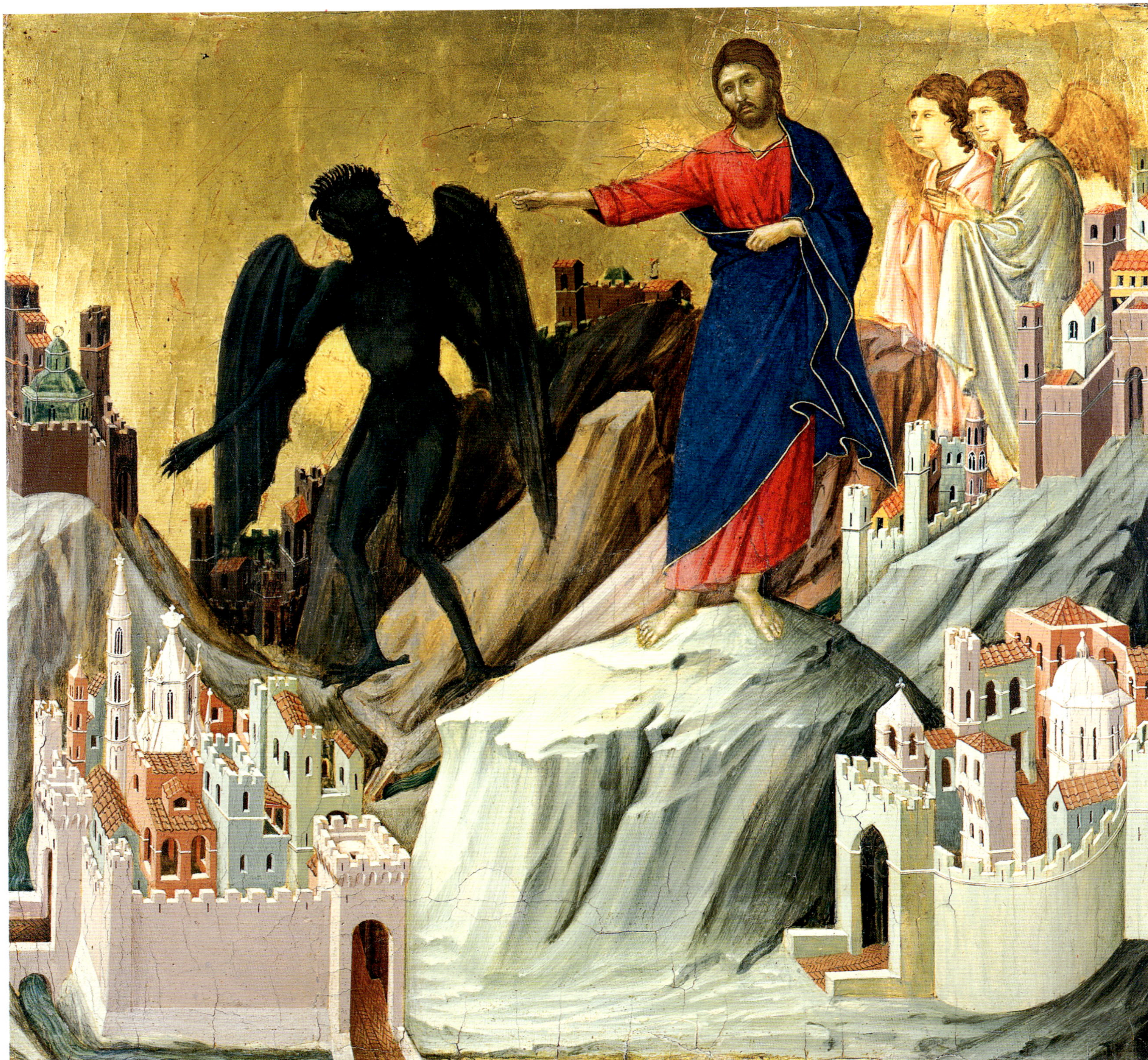

55 *Maestà, Rückseite, Predella: Die Versuchung auf dem Berg,* 1308–1311
Tempera auf Holz, 43,2 x 46 cm
Frick Collection, New York

Der Teufel führt Jesus auf einen Berg und bietet ihm alle Reiche der Erde an, wenn der Gottessohn ihn anbetet. Die Weltreiche sind als von hohen Mauern geschützte Städte dargestellt, auf die man von einem erhöhten Standpunkt aus blickt. Die einzelnen Gebäude darin lehnen sich in ihrer Gestaltung an damals zeitgenössische Architekturen an. Man erkennt Loggien, zinnenbekrönte Türme, Glockentürme und Häuser mit roten Ziegeldächern und gotischen Bogenfenstern.

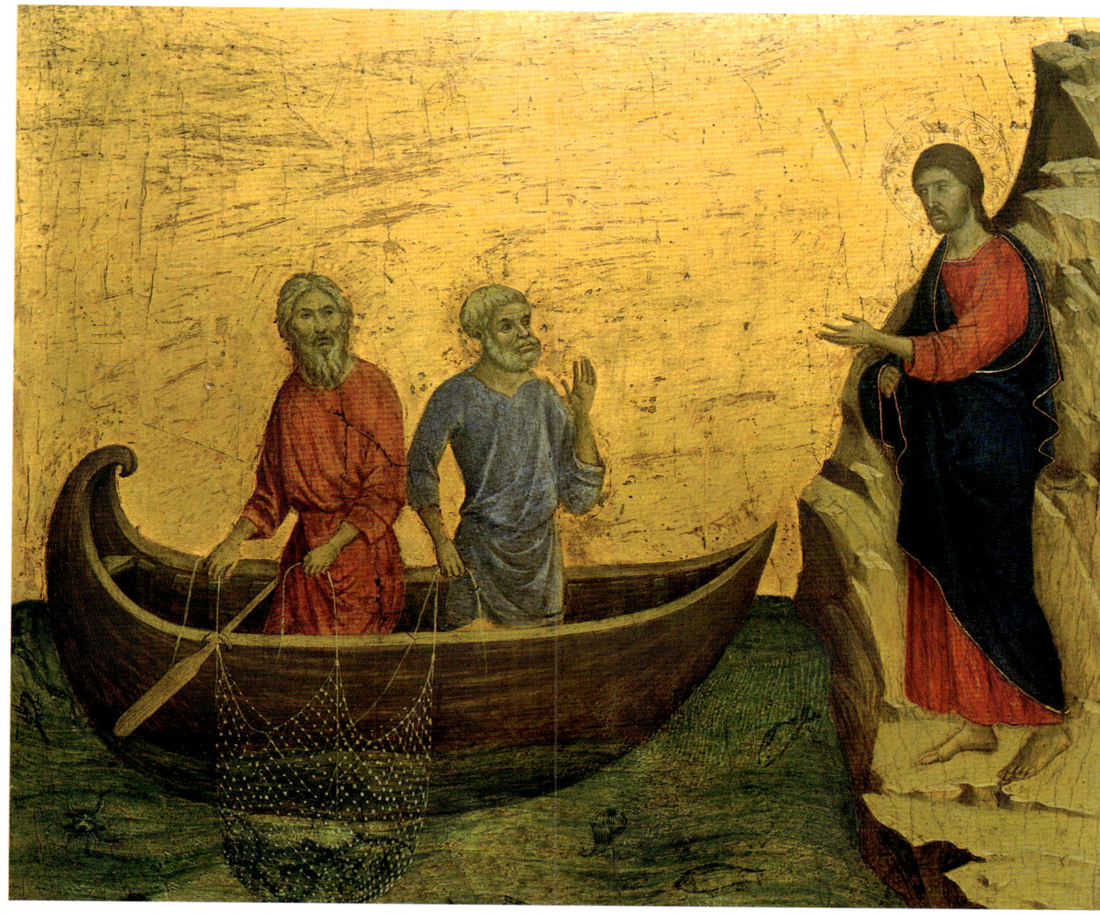

56 *Maestà, Rückseite, Predella: Die Berufung von Petrus und Andreas,* 1308–1311
Tempera auf Holz, 43,5 x 46 cm
National Gallery of Art, Washington

Die Brüder Petrus und Andreas halten beim Herausholen des Netzes inne und lauschen den Worten von Jesus: »Folgt mir nach ich will euch zu Menschenfischern machen.« Duccios Bemühen um eine realitätsnahe Beschreibung läßt sich ebenso an der Darstellung des Bootes ablesen, in dessen Innern man die Planken zur Querverstrebung erkennt, wie an der Schilderung der Fische, von denen einige in perspektivischer Verkürzung gezeigt werden.

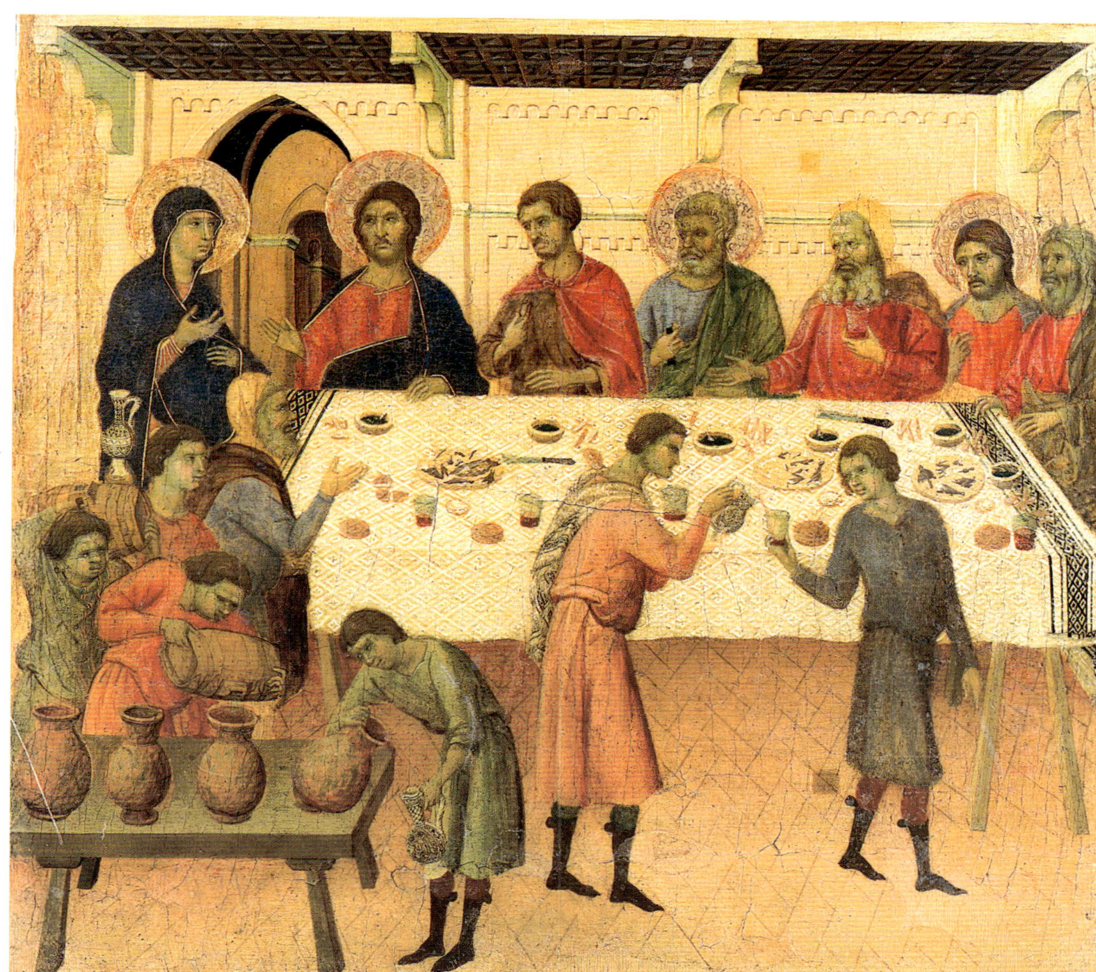

57 *Maestà, Rückseite, Predella: Die Hochzeit von Kana,* 1308–1311
Tempera auf Holz, 47,6 x 50,1 cm
Museo dell' Opera del Duomo, Siena

Duccio nimmt die erste Wundergeschichte Christi, in der er auf einer Hochzeit Wasser in Wein verwandelt, zum Anlaß, um alltägliche Gebrauchsgegenstände detailliert zu beschreiben. Von dem Holzfaß, aus dem Wasser geschüttet wird, über die großen tönernen Krüge und das geschmückte Keramikgefäß bis zu den Gläsern, in denen der Wein funkelt, wird jedes Objekt in seiner Stofflichkeit genau wiedergegeben.

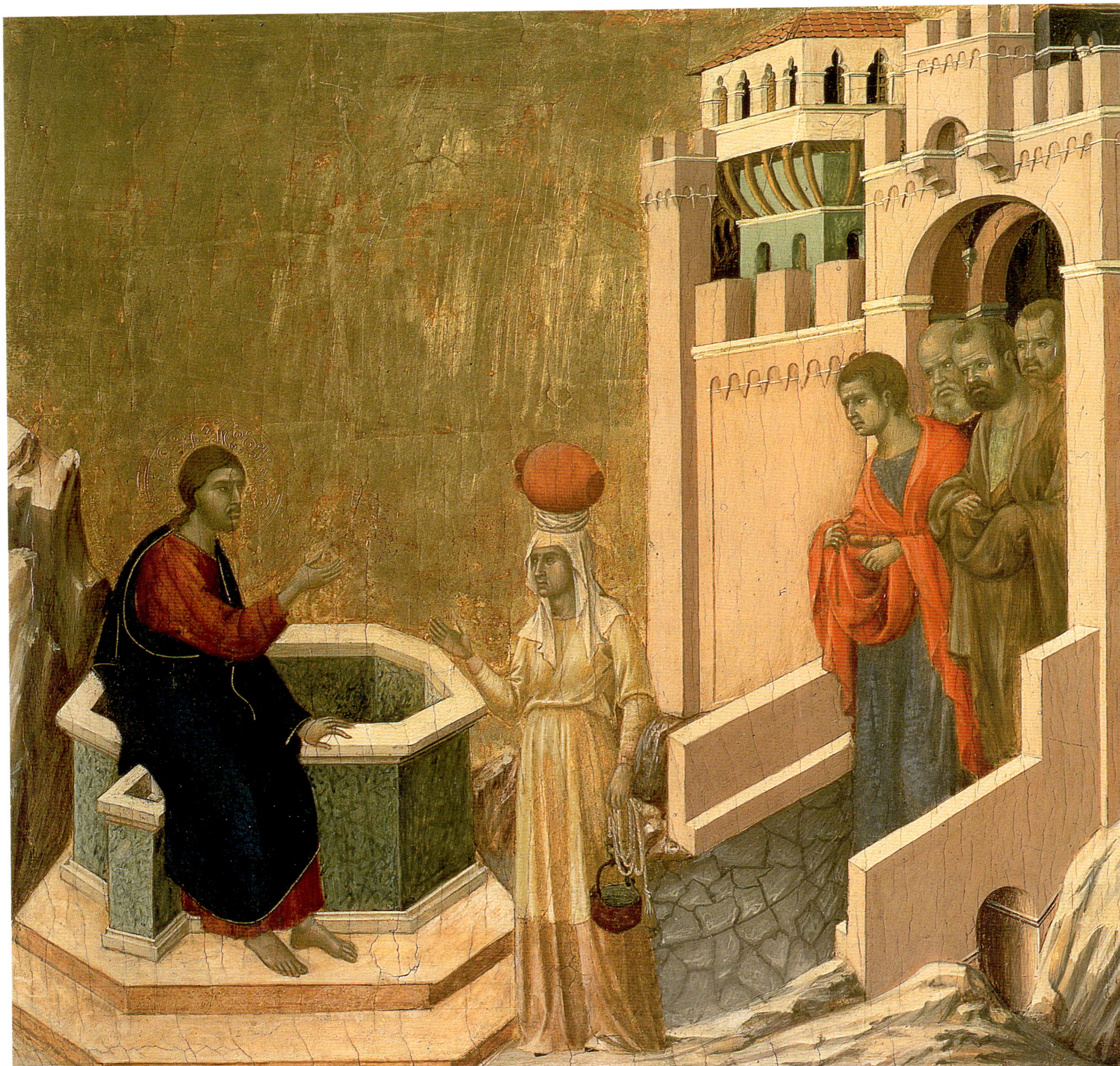

58 *Maestà, Rückseite, Predella: Jesus und die Samariterin,* 1308–1311
Tempera auf Holz, 43,5 x 46 cm
Sammlung Thyssen-Bornemisza, Madrid

Jesus sitzt auf einem prächtigen Brunnen aus grünem Marmor, dessen räumlicher Aufbau in einer versuchten perspektivischen Darstellung annähernd glaubwürdig wiedergegeben ist. Die schlanke, statuenähnliche Gestalt der Samariterin wirkt durch den bewegten Fall des Gewandes, durch ihre Gestik und die erzählerischen Details sehr lebendig.

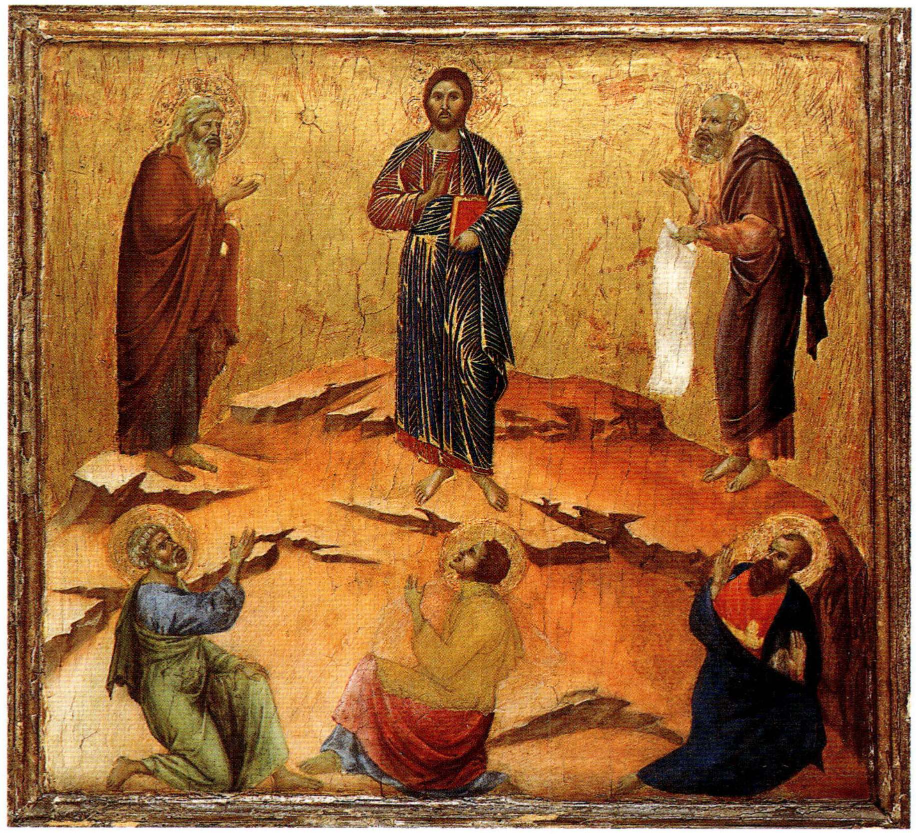

59 *Maestà, Rückseite, Predella: Die Verklärung Christi,* 1308–1311
Tempera auf Holz, 48 x 50,1 cm
The National Gallery, London

Die Jünger Petrus, Johannes und Jakobus knien am Boden und nehmen mit aufgeregten Gesten des Erschreckens und der Abwehr die Verklärung ihres Herrn wahr. Moses und Elias stehen rechts und links von Jesus und reden von dessen Ende, das sich in Jerusalem erfüllen soll. Der Maler setzt die Muster der Goldlinien auf dem Gewand Jesus geschickt ein, um die Wirkung der Verklärung, ein helles Leuchten, zu veranschaulichen.

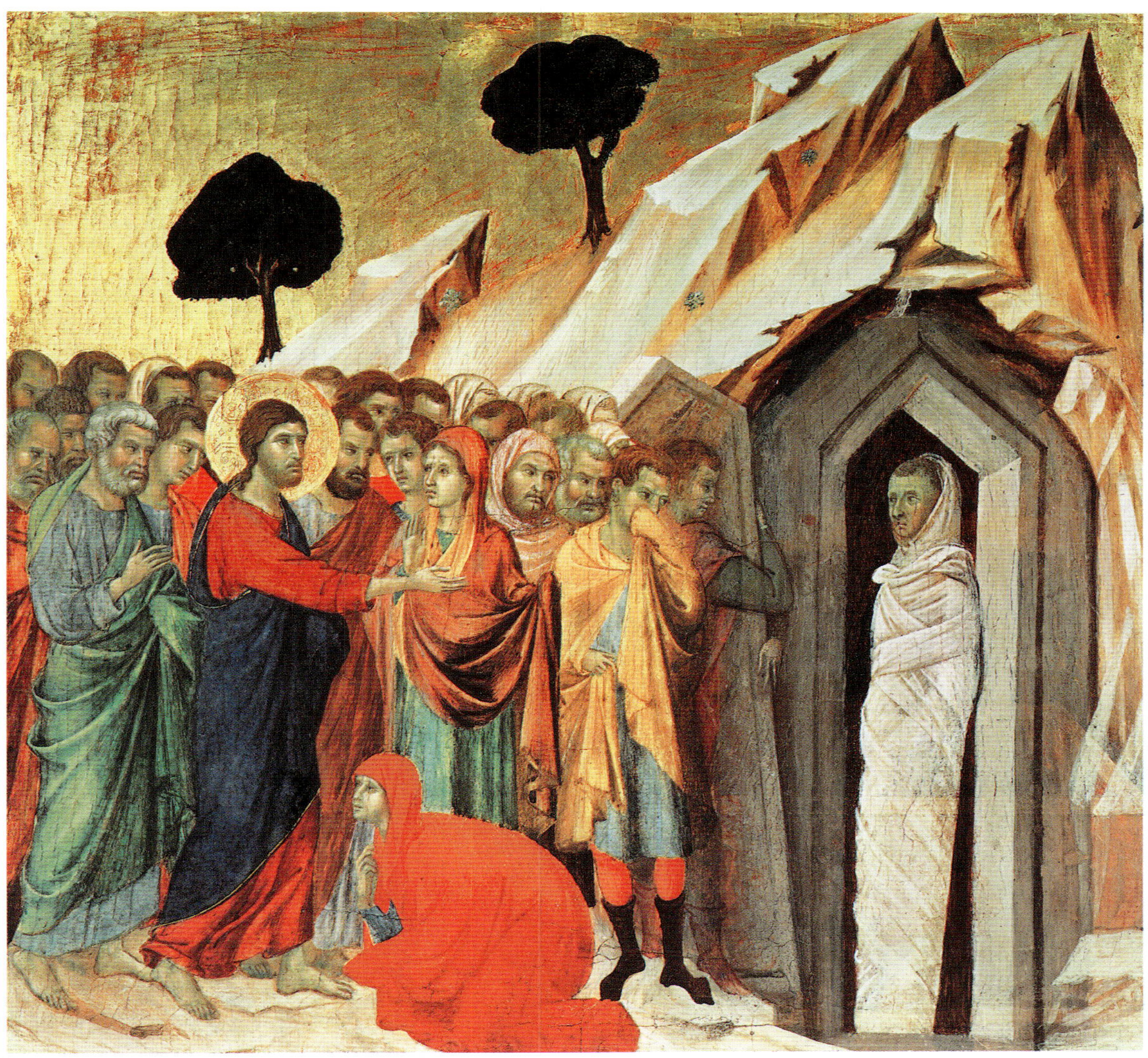

60 *Maestà, Rückseite, Predella: Die Auferstehung des Lazarus,* 1308–1311
Tempera auf Holz, 48 x 50,1 cm
Kimbell Art Museum, Fort Worth

Jesus befiehlt in Anwesenheit von Maria und Martha und vieler Zuschauer dem Verstorbenen Lazarus, lebend aus seinem Grab zu kommen. Die Textstelle, in der Martha Jesus mit den Worten »Herr, er stinkt schon, denn er liegt seit vier Tagen« warnt, ist eindrücklich dargestellt. Die Figur im gelben Mantel, die direkt neben dem geöffneten Grab steht, hält sich angeekelt vom Gestank die Nase zu.

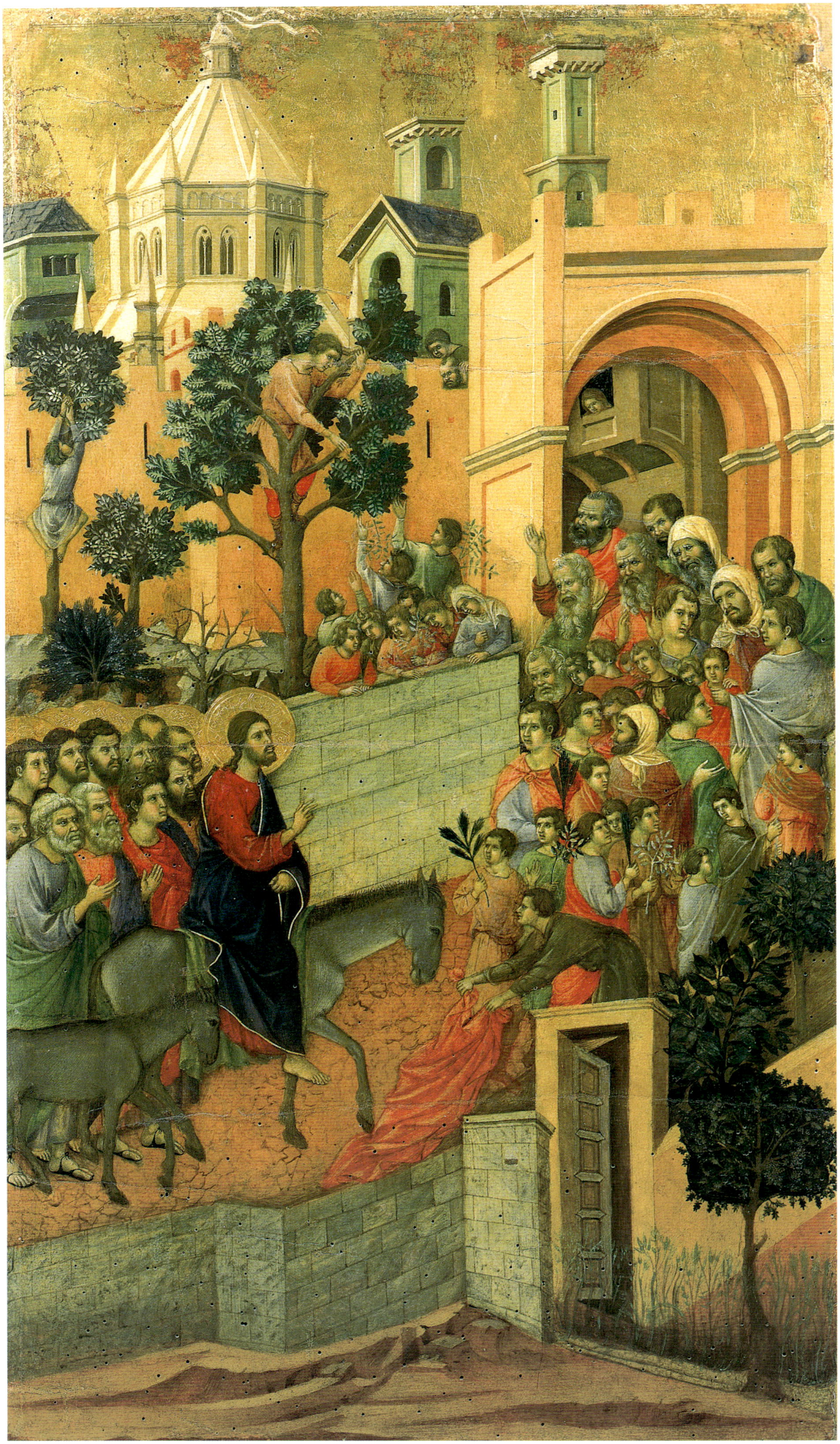

61 *Maestà, Rückseite, Mittelfeld: Einzug in Jerusalem,* 1308–1311
Tempera auf Holz, 100,6 x 56 cm
Museo dell' Opera del Duomo, Siena

Die Szene schildert, wie Jesus auf einem Esel vor dem Eingangstor Jerusalems eintrifft. Eine begeisterte Menschenmenge bereitet ihm mit Zweigen und Kleidern, die vor ihm ausbreitet werden, einen gebührenden Empfang. Duccio nimmt das Geschehen zum Anlaß, um den Gläubigen eine genaue Beschreibung von der Stadt und der sie umgebenden Natur vor Augen zu stellen. Man erkennt die Pflasterung der Straße, das Stadttor mit Zinnenkrone, die Schießscharten in der Mauer, Menschen, die aus dem Fenster schauen, und verschiedene Baum- und Grassorten.

62 *Maestà, Rückseite, Mittelfeld: Einzug in Jerusalem* (Detail Abb. 61)

Die Darstellung der Bäume und Gräser im Vordergrund läßt erkennen, wieviel Sorgfalt der Maler auf eine möglichst naturgetreue Wiedergabe der unterschiedlichen Pflanzenarten legte. Der vordere Baum ist dicht mit kleinen, gezackten Blättern bewachsen, der hintere trägt längliche, lanzettförmige. Vom Boden schießen lange Gräser in die Höhe, die in ihrem Aufbau mit Halm, Blättern und Ähre und ihrer zarten, fast durchsichtigen Beschaffenheit sehr genau erfaßt sind.

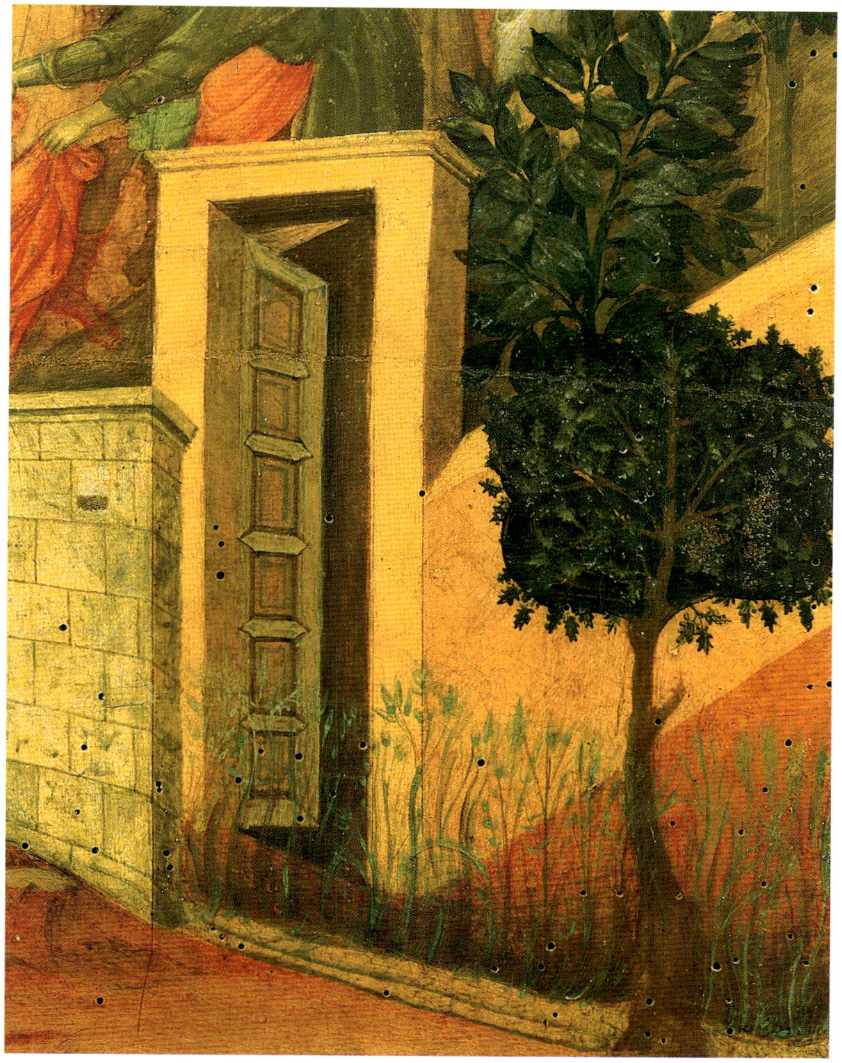

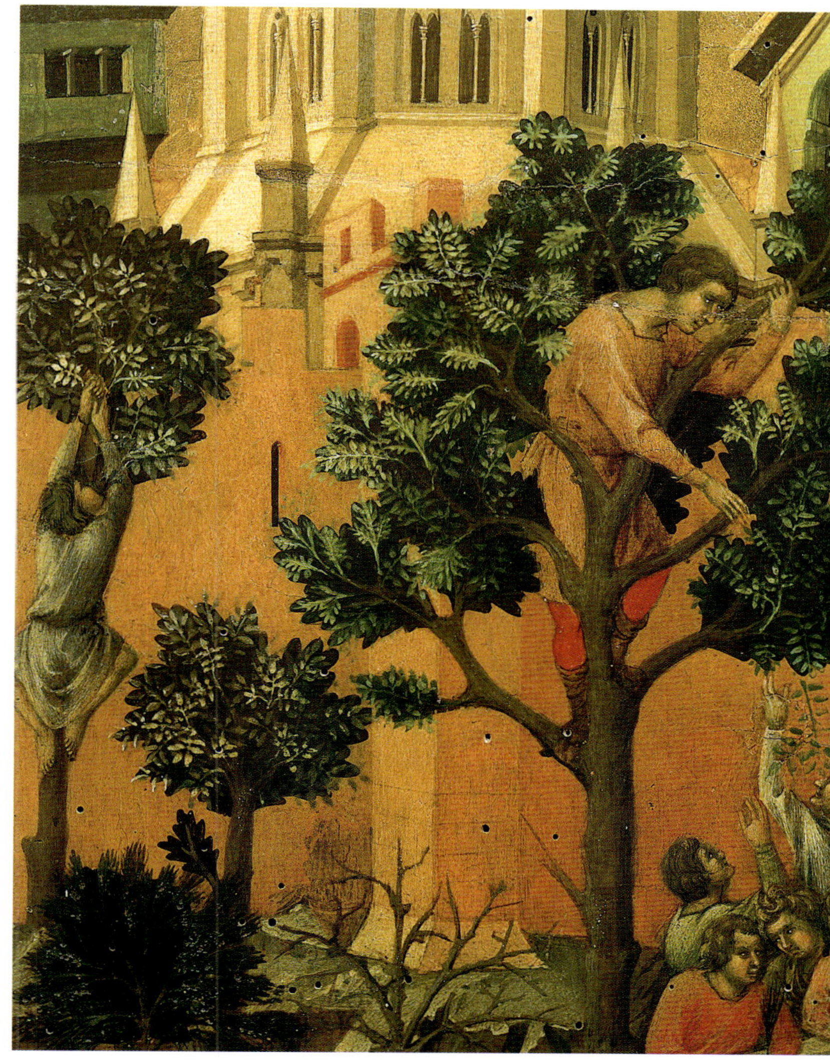

63 *Maestà, Rückseite, Mittelfeld: Einzug in Jerusalem* (Detail Abb. 61)

Die Darstellung des kompakten, mehrseitigen Marmorgebäudes, das die Stadtsilhouette dominiert, hat wahrscheinlich historische oder damals zeitgenössische Zentralbauten zum Vorbild. Es könnte sich auf die Kirche des Heiligen Grabs in Jerusalem beziehen oder auf Taufkirchen wie das Baptisterium von Florenz.

Betrachtenden ein dreidimensional wirkender Bau.

Eine besondere Herausforderung für Duccio bildete mit Sicherheit der Blick ins Innere des Tempels. Er offenbart eine fast linear-perspektivisch verkürzte Darstellung des gefließten Fußbodens und des gewölbten Säulengangs, die einer wirklichkeitsgetreuen Abbildung der kreisförmigen Abfolge dieser Bauteile im Innern eines vieleckigen Gebäudes sehr nahekommt.

Der vieleckige Marmortempel begegnet uns in einer Szene aus dem Passionszyklus noch einmal. Mit der zwei Zonen umfassenden Darstellung vom *Einzug in Jerusalem* (Abb. 61) setzt Duccio gleich zu Beginn des Zyklus einen deutlichen Akzent. Er schildert uns ein figurenreiches, farbenfrohes und lebendiges Geschehen vor den Toren Jerusalems.

Der Ort und die handelnden Personen werden in vier räumlichen Schichten aufgebaut. Der felsige Vordergrund endet an einer grauen Mauer (Abb. 62). Dahinter beginnt der Bereich der Straße, auf der Christus und die Volksmenge aus Jerusalem aufeinander treffen. Die Straße wird wiederum von einer Mauer eingefaßt, hinter der nochmals ein Stück Landschaft mit Felsen und Bäumen sichtbar wird. Hinter der hohen, hellroten Stadtmauer türmen sich die Gebäude auf. Das Panorama präsentiert typische Bauten einer mittelalterlichen Stadt in Italien: einen vieleckigen marmornen Kirchenbau, vielleicht ein Baptisterium, und den schlanken, hohen Turm eines Palazzo Communale. Die Bauten werden so wiedergegeben, wie sie tatsächlich im Raum und Licht erscheinen. Die im Hintergrund liegenden Gebäudeseiten bleiben verschattet, die vorderen leuchten hell im Licht auf.

Die Figuren, die die Stadt und die Landschaft bevölkern, sind in ein plausibles Verhältnis zu ihrer räumlichen Umgebung gesetzt. Entsprechend unseren Seherfahrungen beispielsweise nimmt ihre Größe mit zunehmender Entfernung vom Vordergrund ab. Man kann nachvollziehen, wie in weiter Ferne sich Menschen über die hohe Stadtmauer lehnen oder aus dem Fenster schauen. Dann erblickt man weiter vorne die Jungen, die zur besseren Sicht auf Bäume geklettert sind (Abb. 63), und eine Gruppe, die über die Mauer blickt. Neben dieser Gruppe öffnet sich ein Bogen, aus dem sich die Menge in halbkreisförmiger Bewegung Jesus und den Aposteln nähert.

Man gewinnt den Eindruck, daß von der geöffneten Tür im Vordergrund, die den Blick in den Raum des Bildes einleitet, bis zu den hintersten Gebäuden der Stadt eine beträchtliche Entfernung zu überwinden wäre. Dies ist deshalb so beachtenswert, da Darstellun-

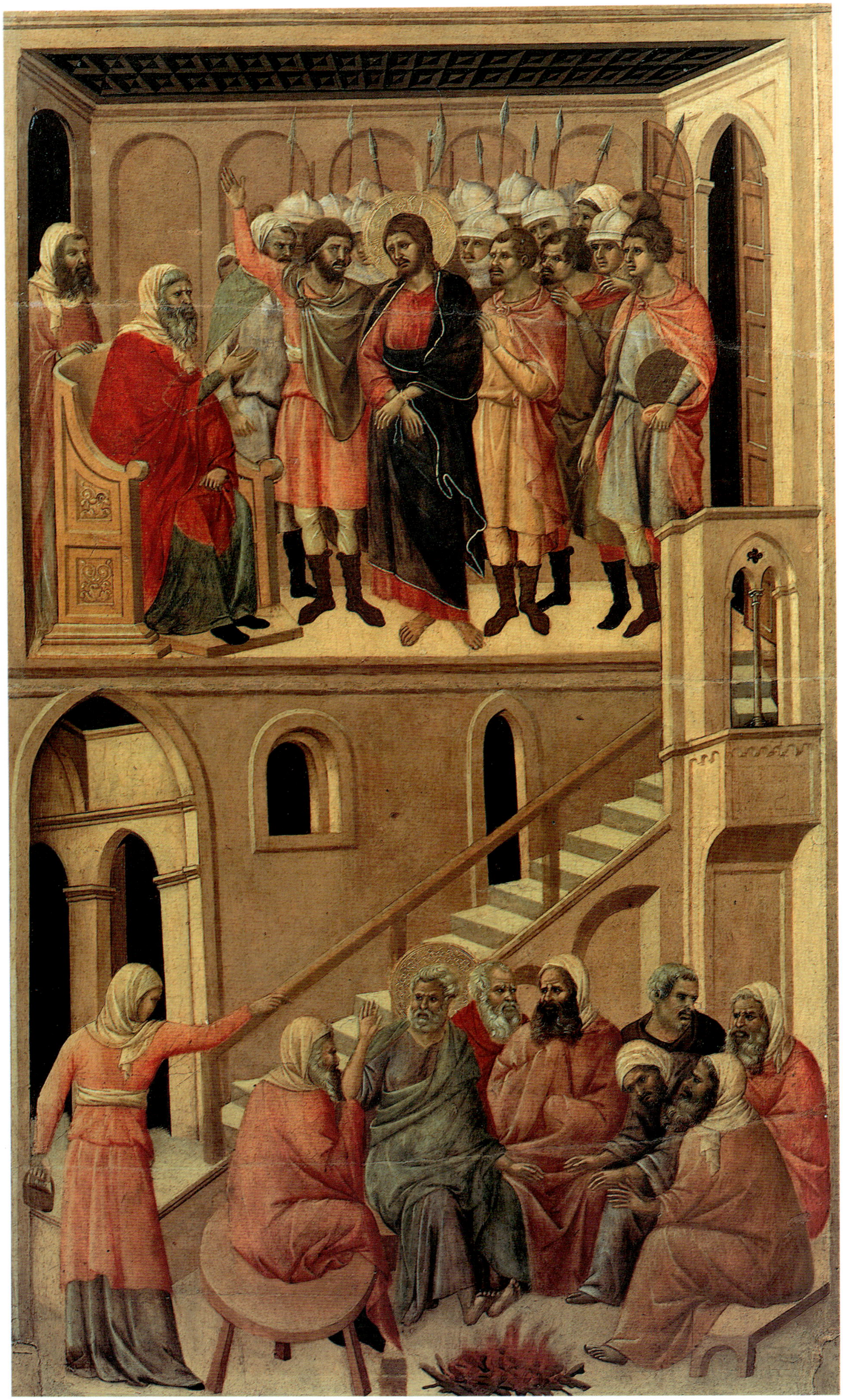

64 *Maestà, Rückseite, Mittelfeld: Jesus vor Hannas und die erste Verleugnung des Petrus,* 1308–1311
Tempera auf Holz, 98,8 x 53,7 cm
Museo dell' Opera del Duomo, Siena

Das Bild schildert zwei Szenen in einem einheitlichen architektonischen Rahmen. Man blickt in einen Innenraum, der über einem Hof liegt. Drinnen wird Jesus mit gebundenen Händen dem Hohepriester Hannas vorgeführt. Draußen im Hof wärmt sich Petrus die Füße am Feuer. Er wehrt mit erhobener Hand die Anfrage der Magd ab, ob er nicht auch ein Jünger dieses Jesus sei.

65 *Maestà, Rückseite, Mittelfeld: Die erste Verleugnung des Petrus* (Detail Abb. 64)

Die Figur der Magd ist eine der wenigen Figuren der Maestà, die in der Rückansicht gezeigt werden. Offensichtlich bereitete dem Maler die Darstellung eines organischen Zusammenwirkens von Unter-, Oberkörper und Kopf einige Schwierigkeiten, denn im Bereich des Gewandes wurden zahlreiche Korrekturen entdeckt.

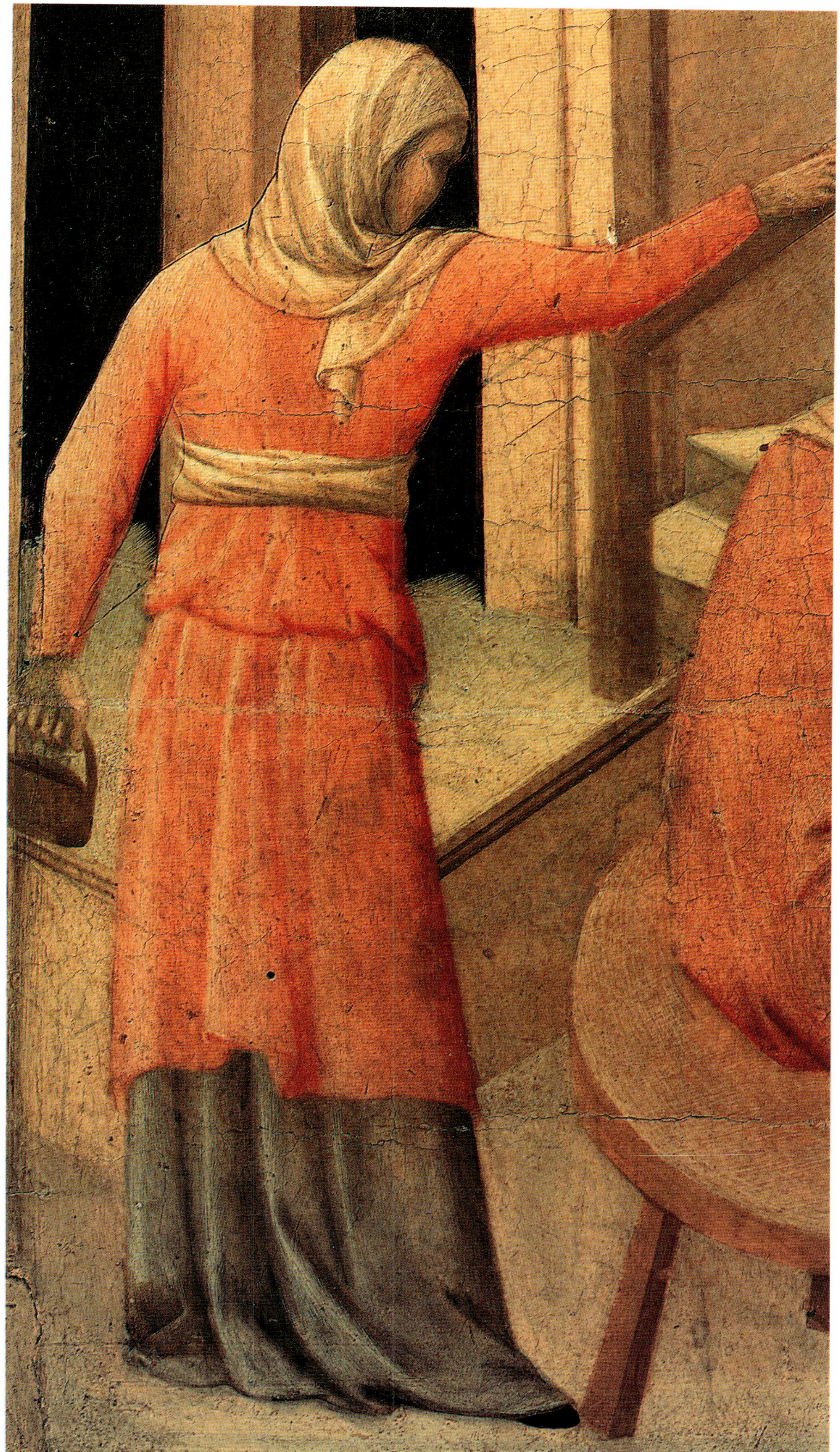

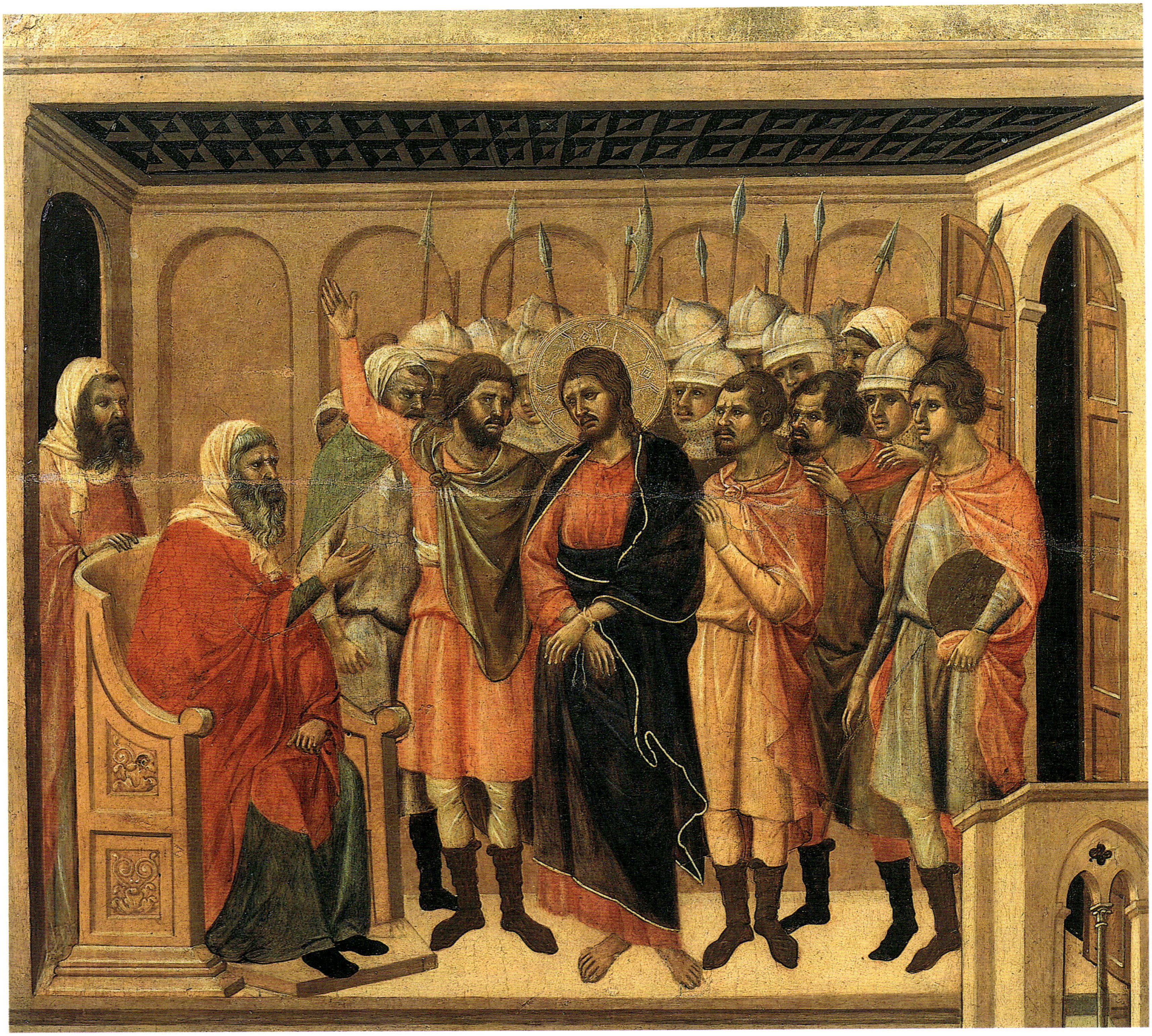

66 *Maestà, Rückseite, Mittelfeld: Jesus vor Hannas* (Detail Abb. 64)

Die Architekturformen des Innenraumes werden dazu genutzt, die Menge der Figuren zu gliedern und bestimmte Schwerpunkte zu setzen. Die schwarze Bogenöffnung umfängt den bärtigen Mann, der hinter Hannas steht. Die Figur des Hohepriesters wird von einem der Bogen der Blendarkaden eingerahmt, während die restlichen Blendbögen die Gruppe um Jesus zusammenfassen. Jesus selbst ist in der Mittelachse durch die Farbigkeit seiner Gewänder noch besonders hervorgehoben.

gen von Szenen, die sich im Stadt- oder Landschaftsraum abspielen, nicht immer so aussahen. Die hochmittelalterliche Malerei vor Duccios Zeit strebte keine naturgetreue Abbildung der biblischen Geschichten an. Es war wichtiger, einfache Sinnbilder der wichtigsten Figuren und Schauplätze anzugeben. Man interessierte sich nicht dafür, den Ort der Ereignisse in seinen tatsächlichen räumlichen Dimensionen zu beschreiben. Auch die Figuren erhielten ihre Größe je nach Bedeutung und der Art und Weise, wie sie sich in die vorgegebene Fläche des Bildes einfügten. Landschaft oder Stadt wurden durch festgelegte Zeichen wie Felsen oder Stadtsilhouette angegeben. Duccio nutzt im Rahmen seiner anschaulichen Beschreibung des Geschehens die Art und Weise, wie er die Bildfläche mit Figuren oder Gegenständen füllt, um das Geschehen zu verlebendigen und gewisse inhaltliche Akzente zu setzen. Am linken Bildrand wird die Gruppe der Apostel angeschnitten. Dies legt nahe, daß die Bewegung noch nicht zu ihrem Ende gekommen ist und noch weitere Menschen folgen werden.

Die dichtgedrängten Apostel blicken alle zu Christus, der durch den Heiligenschein, der im Ganzen sichtbar ist, größer und von den anderen isoliert zu sein scheint.

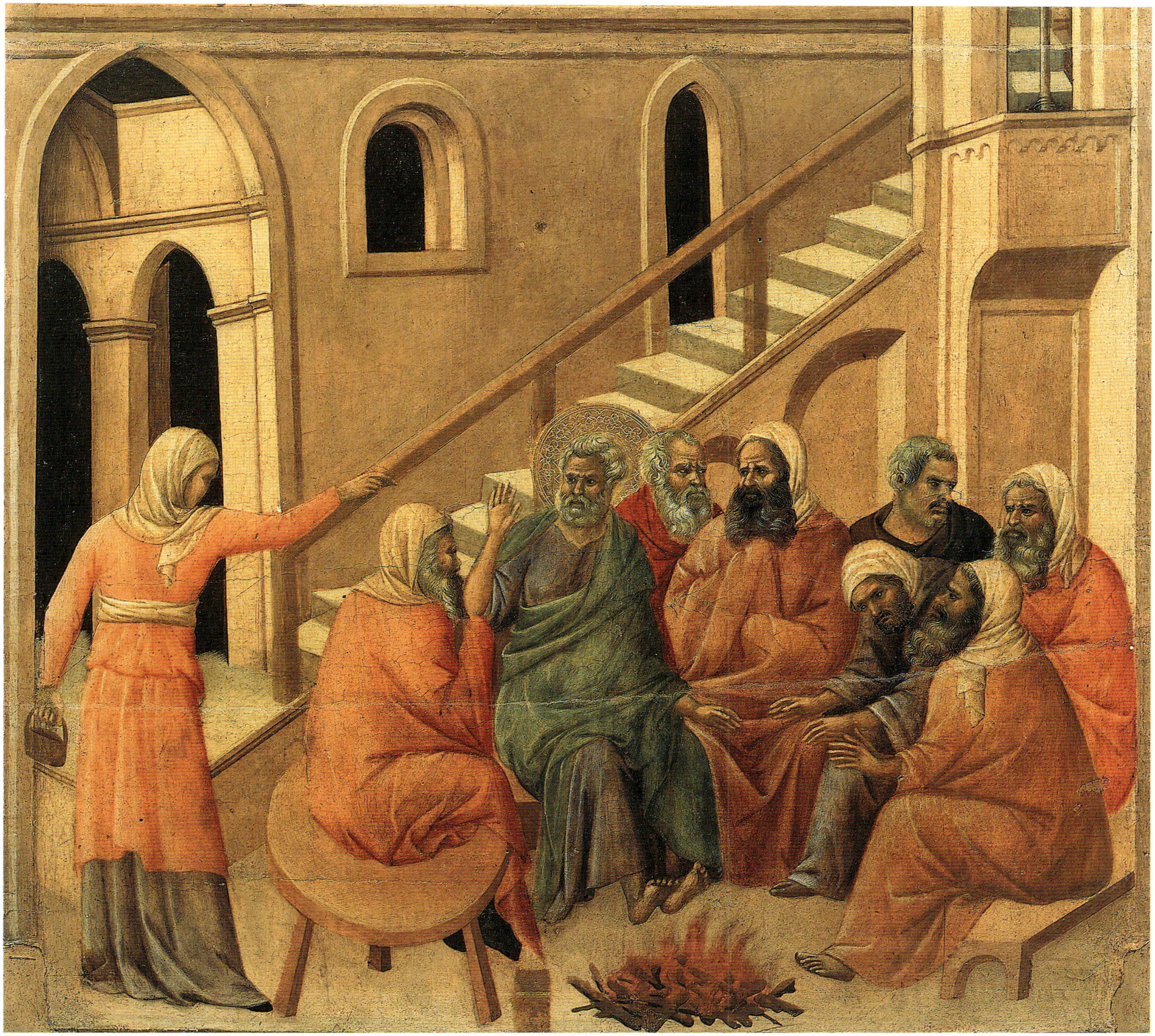

67 *Maestà, Rückseite, Mittelfeld: Die erste Verleugnung des Petrus* (Detail Abb. 64)

Die Darstellung von Petrus Füßen belegt die aus dem Wunsch nach lebensnaher Beschreibung erwachsene Experimentierfreudigkeit Duccios. Statt die Füße, wie gewöhnlich von oben oder von der Seite zu zeigen, blickt man auf die nach oben gereckten Fußsohlen. Hervorstehende Teile wie der Ballen oder die Ferse leuchten im Schein des Feuers hell auf.

Rechts von ihm erstreckt sich die freie Fläche der grauen Mauer. Vor diesem Hintergrund tritt Jesu Hand, die zum Gruß erhoben ist, deutlich hervor. Genau über der Hand erhebt sich einer der Bäume, der mit dem Tempel hinter der Stadtmauer eine durchgehende Senkrechte bildet, die den Blick wiederum auf die Figur Christi lenkt.

Wie wichtig Duccio eine möglichst realitätsnahe Wiedergabe von Materialien und Stoffen ist, konnten wir schon an verschiedenen Stellen anhand der Gewänder beobachten. Hier nun zeigt sich sein Interesse für Details und stoffliche Eigenheiten auch bei den Bäumen und Pflanzen. Bei den Eichen, auf die die Jungen geklettert sind, wird jedes Blatt und jeder Zweig sorgfältig angegeben. Die Unterseiten der Blätter scheinen hell in der Sonne auf. Eine ganz andere Baumart, die mit großen, steifen Blättern belaubt ist, erblicken wir am rechten Bildrand. Auch die darunter wachsenden Gräser sind treffend in ihrer Zartheit beschrieben.

Die beiden nächsten Episoden, die wir betrachten, führen zu den dramatischen Ereignissen nach der Festnahme Christus. Sie befinden sich im unteren Bereich des zweizonigen Passionszyklus. Eine davon schildert, wie Christus vom Hohepriester Hannas verhört wird

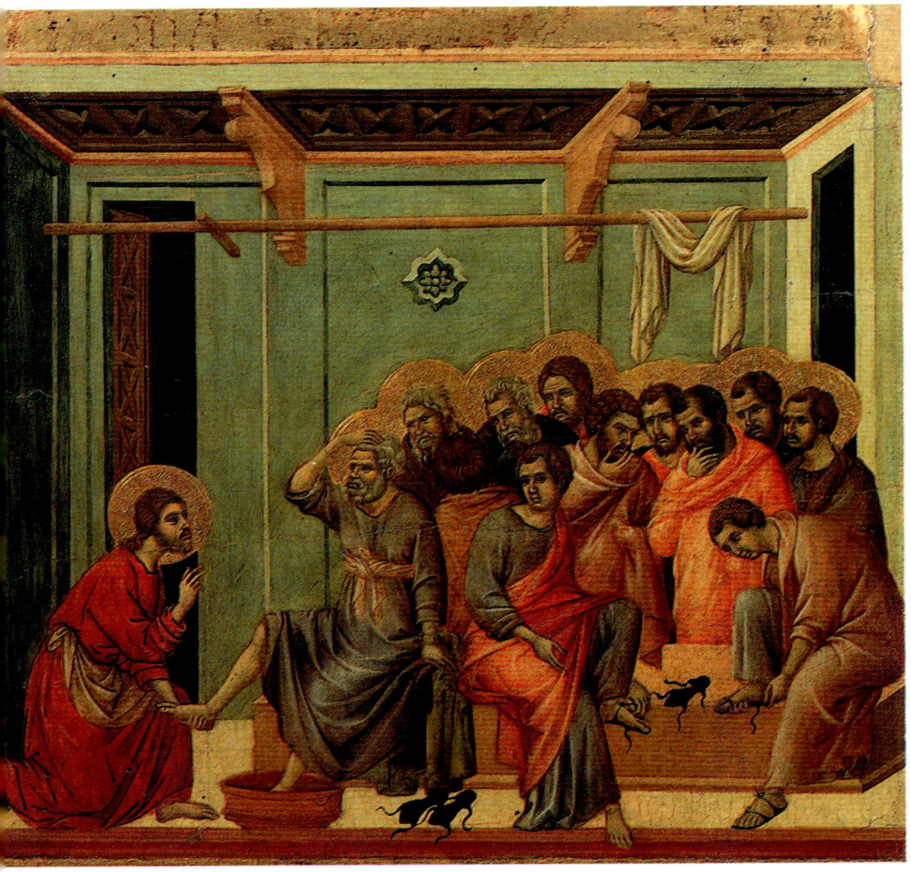

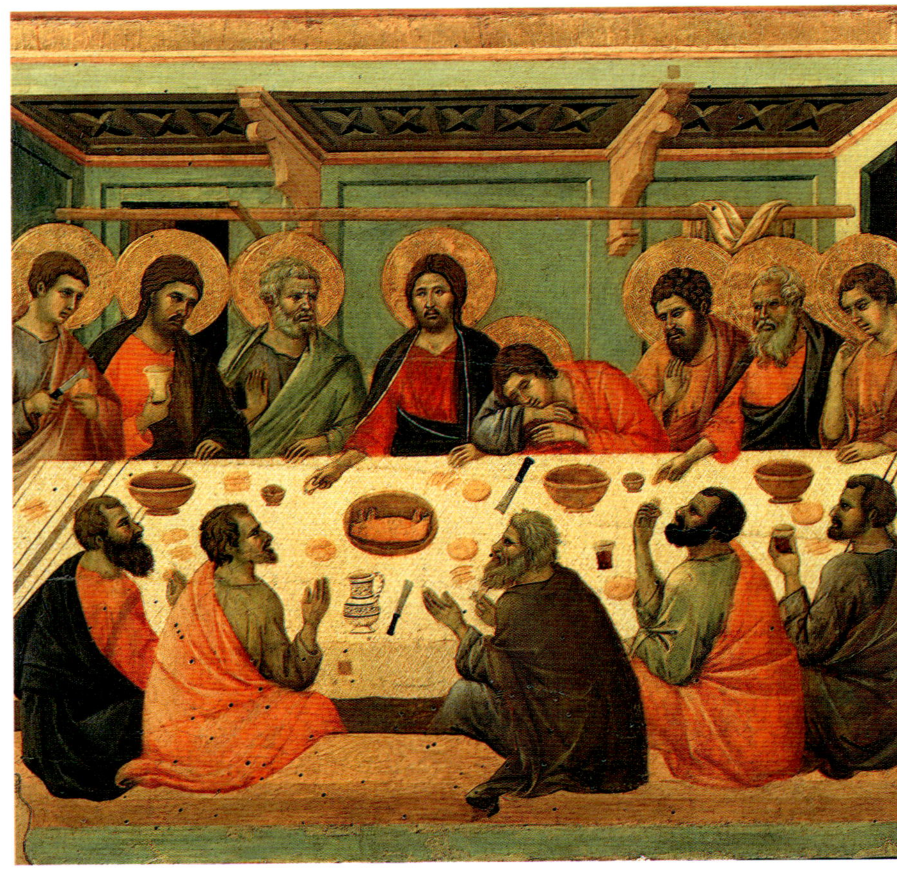

68 *Maestà, Rückseite, Mittelfeld: Die Fußwaschung,* 1308–1311
Tempera auf Holz, 100,3 x 52,8 cm (zusammen mit: *Das letzte Abendmahl*)
Museo dell' Opera del Duomo, Siena

Die Fußwaschung und das letzte Abendmahl spielen sich in demselben Raum mit grünen Wänden und brauner Kassettendecke ab. Jesus hat seinen Mantel abgelegt, sich einen Schurz umgegürtet und kniet vor Simon Petrus, um ihm in einem Zuber die Füße zu waschen. Dieser greift sich mit der rechten Hand an den Kopf und veranschaulicht damit seine Aufforderung: »Herr, nicht die Füße allein, sondern auch die Hände und das Haupt.«

69 *Maestà, Rückseite, Mittelfeld: Das letzte Abendmahl,* 1308–1311
Tempera auf Holz, 100,3 x 52,8 cm (zusammen mit: *Die Fußwaschung*)
Museo dell' Opera del Duomo, Siena

Die Szene am Tisch wird von der zentralen Gestalt Jesus beherrscht. Jesus nimmt das Mittelfeld der Holzpaneele ein, nichts überschneidet seine aufragende Gestalt, nur Johannes, der Lieblingsjünger, schläft zusammengesunken an seinen Herrn gelehnt. Auf diese Weise wird die wichtige Position Christi auch innerhalb der Komposition betont. Jesus reicht dem schräg gegenüber sitzenden Judas das Brot. Die Apostel registrieren dies mit Verwunderung. Auf dem Tisch sieht man Schüsseln, Messer, einen Keramikkrug und einen Teller mit Essen.

und Petrus seinen Herrn zum ersten Mal verleugnet (Abb. 64).

Beide Szenen sind wieder durch einen kompositorischen Einfall geschickt miteinander verbunden. In einem nach vorne hin offenen zweistöckigen Gebäude erblicken wir oben den gefesselten Christus, der inmitten einer Schar von Knechten vor dem Hohepriester steht (Abb. 66). Der untere Bereich des Hauses ist als Hof zu erkennen. Da sitzt Petrus in der senkrechten Mittelachse direkt unterhalb von Jesus zwischen einer Gruppe von Dienern und wärmt sich die Füße am Feuer (Abb. 67). Eine Magd deutet auf ihn, auch er sei einer der Jünger (Abb. 65). Mit erhobener Hand weist er empört diese Rede zurück.

Die Treppe, die die beiden Ebenen räumlich miteinander verbindet, hat auch inhaltliche Bedeutung. Indem Duccio die Richtung, in die die Magd ihre Hand ausstreckt, mit dem diagonalen Verlauf des Treppengeländers in eins setzt, führt auf der bildlichen Ebene eine direkte Linie vom Vorwurf an Petrus zu dem Raum mit Christus, dem Opfer des Verrats. Außerdem leitet die Diagonale den Blick hinüber in die daneben liegende Szene. Dort sitzt über dem Kopf von Petrus ein Hahn auf einer Stange. Diesmal nimmt die räumliche Nähe zukünftiges Geschehen vorweg: Der Hahn wird krähen, ehe Petrus seinen Herrn ein drittes Mal verleugnet haben wird.

Wie in dieser Szene setzt Duccio häufig auch Figuren oder Räume ein, um auf der rein bildlichen Ebene Verbindung zwischen zwei oder mehreren zusammenhängenden Episoden herzustellen. So zeigt er beispielsweise die *Fußwaschung* (Abb. 68), das *letzte Abendmahl* (Abb. 69) und die *Abschiedsrede Jesu an seine Jünger* (Abb. 71) stets im gleichen Raum. Man erkennt diesen nicht zuletzt an der Stange wieder, die vor der Wand verläuft, über der ein weißes Tuch hängt.

Ein weiteres Beispiel für Duccios Verfahren, den Blick der Betrachtenden durch optische Diagonalen zu lenken, bietet die Szene der *Blindenheilung* (Abb. 75) auf der Predella. Die Figur des nun sehenden Blinden schaut schräg nach oben. Verlängert man diese Linie, trifft sein Blick den Körper des verklärten Christus, der den Jüngern auf einem Berg erscheint. So werden wir als Betrachtende geschickt von einem Bild zum nächsten geleitet.

Doch nun zurück zur *Verleugnung des Petrus*. Wie beim *Einzug in Jerusalem* ist Duccio bemüht, die biblische Geschichte möglichst anschaulich zu schildern. Wir blicken in einen damals typischen Innenhof. Die Treppe führt zu einem kleinen balkonähnlichen Austritt, der sich in einem zweibogigen Fenster öffnet. Die schmale eingestellte Säule mit dem zierlichen Blattkapitell wird genauso präzise wiedergegeben wie der vierblättrige Durchbruch im oberen geschlossenen Teil. Das Fenster erlaubt außerdem den Durchblick auf den dahinter liegenden Treppenabschnitt und man kann sich ungefähr vorstellen, wie weit der kleine Balkon in den Hof ragt. Hinter der Magd (Abb. 65) führt ein hoher Bogen zu einem dunklen Innenraum, in dem man Ausschnitte einer massiven Arkadenarchitektur erkennt. Entlang ihrer Schrägstellung wird der Blick weit in die Tiefe des Hausinnern geführt.

70 *Maestà, Rückseite, Mittelfeld: Der Verrat des Judas,* 1308–1311
Tempera auf Holz, 99,8 x 53 cm (zusammen mit: *Abschiedsrede Jesu an die Apostel*)
Museo dell' Opera del Duomo, Siena

Vor einer offenen Loggia trifft sich Judas mit den Hohepriestern, um den Lohn für seinen Verrat zu empfangen. Die Bogen des Gebäudes, dessen komplizierte Gewölbekonstruktion im Innern überzeugend wiedergegeben ist, begrenzen und betonen gleichzeitig die dichtgedrängte Gruppe der Hohenpriester und ihrer Knechte.

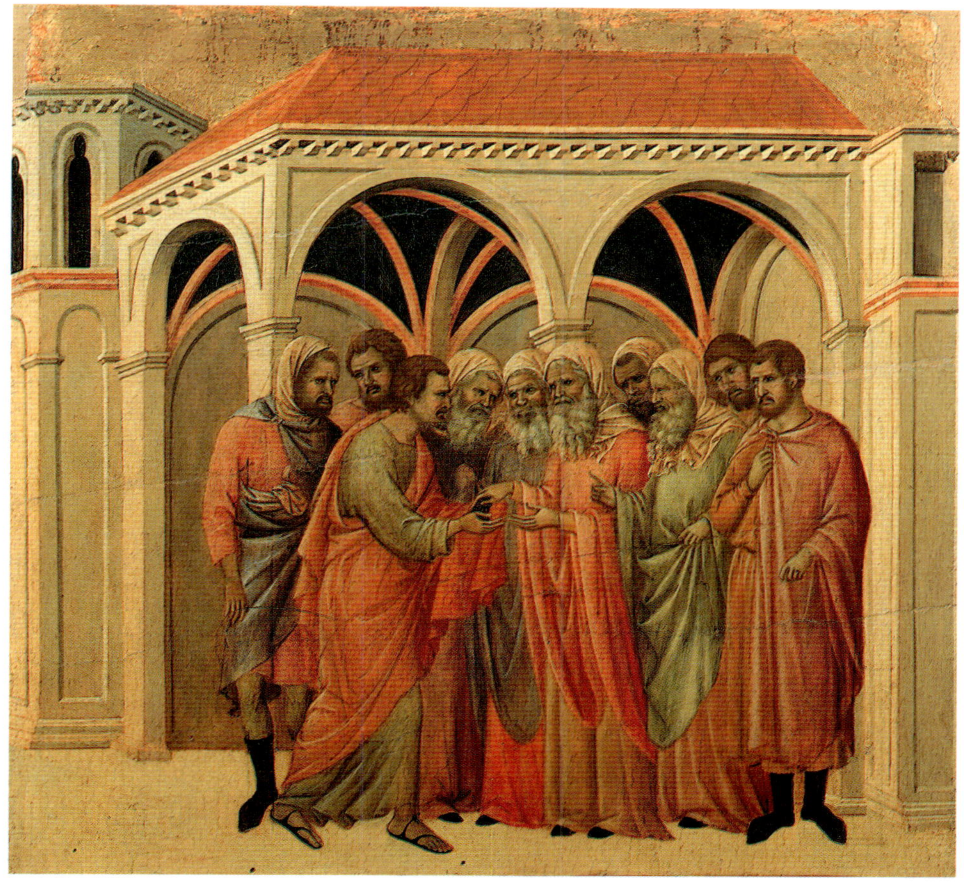

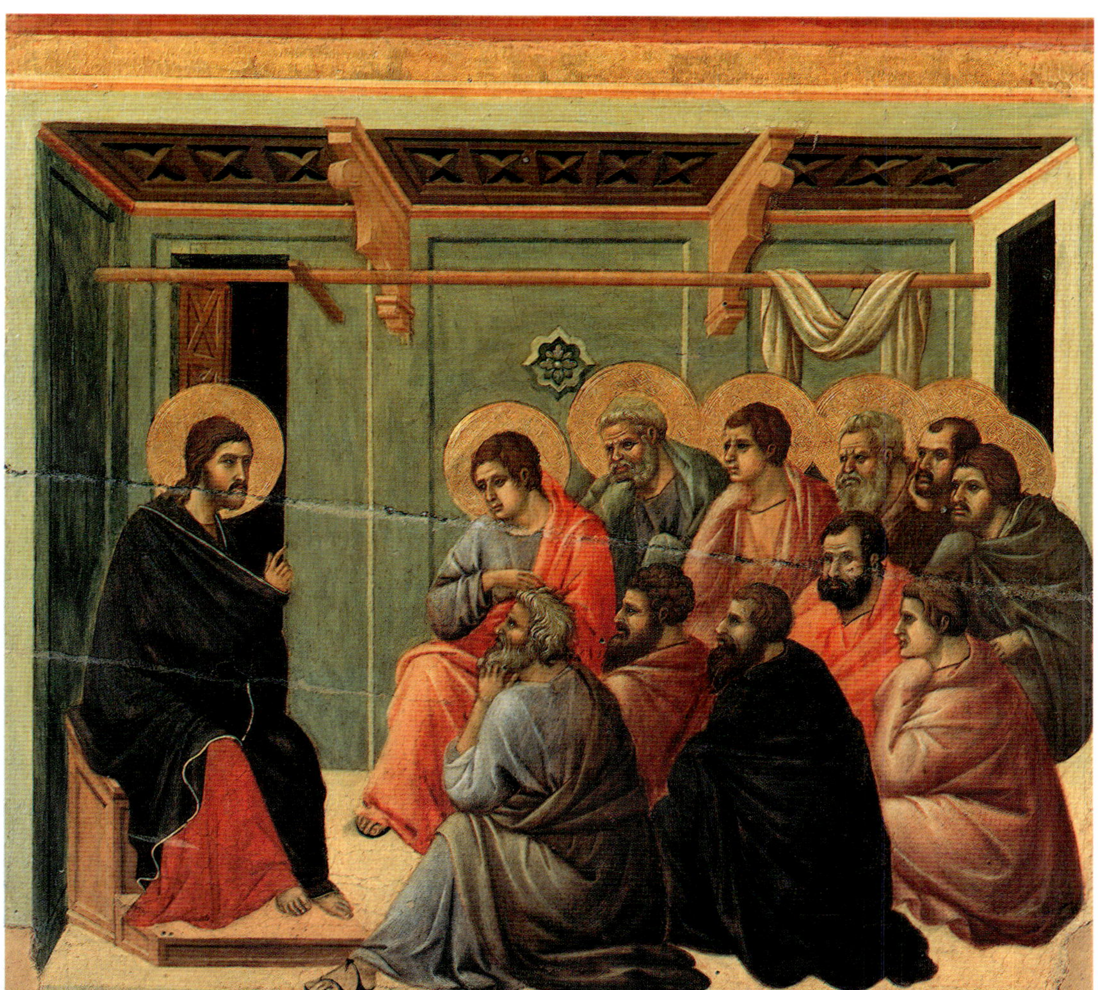

71 *Maestà, Rückseite, Mittelfeld: Abschiedsrede Jesu an die Apostel,* 1308–1311
Tempera auf Holz, 99,8 x 53 cm (zusammen mit: *Der Verrat des Judas*)
Museo dell' Opera del Duomo, Siena

Jesus sitzt bei der Abschiedsrede an seine Jünger auf einer hölzernen Bank mit Fußschemel. Vor ihm auf dem Boden hat sich die dichtgedrängte Gruppe der Apostel versammelt. Um Überschneidungen von Körpern und Gesichtern zu vermeiden, verzichtete der Maler hier wie auch auf den anderen erzählenden Darstellungen bei der unteren Reihe der Figuren auf die Wiedergabe der flachen goldenen Heiligenscheine. Durch den so entstehenden goldenen Kreis wird die Gruppe von hinten abgeschlossen.

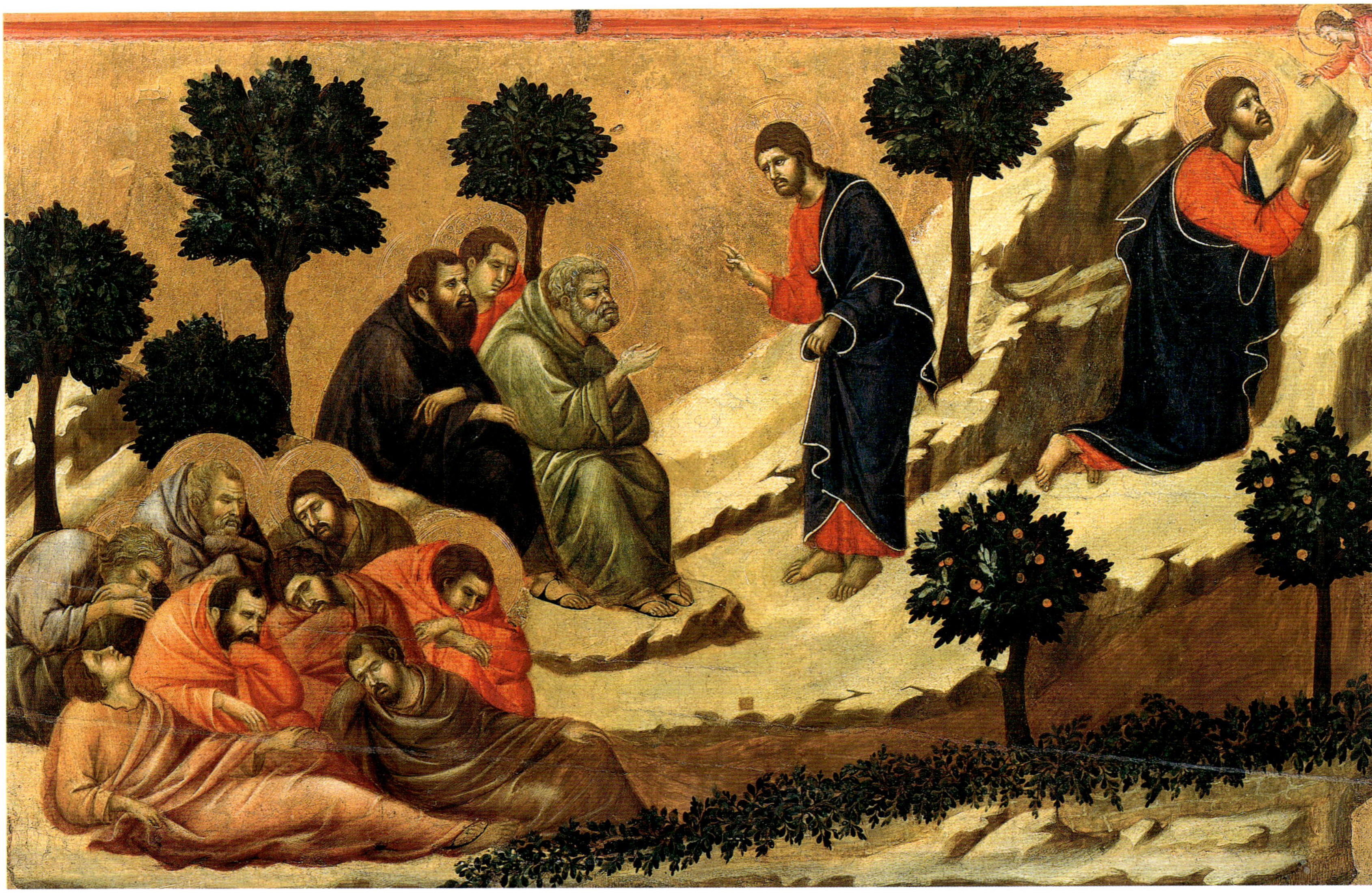

72/73 *Maestà, Rückseite, Mittelfeld: Das Gebet am Ölberg,* 1308–1311
Tempera auf Holz, 102 x 76 cm (zusammen mit: *Die Gefangennahme Jesu*)
Museo dell' Opera del Duomo, Siena

Das Bild, das die Begebenheiten am Ölberg darstellt, faßt mehrere Erzähleinheiten in einem Landschaftsausschnitt zusammen. Ganz links ist eine Gruppe von Aposteln in tiefen Schlaf gesunken. Rechts davon warnt Jesus Petrus und zwei andere Jünger davor, Anfechtungen zu erliegen. Den Abschluß der Szene bildet die Figur Jesu, der niederkniet, um zu beten. Seine Gestalt wird vom höchsten Teil der Felsen umfangen und von drei Bäumen gleichsam eingerahmt.

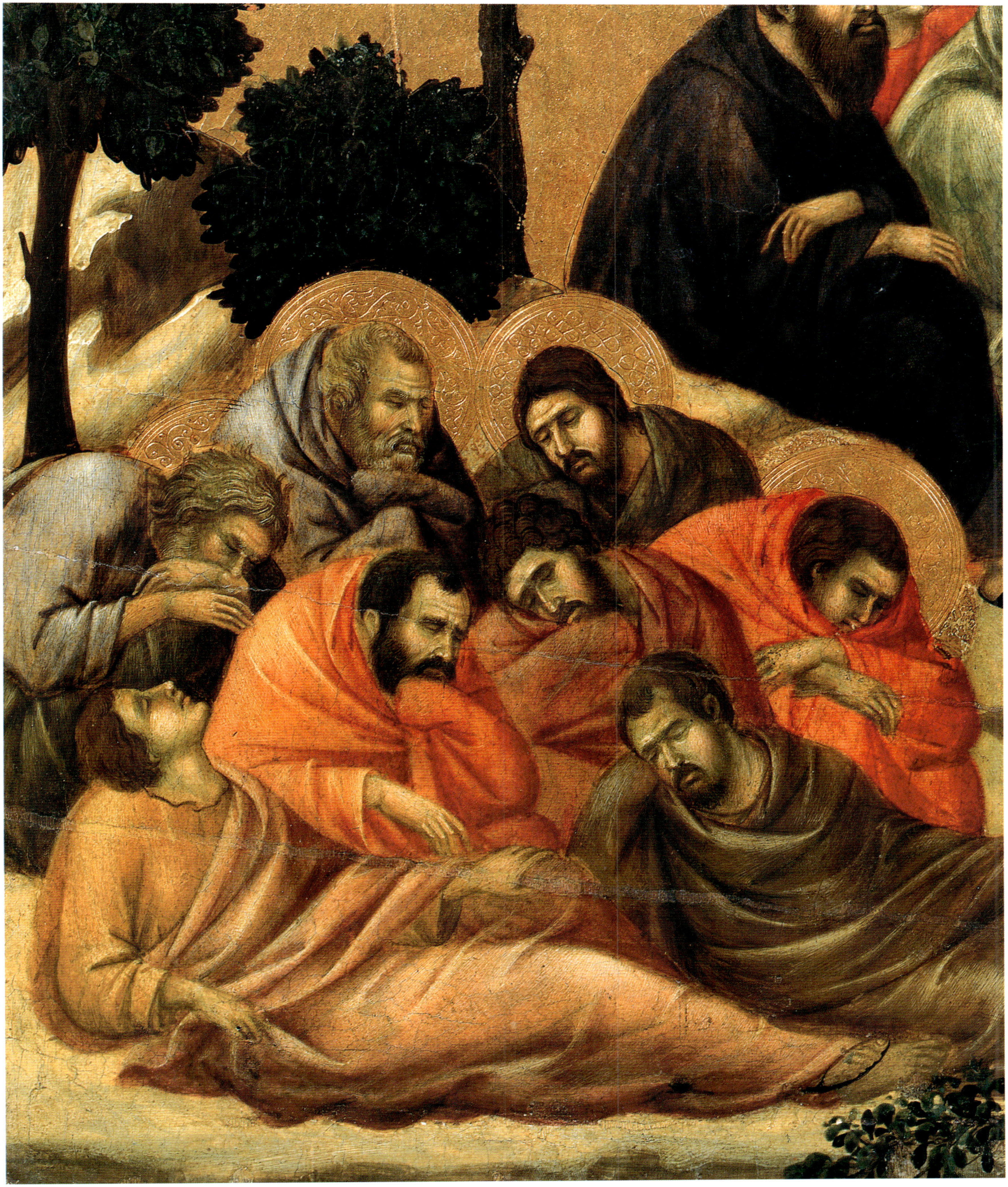

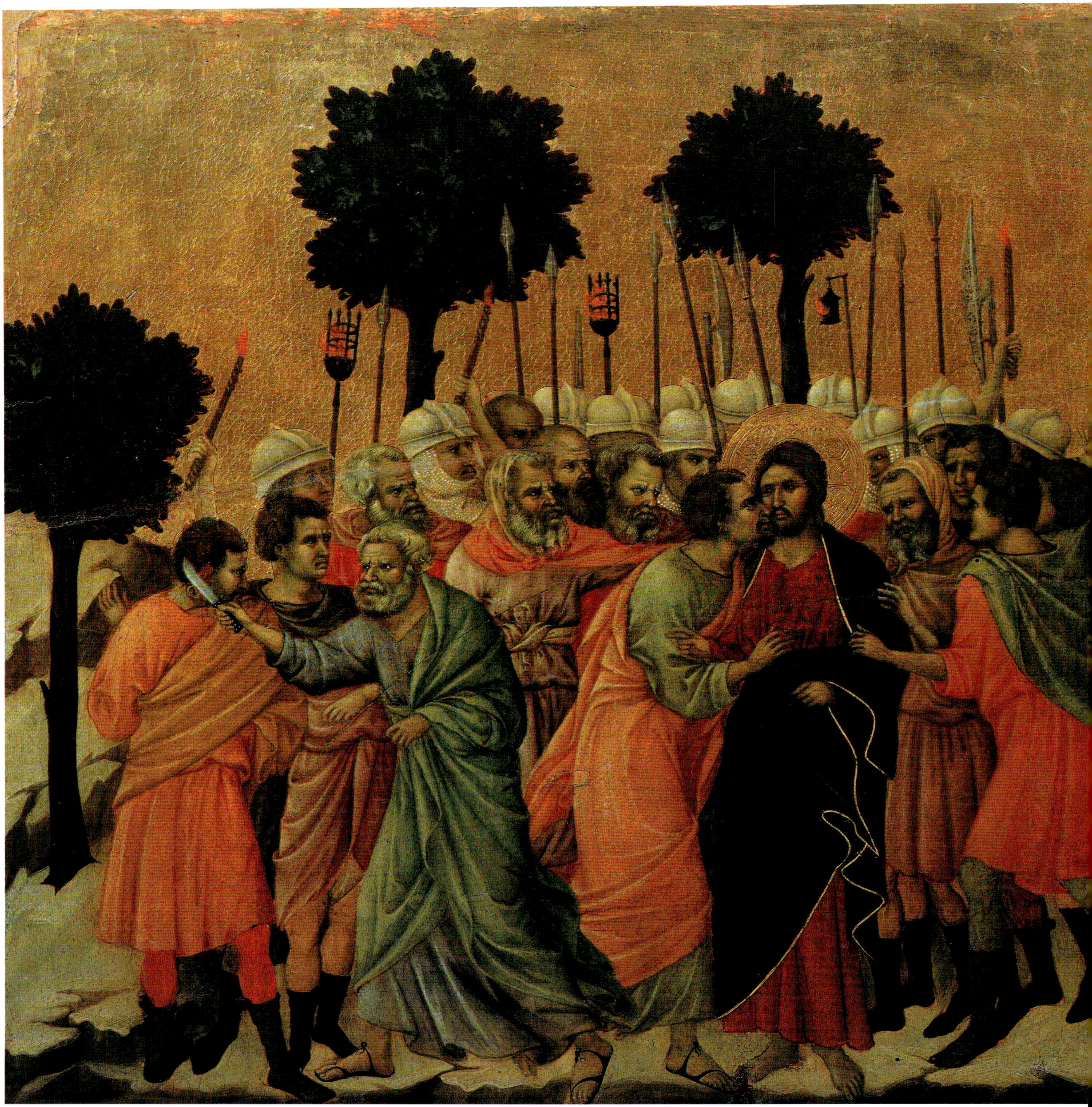

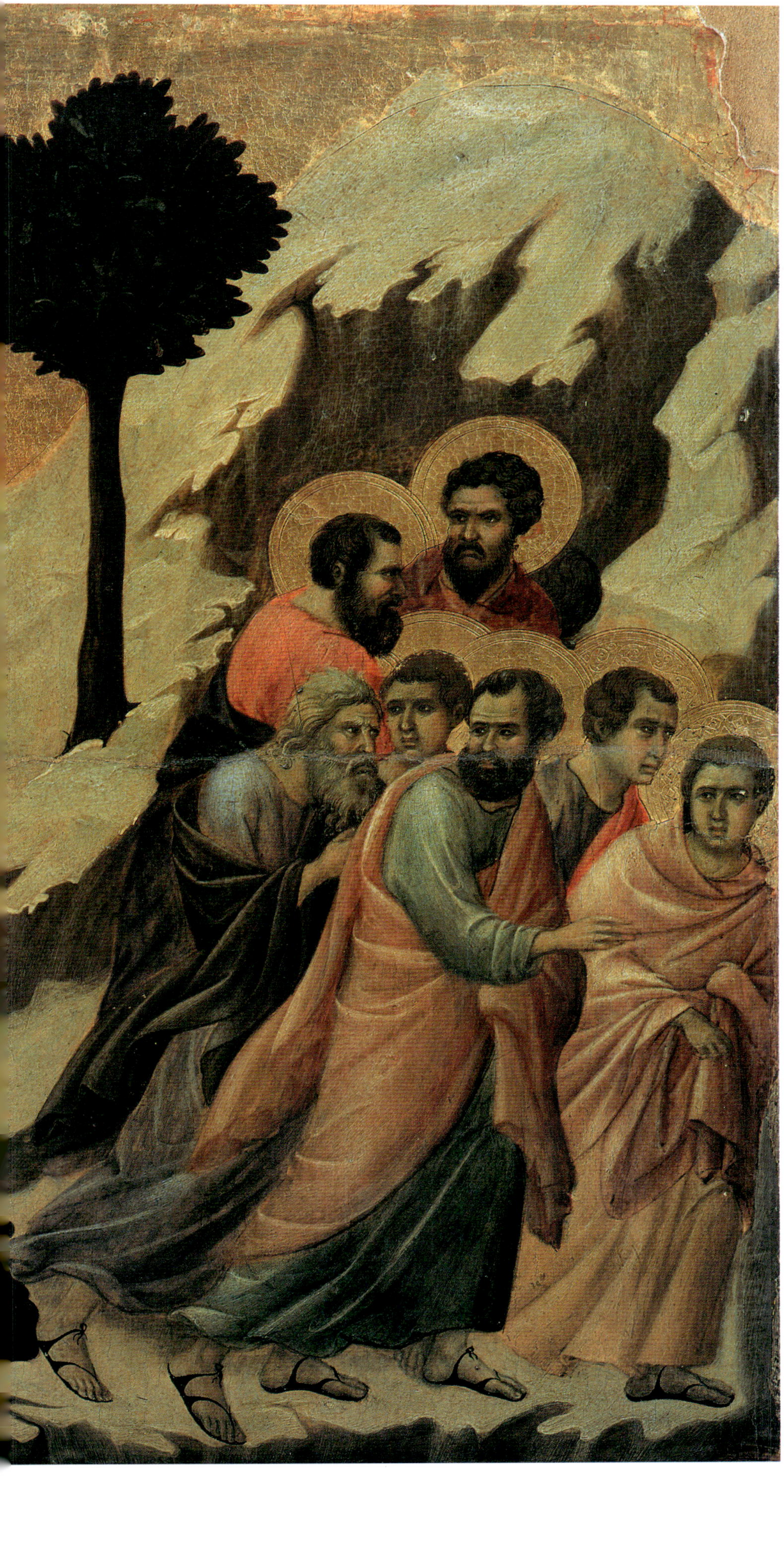

74 *Maestà, Rückseite, Mittelfeld: Die Gefangennahme Jesu,* 1308–1311
Tempera auf Holz, 102 x 76 cm (zusammen mit: *Das Gebet am Ölberg*)
Museo dell' Opera del Duomo, Siena

Auch die Ereignisse der Gefangennahme Jesu werden als unterschiedliche Szenen in einem einheitlichen Landschaftsraum beschrieben. Im Zentrum erblickt man den verräterischen Kuß des Judas, dann Petrus, der einem Knecht der Hohenpriester ein Ohr abschneidet, und schließlich rechts am Bildrand die fliehenden Apostel. Die senkrechten Linien der Lanzen, Laternen und Bäume rahmen die Figurengruppe links, während die hoch aufragenden Felsen rechts die flüchtenden Apostel aus dem Bild heraus zu drängen scheinen.

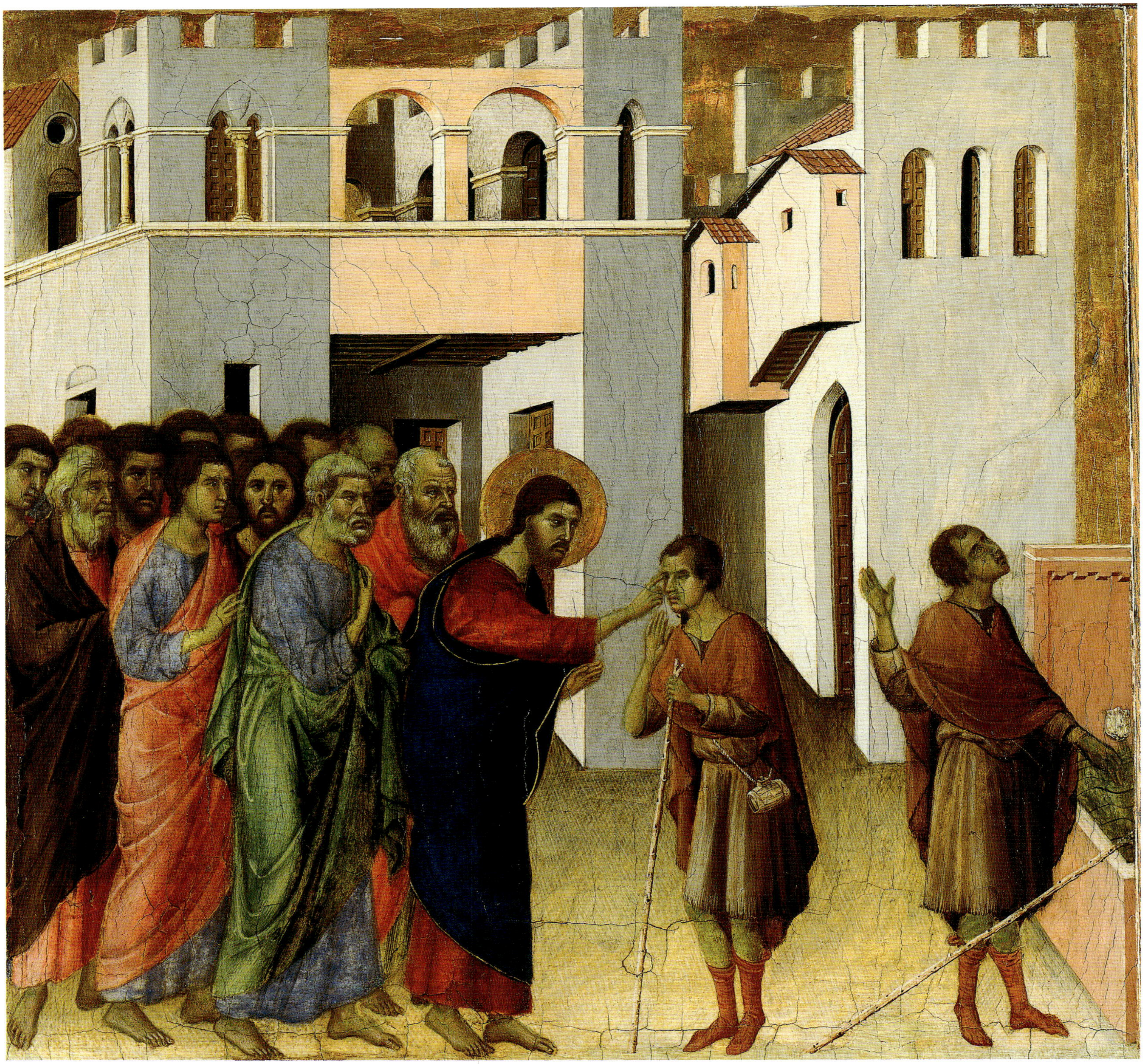

75 *Maestà, Rückseite, Predella: Die Heilung des Blinden,* 1308–1311
Tempera auf Holz, 43 x 44,8 cm
The National Gallery, London

Die Szene der Blindenheilung faßt zwei zeitlich aufeinanderfolgende Ereignisse in einem einheitlichen Bildraum zusammen. Vor einer Ansammlung von städtischen Gebäuden erscheint Jesus mit der Schar der Jünger. Er berührt zur Heilung mit dem ausgestreckten Finger ein Auge des Erblindeten. Rechts daneben erscheint die Figur des Blinden, nun von der anderen Seite gezeigt, noch einmal. Er blickt jetzt sehend nach oben.

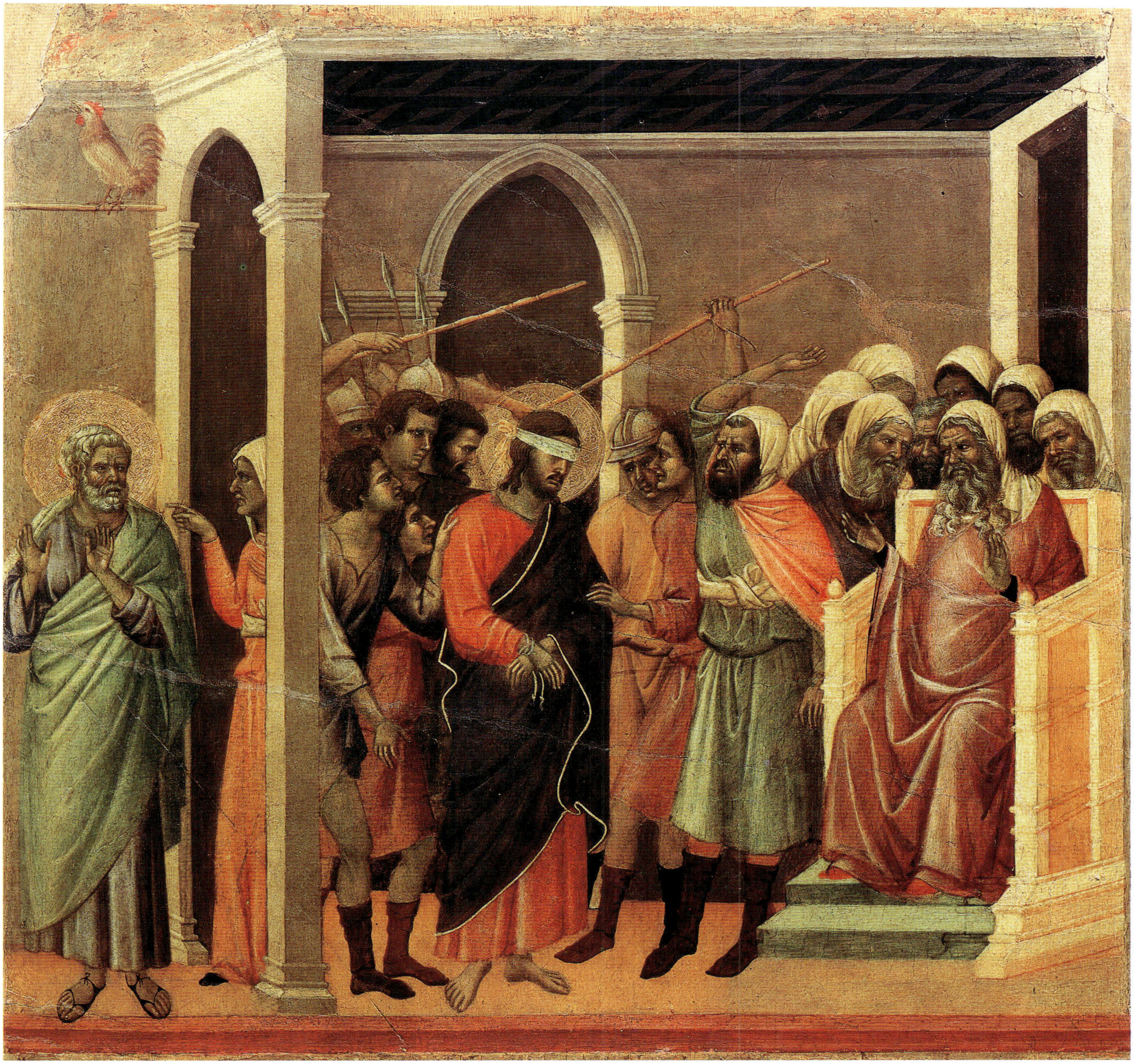

76 *Maestà, Rückseite, Mittelfeld: Die Verspottung Jesu,* 1308–1311
Tempera auf Holz, 98,6 x 53,7 cm (zusammen mit: *Jesus vor Kaiphas*)
Museo dell' Opera del Duomo, Siena

Die Szene beschreibt die Reaktion der Knechte und Soldaten auf das Todesurteil, das die Weisen und Schriftgelehrten gefällt haben. Der mit verbundenen Augen reglos stehende Angeklagte wird Zielscheibe von Schlägen und Angriffen. Über dem Eingangsbogen erblickt man jetzt den Hahn, der kräht, als Petrus vor der Magd zum dritten Mal seine Zugehörigkeit zu Jesus leugnet.

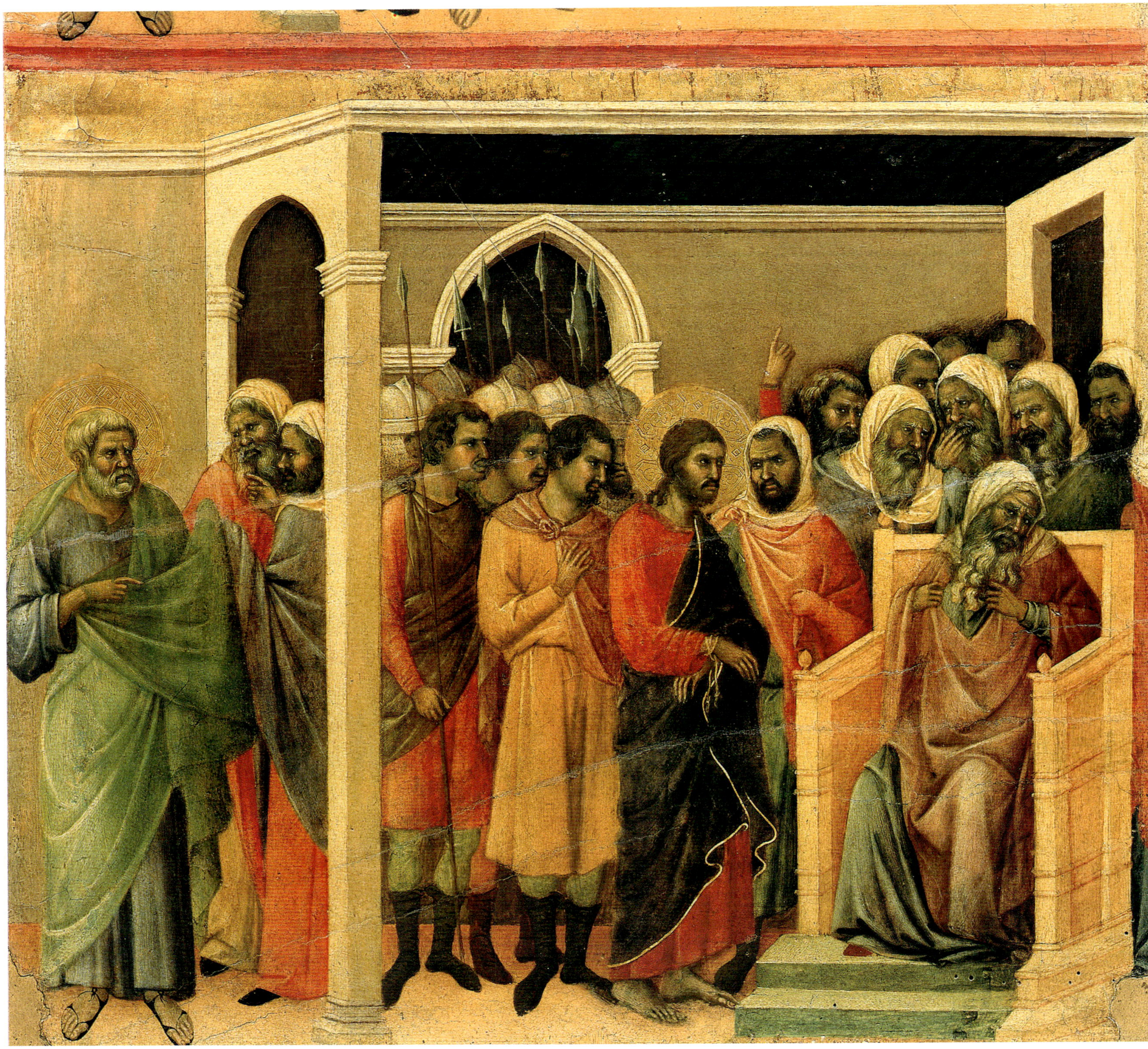

77 *Maestà, Rückseite, Mittelfeld: Jesus vor Kaiphas*, 1308–1311
Tempera auf Holz, 98,6 x 53,7 cm (zusammen mit: *Die Verspottung Jesu*)
Museo dell' Opera del Duomo, Siena

Jesus wird im Palast des Kaiphas dem Hohenpriester und den dort versammelten Schriftgelehrten und Ältesten vorgeführt. Kaiphas, der auf einem Steinthron sitzt, zerreißt sich seine Kleider angesichts der Antwort Jesus, er sei tatsächlich der Sohn Gottes. Vor dem Eingangsbogen verleugnet Petrus, befragt von Anwesenden, zum zweiten Mal seinen Herrn.

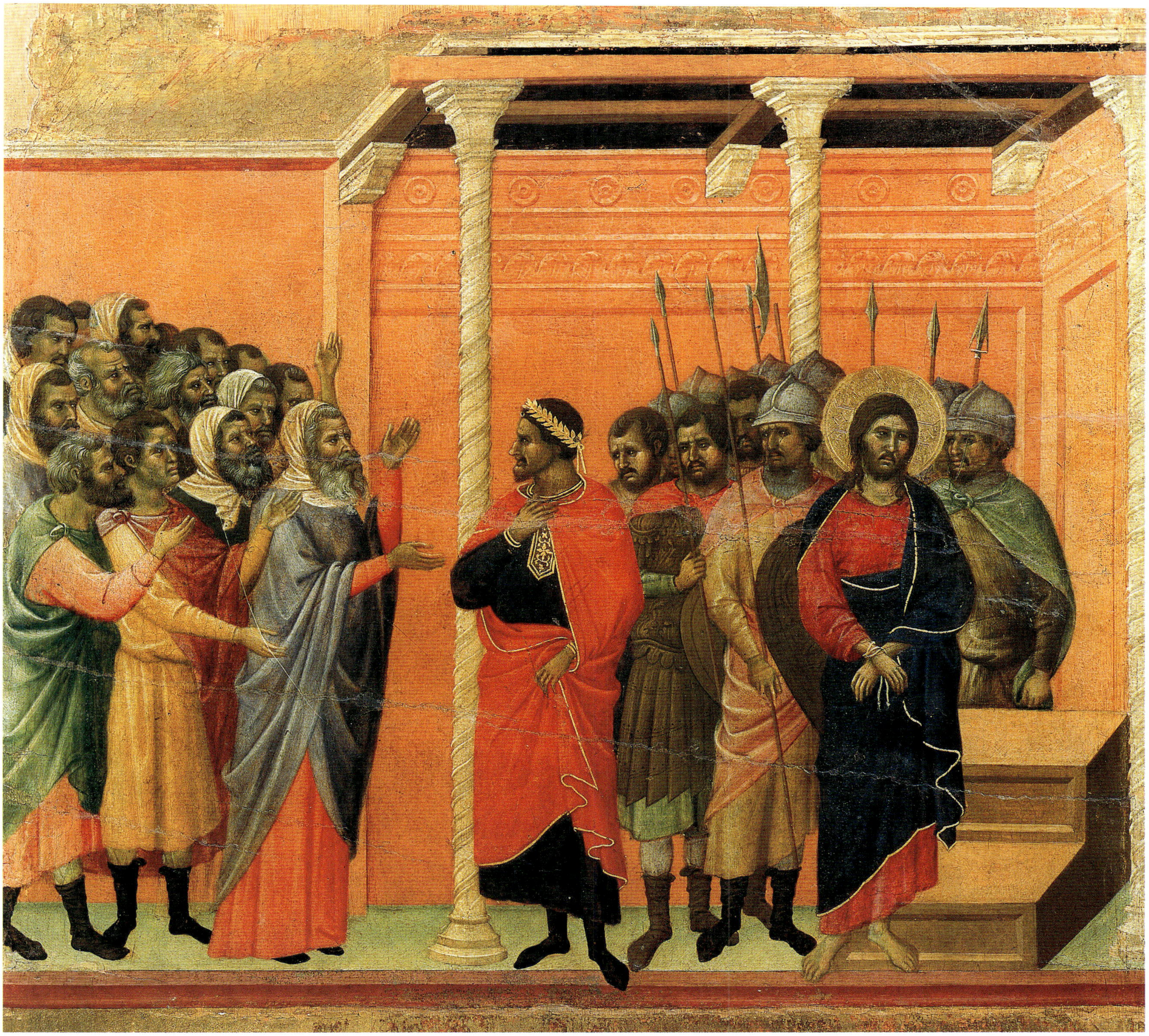

78 *Maestà, Rückseite, Mittelfeld: Die Pharisäer klagen Jesus an*, 1308–1311
Tempera auf Holz, 98,3 x 57,2 cm (zusammen mit: *Jesu vor Pilatus*)
Museo dell' Opera del Duomo, Siena

Pilatus steht zwischen der Gruppe der Pharisäer, die mit erhobenen Händen Jesus beschuldigen, und dem isoliert und einsam vor dem Podest erscheinendem Angeklagten. Der römische Statthalter will mit seiner zu Jesus weisenden Geste zwischen beiden Parteien vermitteln.

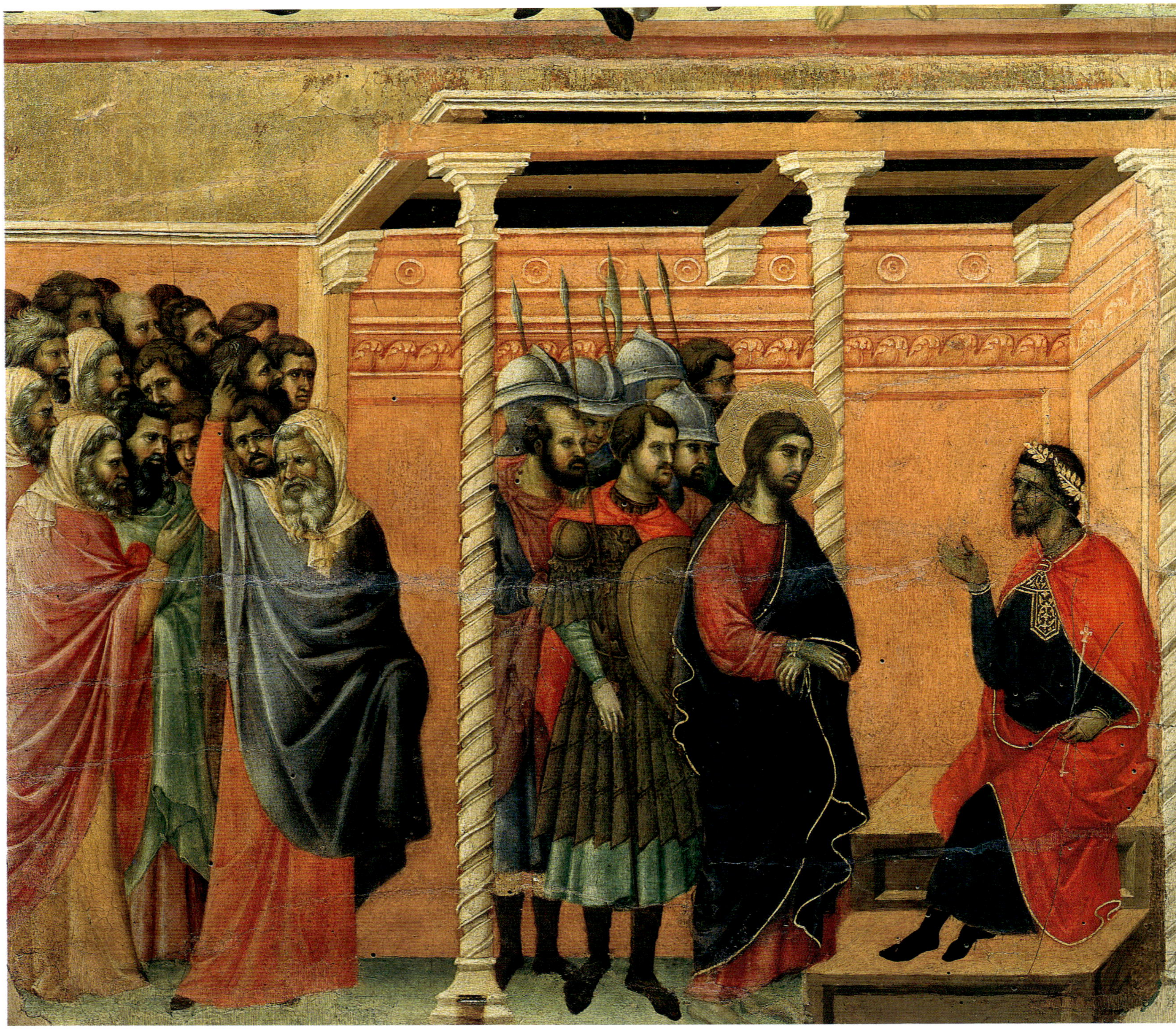

79 *Maestà, Rückseite, Mittelfeld: Jesus vor Pilatus,* 1308–1311
Tempera auf Holz, 98,3 x 57,2 cm (zusammen mit: *Die Pharisäer klagen Jesus an*)
Museo dell' Opera del Duomo, Siena

Jesus wird dem römischen Statthalter Pilatus vorgeführt. Die architektonische Gestaltung nimmt auf das veränderte Umfeld Bezug. Die gewundenen Säulen und die Wanddekoration mit Blattornamenten, Fries und Gebälk greifen antike Formen auf. Pilatus erscheint wie ein römischer Kaiser in prächtigen Gewändern und mit einem Lorbeerkranz.

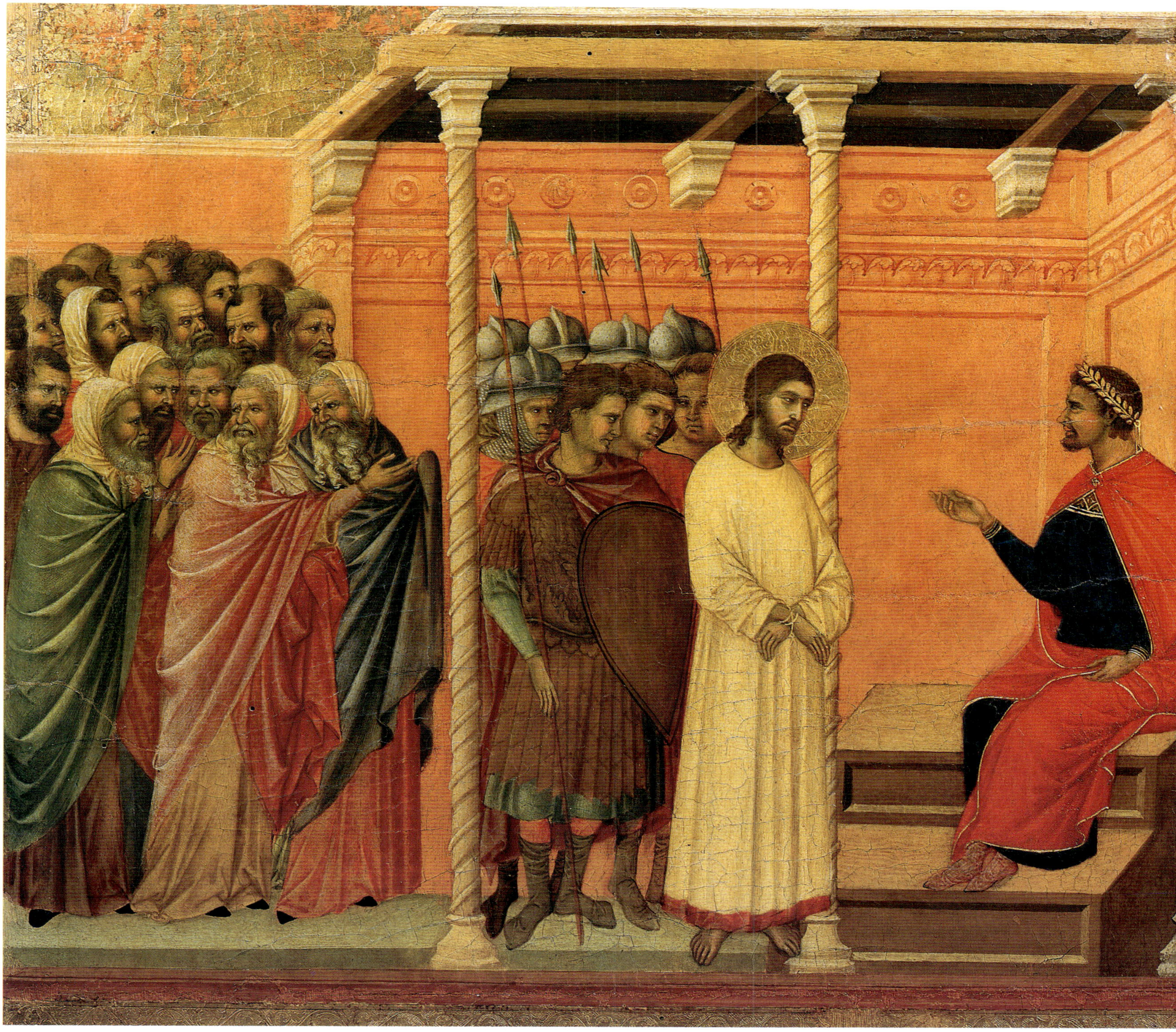

80 *Maestà, Rückseite, Mittelfeld: Das zweite Verhör vor Pilatus,* 1308–1311
Tempera auf Holz, 99,2 x 56,8 cm (zusammen mit: *Jesus vor Herodes*)
Museo dell' Opera del Duomo, Siena

Jesus steht nun im weißen »Narrenkleid« wieder vor Pilatus. Die Gruppe der Pharisäer, die außerhalb des Gerichtsraums bleibt, hört nicht auf, den Angeklagten mit aggressiven und vorwurfsvollen Gesten zu beschuldigen.

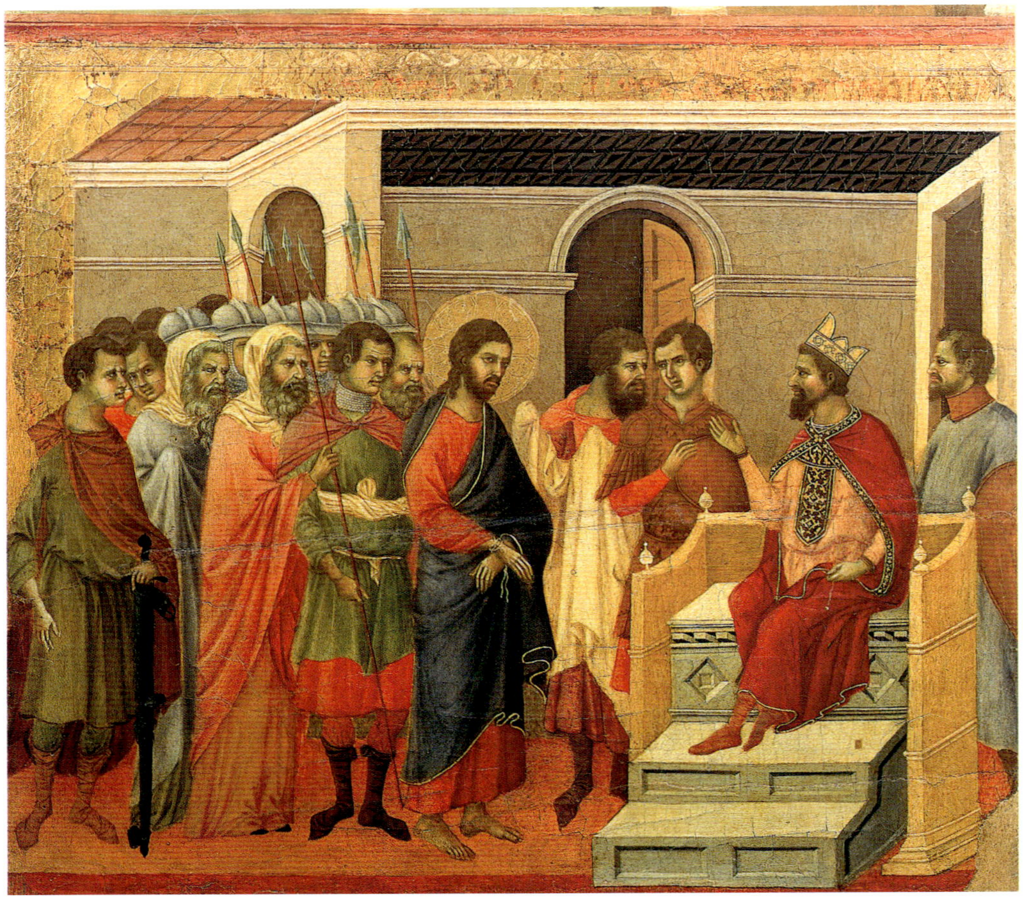

81 *Maestà, Rückseite, Mittelfeld: Jesus vor Herodes,*
1308–1311
Tempera auf Holz, 99,2 x 56,8 cm (zusammen mit: *Das zweite Verhör vor Pilatus*)
Museo dell' Opera del Duomo, Siena

Als Pilatus erfährt, daß Jesus unter die Gerichtsbarkeit des römischen Vasallenkönigs Herodes fällt, überstellt er ihm diesen zum Gericht. Herodes sitzt auf einem reich geschmückten Marmorthron. Einer seiner Diener hält schon das weiße Gewand bereit, das Jesus zum Zeichen der Verachtung angelegt werden soll.

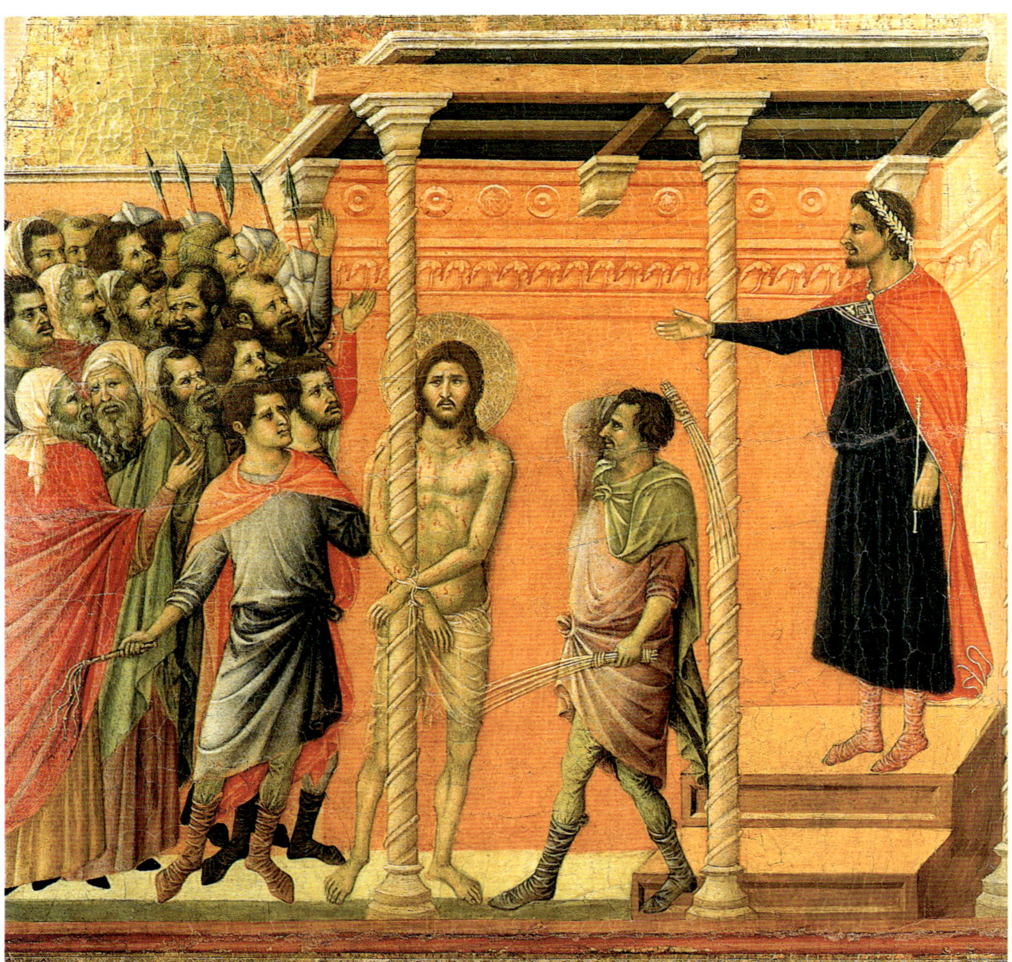

82 *Maestà, Rückseite, Mittelfeld: Die Geißelung,*
1308–1311
Tempera auf Holz, 99,6 x 53,2 cm (zusammen mit: *Die Dornenkrönung*)
Museo dell' Opera del Duomo, Siena

Jesus ist, isoliert von den anderen Figuren, entkleidet an eine Säule gefesselt. Ein Diener schlägt mit Ruten auf ihn ein. Obwohl Pilatus auf dem Podest hinter der Säule erscheint, ragt sein Arm davor in den Raum. Der Maler nimmt in dieser Szene perspektivische Unstimmigkeiten in Kauf, um die befehlende Geste des römischen Statthalters deutlich ins Bild zu setzen.

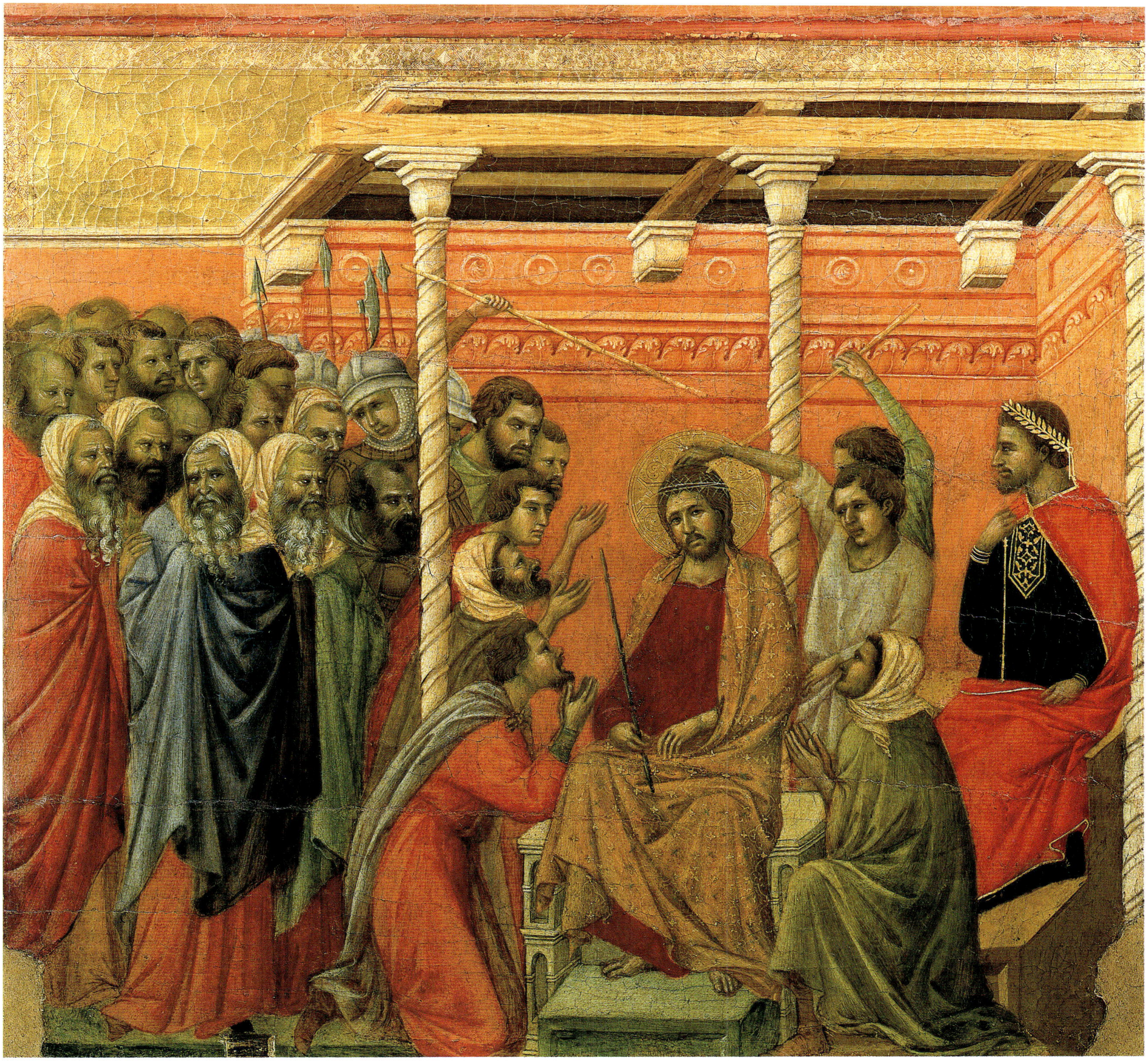

83 *Maestà, Rückseite, Mittelfeld: Die Dornenkrönung,* 1308–1311
Tempera auf Holz, 99,6 x 53,2 cm (zusammen mit: *Die Geißelung*)
Museo dell' Opera del Duomo, Siena

Duccio hält sich mit großer Genauigkeit an die Vorgabe des biblischen Textes: »Die Soldaten und Pharisäer zogen Jesus aus und legten ihm einen Purpurmantel an und flochten eine Dornenkrone und setzten sie ihm aufs Haupt und gaben ihm ein Rohr in seine rechte Hand und beugten die Knie vor ihm und verspotteten ihn.«

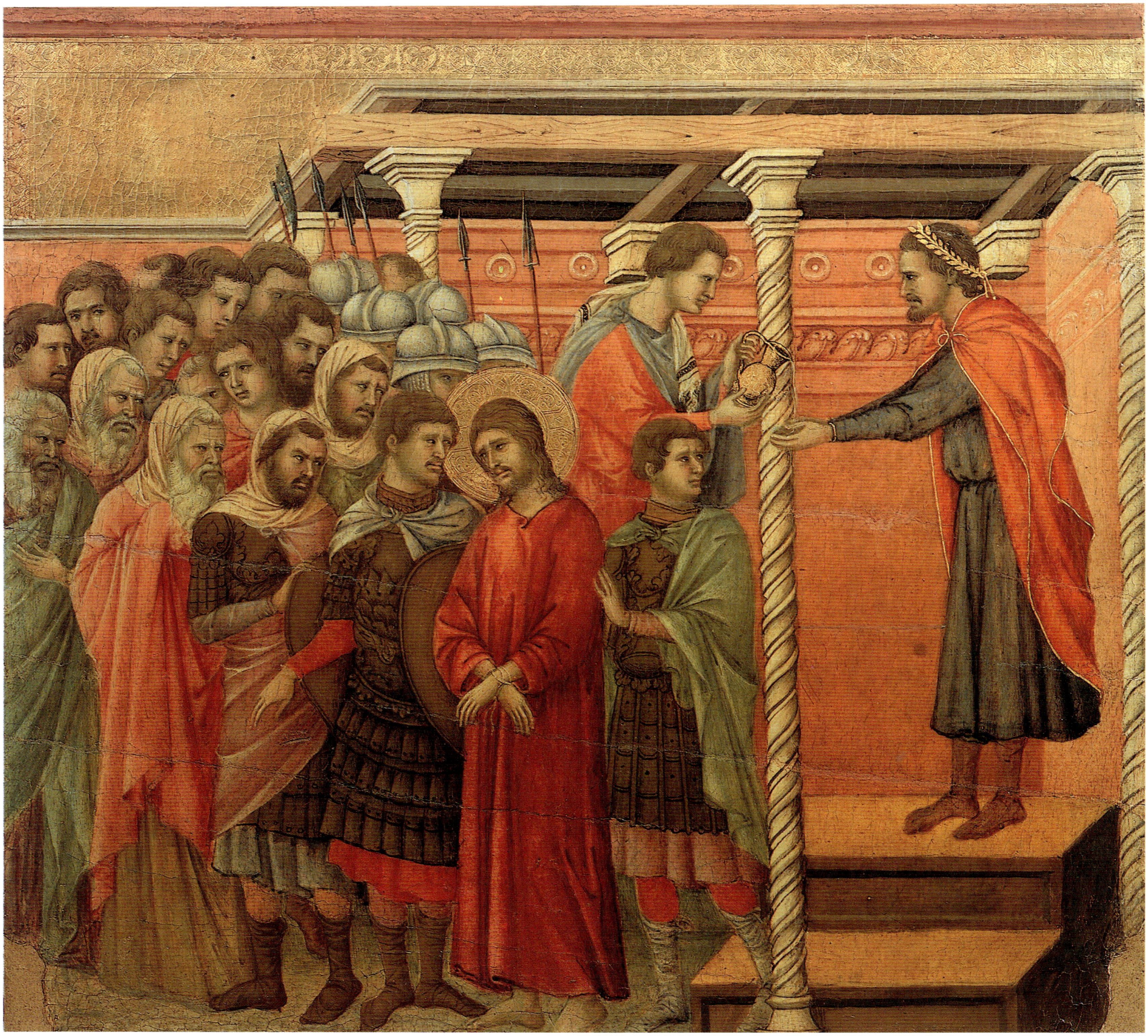

84 *Maestà, Rückseite, Mittelfeld: Pilatus wäscht sich die Hände in Unschuld,* 1308–1311
Tempera auf Holz, 99,8 x 53,3 cm (zusammen mit: *Der Gang zum Kalvarienberg*)
Museo dell' Opera del Duomo, Siena

Ein Diener gießt Wasser aus einem Krug über die Hände von Pilatus, der mit der Geste des Waschens seine Unschuld an der Verurteilung Jesu vor den Soldaten und Pharisäern beweisen möchte. Wie in der Geißelung tritt die Stimmigkeit der perspektivischen Darstellung zugunsten der Deutlichkeit der dargestellten Handlung zurück. Wichtig ist, daß das Waschen der Hände, dessen Wirkung an den Gesichtern der Soldaten abzulesen ist, genau zu sehen ist.

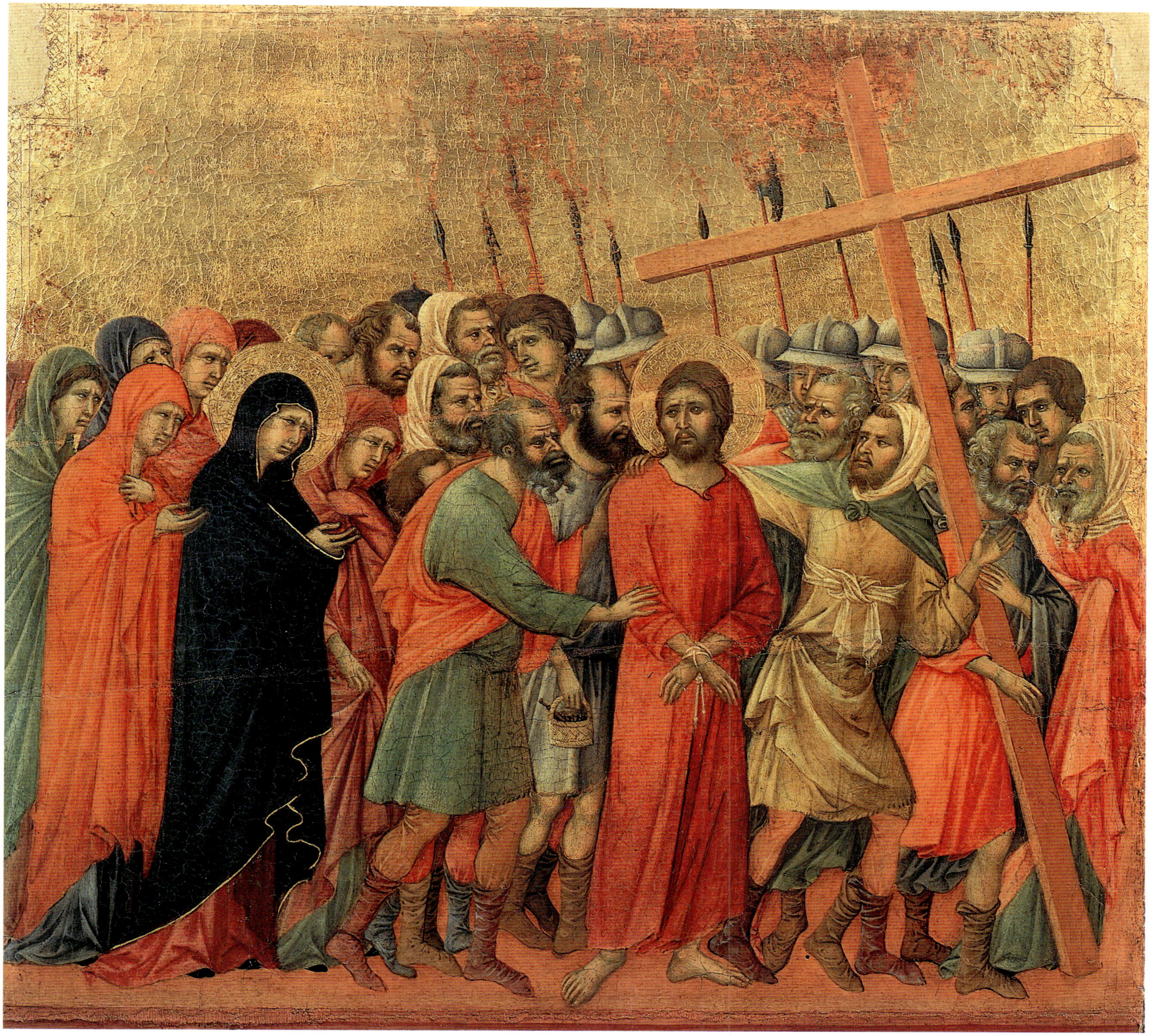

85 *Maestà, Rückseite, Mittelfeld: Der Gang zum Kalvarienberg,* 1308–1311
Tempera auf Holz, 99,8 x 53,3 cm (zusammen mit: *Pilatus wäscht sich die Hände in Unschuld*)
Museo dell' Opera del Duomo, Siena

Jesus wird, umringt von Soldaten, Männern und klagenden Frauen aus dem Volk zum Kalvarienberg geleitet. In der ersten Reihe erscheinen Maria im blauen Mantel und Simon von Kyrene, der das Kreuz trägt. Beide Figuren sind wie auch fast alle anderen nach rechts gerichtet und lenken den Blick der Betrachtenden zur folgenden Szene der Kreuzigung hin. Nur Jesus verharrt mit gefesselten Händen in ruhiger frontaler Haltung und blickt zu seiner Mutter zurück.

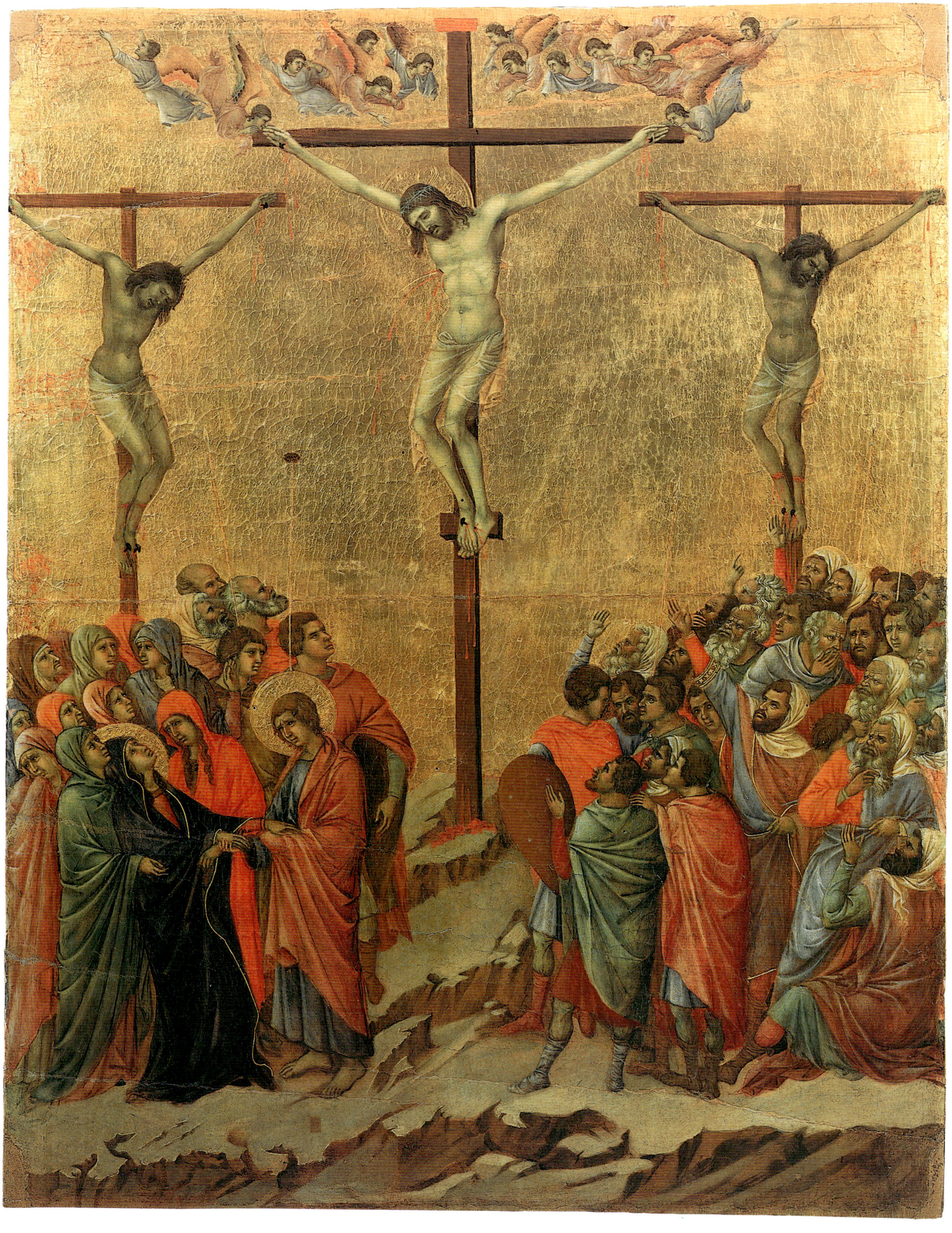

86 *Maestà, Rückseite, Mittelfeld: Kreuzigung,* 1308–1311
Tempera auf Holz, 100 x 76 cm
Museo dell' Opera del Duomo, Siena

Der leidende Jesus am Kreuz bildet das Zentrum der Komposition. Das schlanke, hohe Holzkreuz nimmt zwischen den Kreuzen der Schächer fast die gesamte Höhe der leeren Goldfläche ein. Es teilt die Menschenmenge, die in der unteren Bildhälfte erscheint, in zwei Gruppen. Links stehen die Anhänger von Jesus, deren Gefühle sich in den schmerzerfüllten Gesichtern zeigen, rechts verspotten Priester und Soldaten heftig gestikulierend den Gekreuzigten.

Im vorderen Hofbereich vermittelt der Halbkreis der sitzenden Männer eine ungefähre räumliche Vorstellung von der Größe des Hofes (Abb. 67). Petrus sitzt, frontal zum Betrachter hin ausgerichtet, näher zur Treppe hin als die beiden Alten in den orangefarbenen Gewändern. Entsprechend der Anordnung im Halbrund sieht man sie nur von der Seite.

Wie schon häufiger festgestellt, sind Gestik und Mimik der Figuren gut beobachtet. Mit gespreizten Fingern wärmen sich die Diener die Hände am Feuer. Die aufmerksamen oder zornigen Gesichter verraten ihre Einstellung zu Petrus. Auch die nackten Sohlen der zum wärmenden Feuer gestreckten Füße des Jüngers sind ein schönes Beispiel für Duccios Vorliebe für lebensnahe, anekdotische Details.

Den dramatischen Höhepunkt des Passionszyklus bildet sicherlich die *Kreuzigung* (Abb. 86). Hier gelingt es Duccio, über die Komposition und ein beachtliches Repertoire an mimischer und gestischer Darstellung ein Höchstmaß an emotionaler Spannung zu erzeugen.

Das schmale Kreuz von Christus erhebt sich vor einer kargen Felslandschaft hoch über der leeren Fläche des Goldgrundes. Der ausgemergelte Körper des Gekreuzigten ist in sich zusammengesackt und hängt schwer vom Balken herab (Abb. 87).

Das schlanke Kreuz teilt die Menschenmenge darunter in zwei Gruppen. Links unter dem Kreuz des guten Schächers stehen Maria, die Jünger und die Anhänger Jesu. Maria (Abb. 88) sinkt zusammen und lehnt sich an die hinter ihr stehende Frau. Ihre Hände greifen haltsuchend nach den Armen des besorgt vor ihr stehenden Johannes. In den gequälten Zügen der Aufblickenden spiegeln sich Schmerz und Mitleid. Eine Frau erhebt wehklagend ihren Arm, eine andere hüllt trauernd ihre Hand in ihren Mantel.

Gegenüber der von Schmerz und Trauer erstarrten Gruppe hat sich auf der anderen Seite unter dem Kreuz des bösen Schächers die dichtgedrängte Menge der Priester und Soldaten versammelt, die den Gekreuzigten verspotten und beleidigen. Hier herrschen Lärm und Bewegung. Man sieht Gestalten, die sich umgedreht haben, einer hat sich hingesetzt. Einige erheben die Arme in vorwurfsvoller Haltung zum Kreuz empor.

Die Farben tun ein Übriges, um die unterschiedlichen Stimmungslagen der beiden Gruppen zu vermitteln. Die Farbtöne, die die Schar der Anhänger kennzeichnen, werden in der Mitte von dem Blau-Rot-Kontrast der Gewänder von Maria und Johannes bestimmt. Um sie herum ordnet sich eine relativ gleichmäßige Abfolge von Rot- und Grüntönen an. Alles wirkt ruhig und zurückgenommen. Im Unterschied dazu wechseln sich in der Gruppe der Beleidiger Grün, Weiß, Blau und Rot in rascher Folge ab. Dies vermittelt einen unruhigen, inhomogenen Eindruck.

Es ist schon lange gesehen worden, daß Duccio in der Komposition der zweigeteilten, erregten Menschenmenge unter den Kreuzen auf eine Szene zurückgreift, die Nicola Pisano für die Reliefplatten an der Domkanzel gefertigt hat. Der Maler beläßt es aber nicht bei einer einfachen Übernahme. Es ist ihm gelungen das Geschehen mit den Mitteln seiner »Zunft«, beispielsweise den Farben, eindrücklich zu interpretieren.

Im Vergleich zum reichen Figurenaufgebot bei der *Kreuzigung,* wurde die Zahl der Personen, die bei der *Kreuzabnahme* (Abb. 89) erscheinen, stark reduziert. Dadurch entsteht eine private, intime Atmosphäre, die Stimmungen wie Schmerz und tiefe Trauer um so eindrücklicher hervortreten läßt. Der emotionale Ausdruck der Komposition wird von wenigen effektvoll eingesetzten Gesten getragen, die sich um den toten Leib Christi konzentrieren. Nikodemus kniet zu Füßen des Gekreuzigten und zieht ihm mit einer Zange die Nägel aus den Füßen. Joseph von Arimathia und Johannes umgreifen den Toten mit ihren Armen und geben ihm damit Halt. Maria ist ihrem vom Kreuz sinkenden Sohn entgegengetreten. Sie umfaßt seinen Kopf, der an ihren gelehnt ist, zärtlich mit beiden Händen. Jesu Arme hängen erschlafft ausgestreckt über ihre Schultern, so daß eine der trauernden Frauen seinen rechten Unterarm wehmütig an ihr Gesicht schmiegen kann. Fast alle Figuren stehen über ihre Gebärden mit dem Toten in Kontakt und vermitteln damit die tiefe emotionale Verbundenheit mit seiner Person.

Die Bilder von den Ereignissen nach der Kreuzigung führen den Betrachter in eine karge Felslandschaft. Wir greifen uns die Szene heraus, in der die drei Marien mit Salbgefäßen an das Grab Jesu kommen (Abb. 91). Auf dem geöffneten, römischen Marmorsarkophag sitzt ein ganz in Weiß gekleideter Engel. Er zeigt den erschreckt zurückweichenden Frauen (Abb. 92), daß dieses Grab leer ist.

Die Szene spielt sich wie die der Kreuzigung in einer hügeligen, kargen Landschaft mit kahlen Felsen ab. Kein Baum, kein Gras begrünt den trockenen Boden.

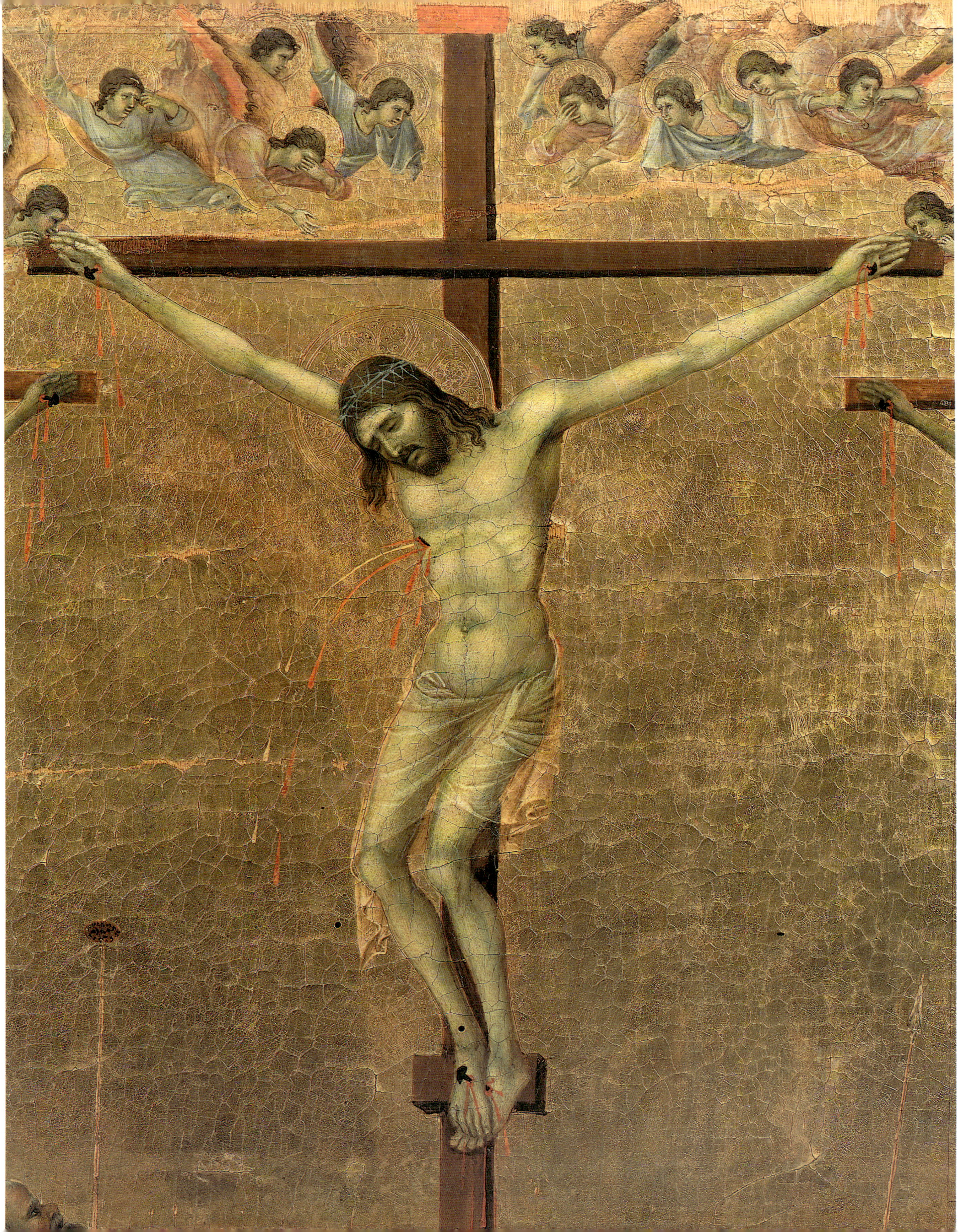

87 *Maestà, Rückseite, Mittelfeld: Die Kreuzigung*
(Detail Abb. 86)

Der schlanke, ausgemergelte Körper von Christus hängt schwer vom Querbalken des Kreuzes herab. Die einzelnen Körperformen wurden in feinster Farbmodellierung plastisch herausgearbeitet. Man erkennt, wie sich die Rippen unter der Haut abzeichnen oder der Bauchnabeln in den Muskeln einsinkt. Die Darstellung der klagenden Engel über dem Kreuz liefert ein überzeugendes Beispiel für das Repertoire an ausdrucksvollen Gesten, das Duccio zur Verfügung steht. Das Spektrum reicht von erhobenen Armen über Hände, die vor die Augen geschlagen werden, bis zum Zerreißen des Gewandes.

88 *Maestà, Rückseite, Mittelfeld: Die Kreuzigung*
(Detail Abb. 86)

Die enge emotionale Beziehung von Maria und Johannes, dem Lieblingsjünger Jesu, findet in der Geste der verschränkten Arme und Hände überzeugenden Ausdruck. Johannes hält mit seiner linken Hand ihre rechte Hand umklammert, um Marias Körper vorm Zurücksinken zu bewahren, während sie haltsuchend mit der linken Hand nach seinem Unterarm greift.

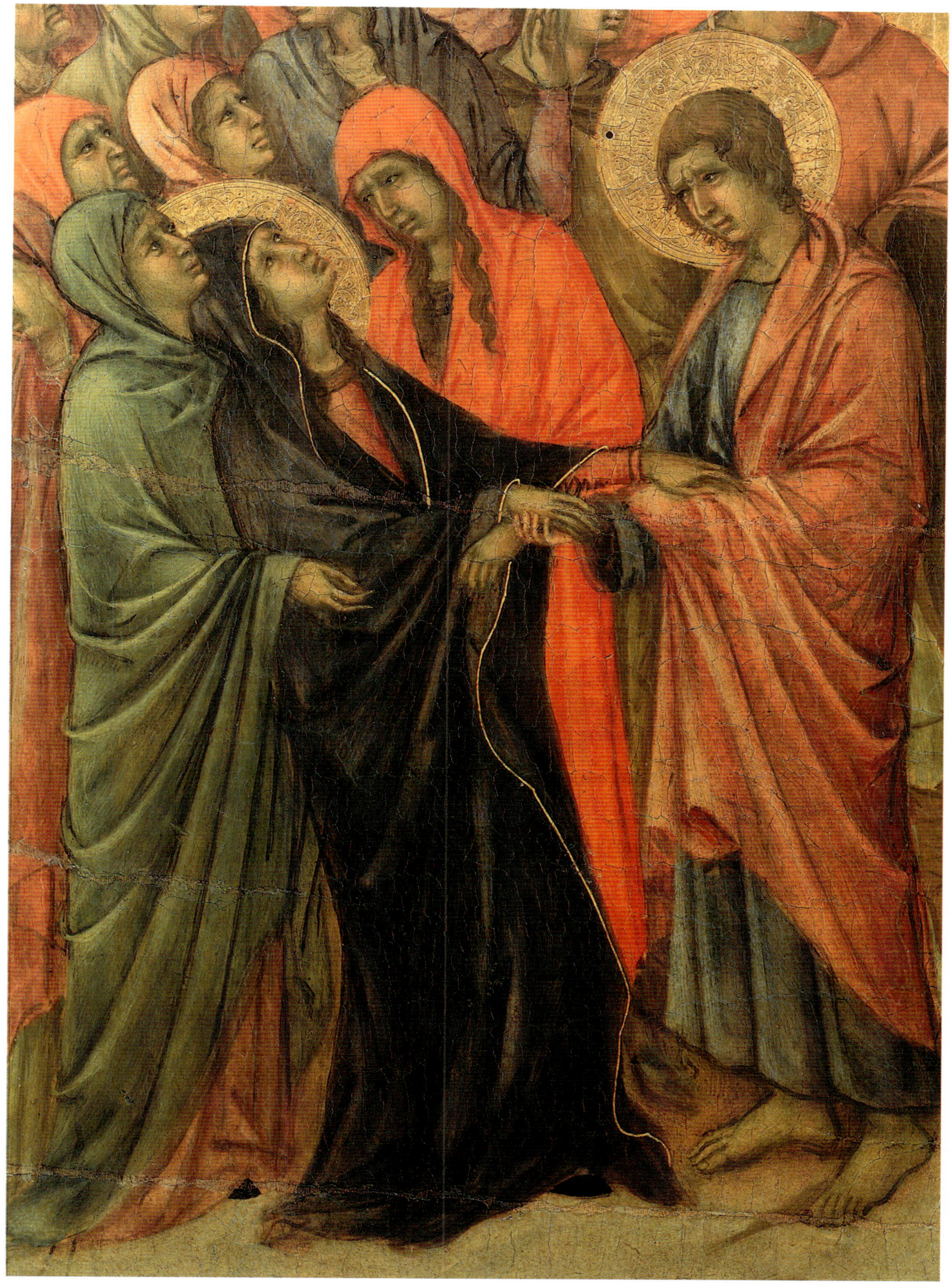

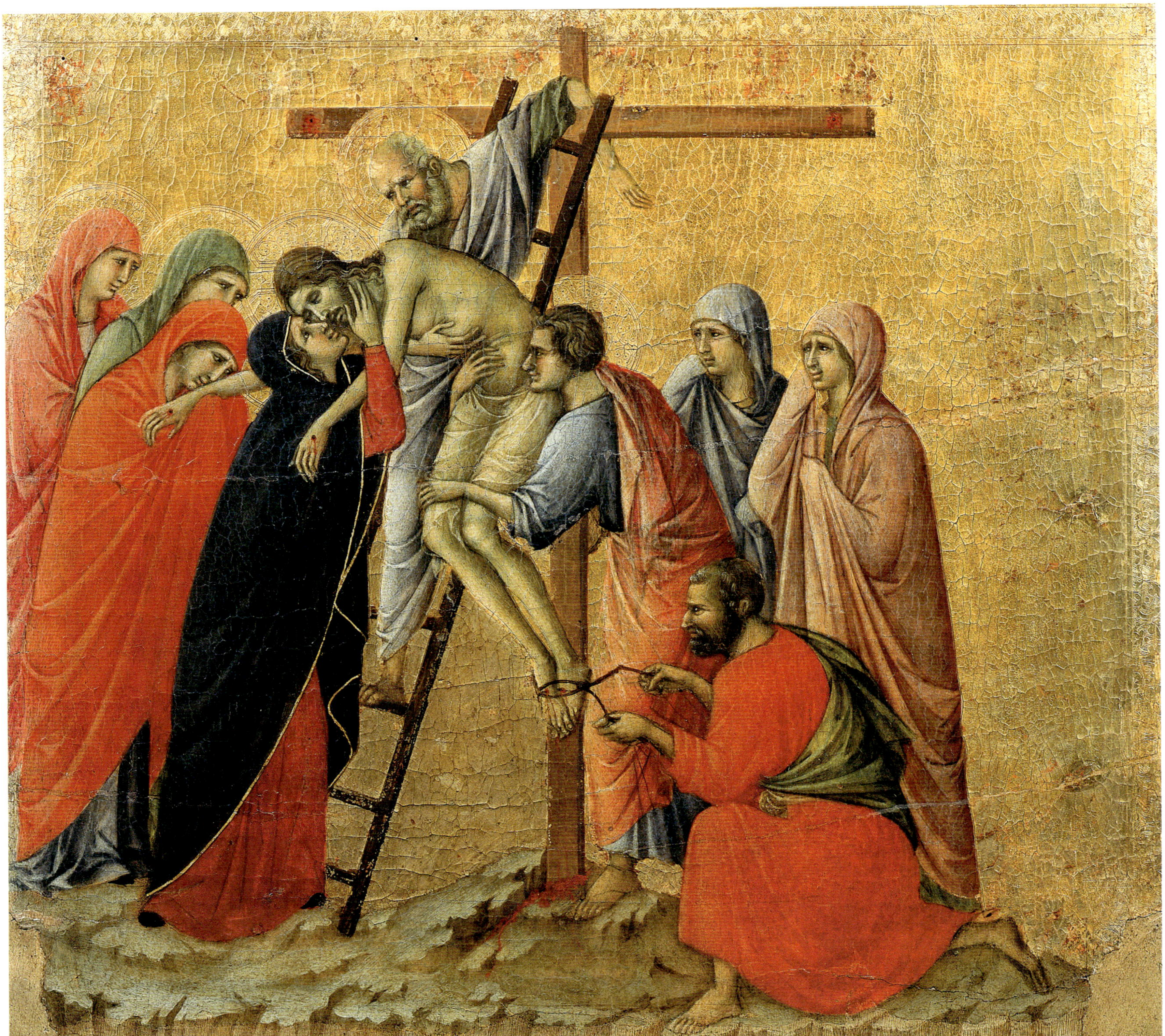

89 *Maestà, Rückseite, Mittelfeld: Die Kreuzabnahme,* 1308–1311
Tempera auf Holz, 101,3 x 53,7 cm (zusammen mit: *Die Grablegung*)
Museo dell' Opera del Duomo, Siena

Joseph von Arimathia und Johannes stützen den leblosen Körper Christi, während Nikodemus ihm mit einer Zange die Nägel aus den Füßen zieht Maria nimmt ihren toten Sohn in die Arme. Die Anordnung der überkreuzten Arme und die Gegenüberstellung der beiden Gesichter – der helle Teint mit grünlichen Schatten am toten und der dunklere mit durchbluteten Wangen am lebenden Gesicht – bringt die starke Emotionalität der Szene überzeugend zur Anschauung.

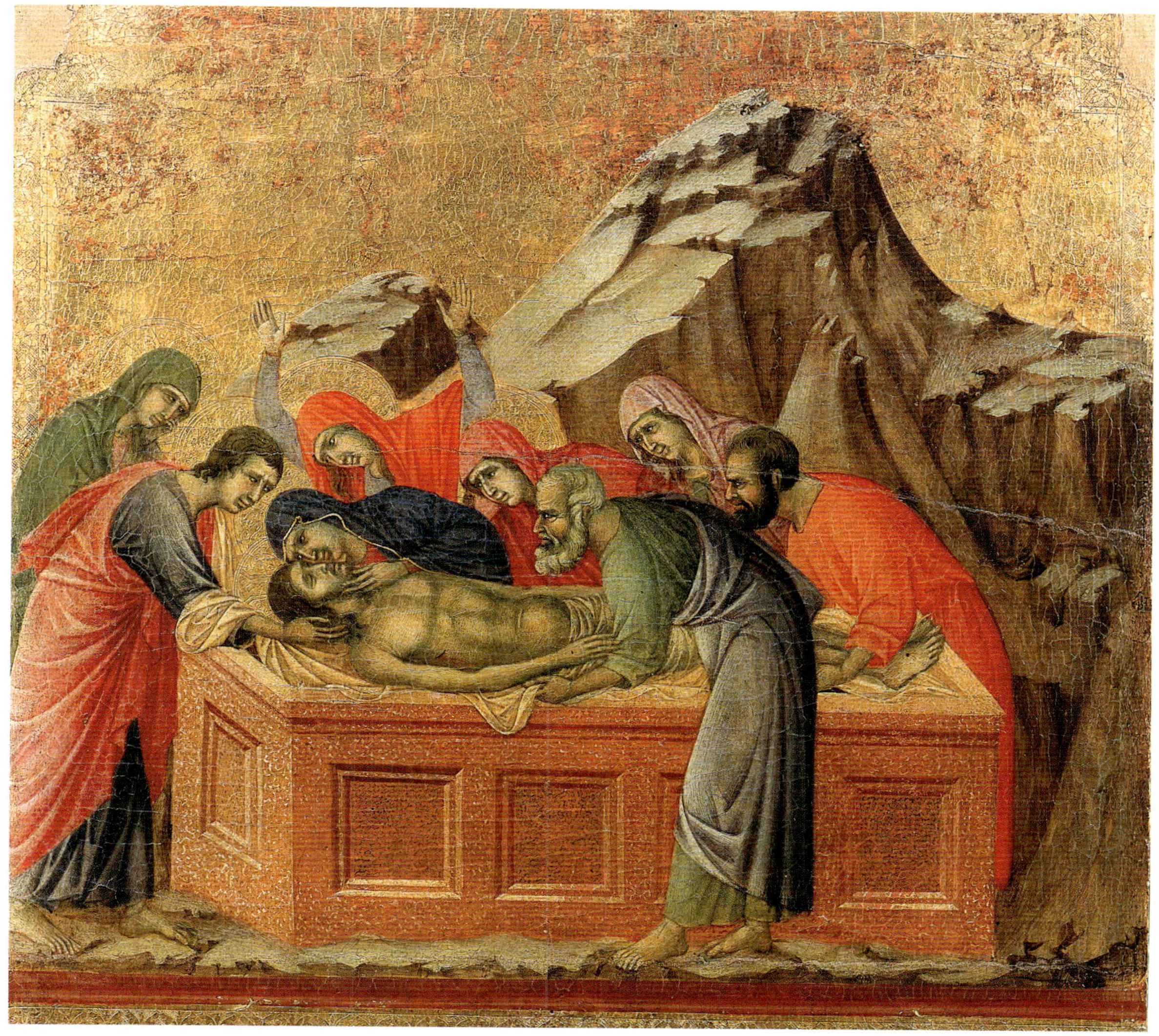

90 *Maestà, Rückseite, Mittelfeld: Die Grablegung,* 1308–1311
Tempera auf Holz, 101,3 x 53,7 cm (zusammen mit: *Die Kreuzabnahme*)
Museo dell' Opera del Duomo, Siena

Die Stimmung am Sarkophag Christi, über den sich alle Anwesenden beugen, wird durch einige wenige ausdrucksstarke Gesten vermittelt. Joseph von Arimathia rückt fürsorglich das Grabtuch zurecht, Maria küßt ihren toten Sohn und umfaßt dabei zärtlich sein Kinn, Maria Magdalena erhebt in Verzweiflung beide Arme zum Himmel.

Obwohl das Aussehen der Hügel schematisch und formelhaft wirkt und in dieser Form sicher nicht in der Natur vorzufinden ist, bemüht sich Duccio doch bei den Betrachtenden den Eindruck einer Landschaftserfahrung hervorzurufen. Der Bildraum ist aus drei hintereinandergestaffelten Schichten aufgebaut. Vorne steht die Gruppe der drei Frauen, dahinter der Sarkophag, hinter dem sich wiederum die Hügel auftürmen. Der Felsboden faßt die Gruppe der Frauen, den Sarkophag und die vorderste Bildebene in einem Raum, der sich von hinten nach vorne erstreckt, zusammen. Auch die Felshügel an sich wirken nicht flach wie aufgestellte Kulissen, sondern werden mit Licht und Schatten plastisch modelliert. Man sieht, wie tiefe, dunkle Einbrüche in die Felsmasse einschneiden, die oben von hell beschienenen Flächen abgeschlossen wird.

Auch in diesem Bild setzt Duccio die gegebenen erzählerischen Elemente ein, um das im Bild dargestellte Geschehen zu akzentuieren. Das Erschrecken und Erstaunen der zurückweichenden Frauen zeigt sich auch in der relativ weiten Distanz, in der sie von dem sitzenden Engel erscheinen. Die deutliche Trennung der Figuren, mit der Spannung aufbaut wird, wird aber noch durch die Gestaltung der Hügelkette verstärkt. Der Engel wird von einem hohen, massiven Berg, die drei Frauen hingegen nur von zwei flacheren Hügeln hinterfangen. So werden die beiden Erzähleinheiten gewichtet, durch den Anstieg des Felsmassivs miteinander verbunden und zugleich durch den Einschnitt zwischen den Bergen voneinander getrennt.

Duccio erweist sich in den szenischen Bilderfolgen der *Maestà* als brillanter und versierter Bilderzähler, der überlieferte Formen mit lebendiger Anschauung zu kombinieren wußte. Er verstand es durchaus, die neuesten Mittel, die der Malerei seiner Zeit zur Verfügung standen, wie etwa die Farbmodellierung zur räumlichen Darstellung, geschickt umzusetzen. Seine Bilder gewinnen ihre Überzeugungskraft durch eine überlegte szenische »Regie« der Figuren, deren Haltung, Bewegung, Gestik und Mimik ebenso gut beobachtet sind wie sie effektvoll eingesetzt werden. Seine Kompositionen entstehen aus einem sicheren Umgang mit dem Spiel der eleganten gotischen Linie und der Wirkung seiner reichen Farbpalette. Dargestellte Räume und handelnde Figuren werden zu einer überzeugenden bildlichen Einheit zusammengefügt. Eine genau beobachtete Wiedergabe von Details bedingt die beeindruckende Lebensnähe seiner Bilder.

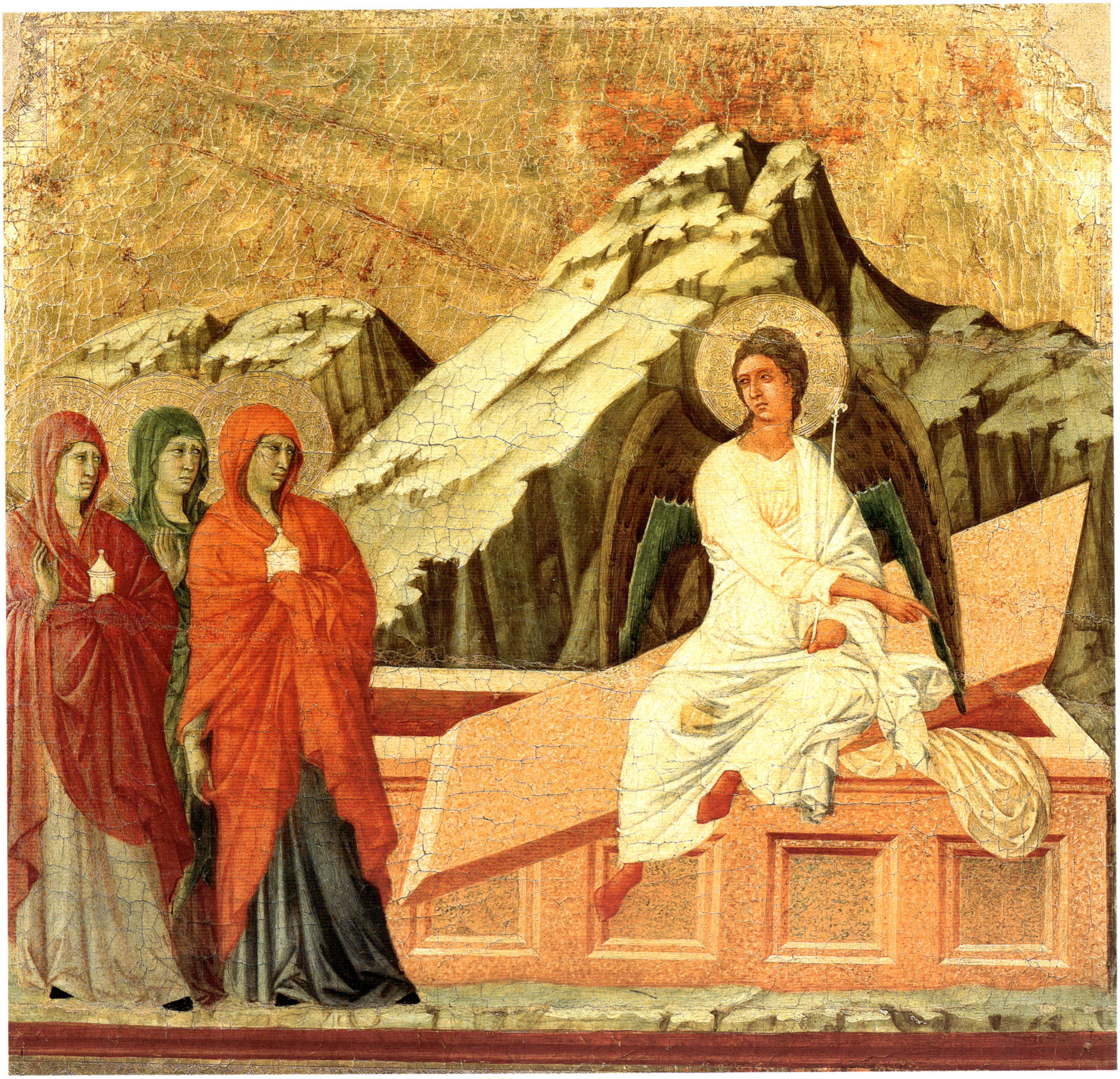

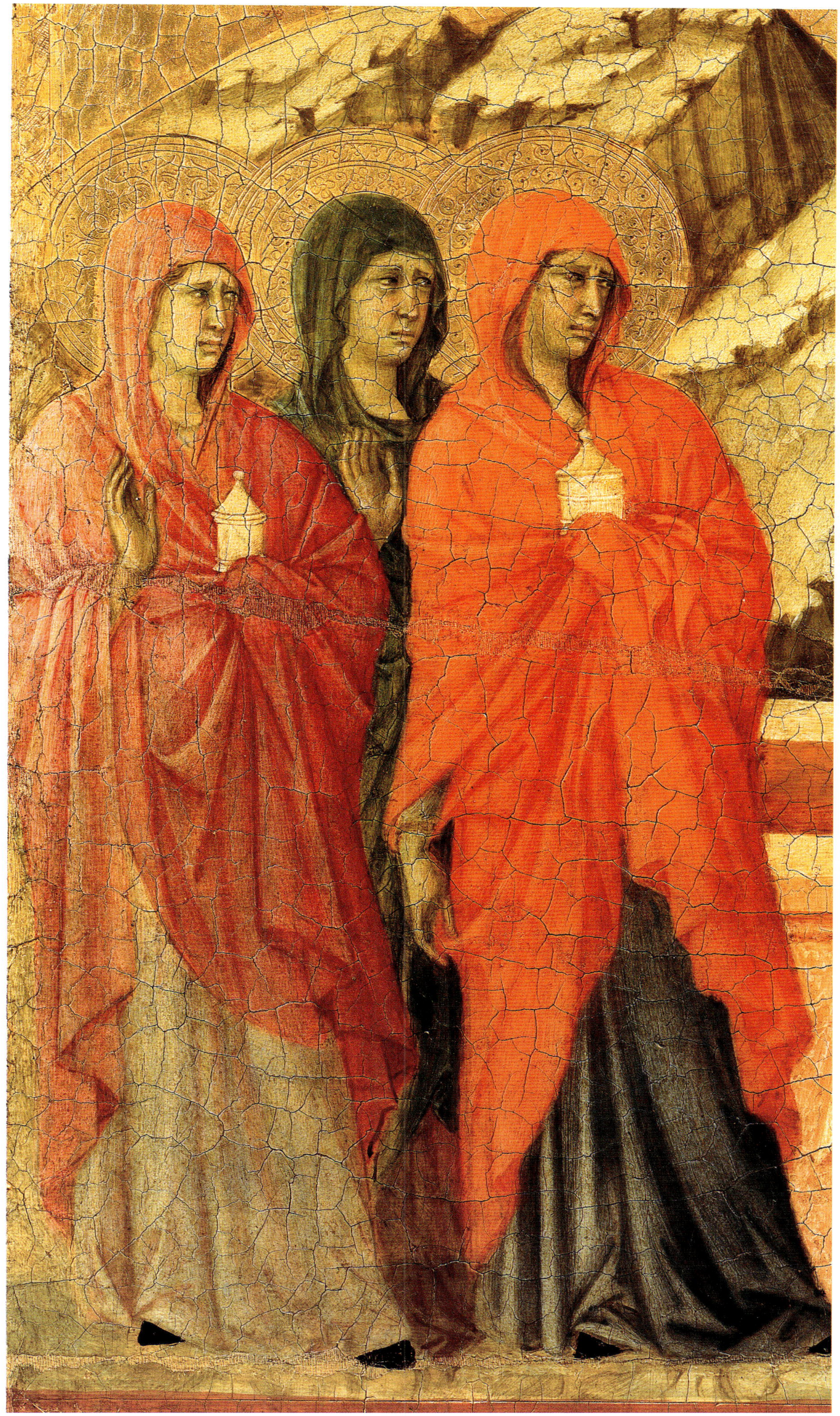

91 *Maestà, Rückseite, Mittelfeld: Die drei Frauen am Grab,* 1308–1311
Tempera auf Holz, 101,4 x 52,9 cm (zusammen mit: *Christus in der Vorhölle*)
Museo dell' Opera del Duomo, Siena

Die drei Frauen, die Salbgefäße zum Grab Christi bringen wollten, müssen erkennen, daß es schon geöffnet ist. Erschreckt weichen sie vor einem Engel im weißen Gewand zurück, der mit ausgestrecktem Finger auf den leeren Sarkophag zeigt. Das leuchtende Weiß seines Gewand versucht den Eindruck der »glänzenden Kleider« wiederzugeben, von denen der Bibeltext spricht.

92 *Maestà, Rückseite, Mittelfeld: Die drei Frauen am Grab* (Detail Abb. 91)

Die Komposition der Frauengruppe ist möglicherweise im direkten Rückgriff auf antike Motive entstanden, wie beispielsweise die weiblichen Gewandfiguren auf römischen oder frühchristlichen Sarkophagen. Die Skulpturen Giovanni Pisanos haben als Vorbild sicher auch hier wieder eine Rolle gespielt.

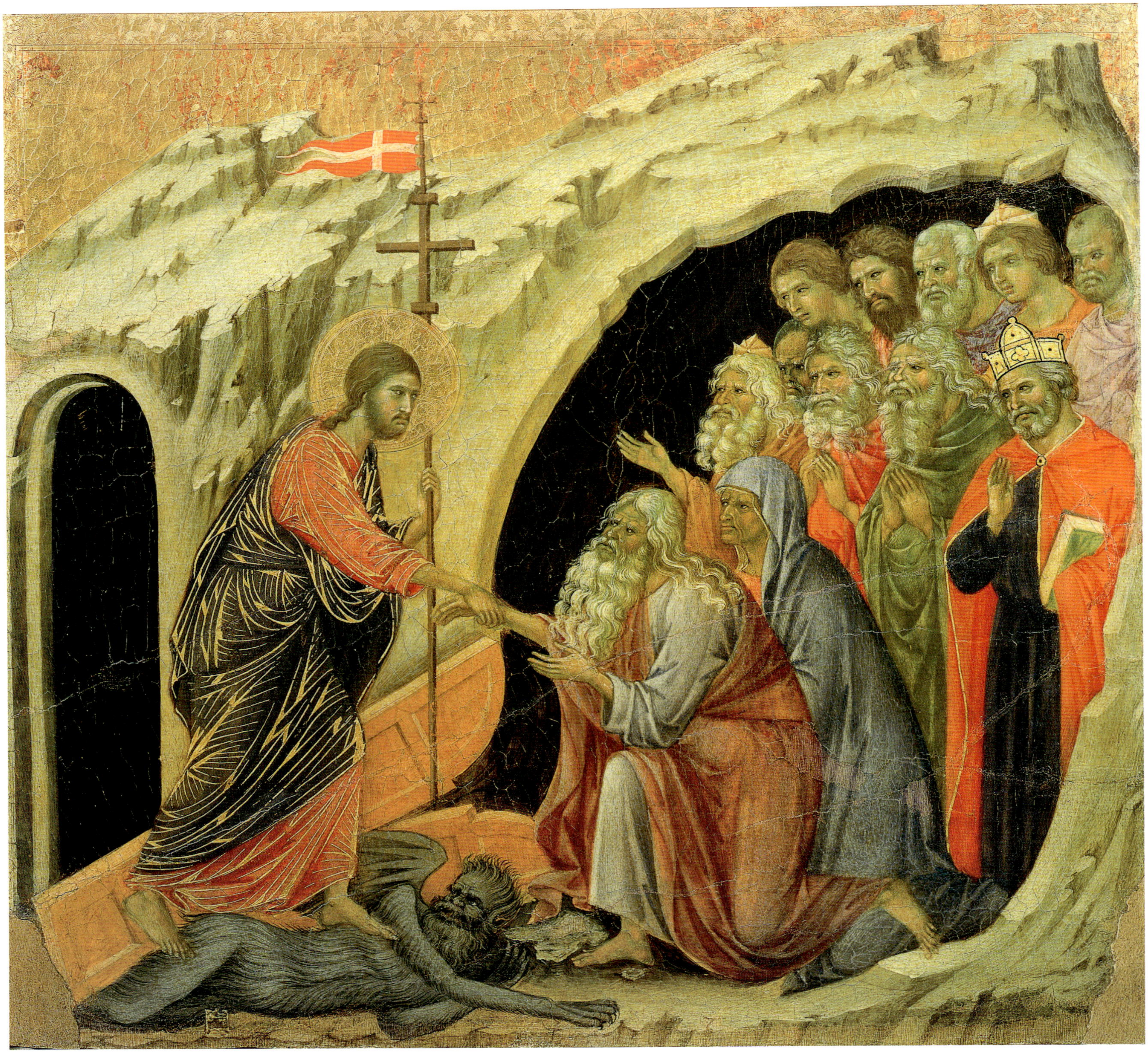

93 *Maestà, Rückseite, Mittelfeld: Christus in der Vorhölle,* 1308–1311
Tempera auf Holz, 101,4 x 52,9 cm (zusammen mit: *Die drei Frauen am Grab*)
Museo dell' Opera del Duomo, Siena

Christus hat die Höllentore bereits überwunden. Sie liegen zerstört am Boden. Er ist bei der Vorhölle angelangt und befreit die Stammeseltern der Menschheit. Adam, der ihm als erster entgegenkommt, reicht er die Hand. Als Zeichen seines Sieges steht Christus auf einem zornig am Boden liegenden Teufel.

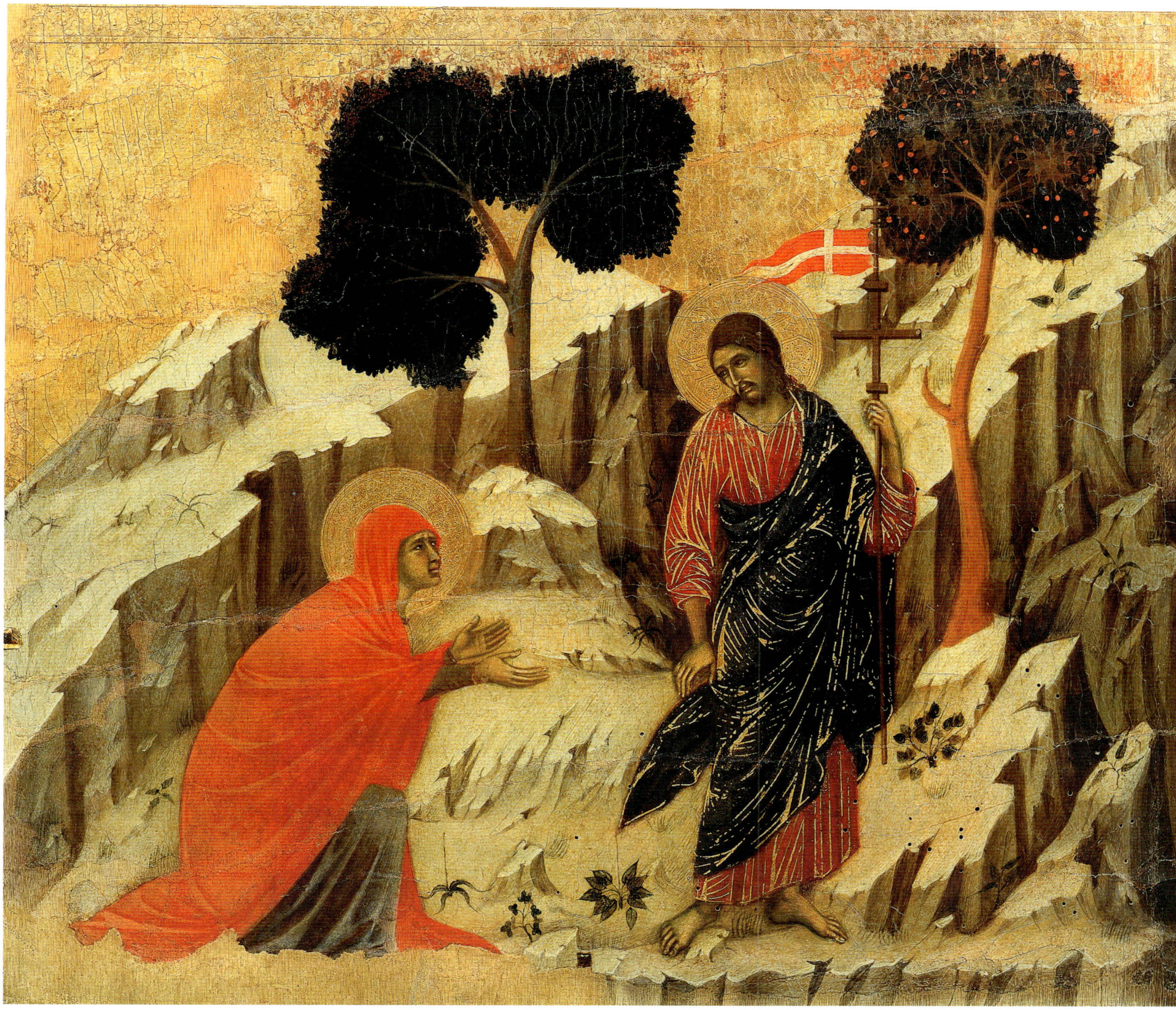

94 *Maestà, Rückseite, Mittelfeld: Noli me tangere,*
1308–1311
Tempera auf Holz, 101,4 x 57,2 cm (zusammen mit: *Der Weg nach Emmaus*)
Museo dell' Opera del Duomo, Siena

Die Szene schildert den Moment, in dem Maria Magdalena, die Jesu Leichnam verzweifelt gesucht hat, ihren »Herrn« erkennt und ihm sich auf Knien nähern will. Jesus weicht mit den Worten zurück: »Rühre mich nicht an (=Noli me tangere); denn ich bin noch nicht aufgefahren zum Vater!« Die Lücke zwischen den ansteigenden Felsen und die beiden Bäume betonen die Figur Jesu. Wie auf den meisten anderen Bildern, die Szenen nach Christi Tod darstellen, ist dessen »Entkörperung« durch die glänzenden Goldfalten im Gewand veranschaulicht.

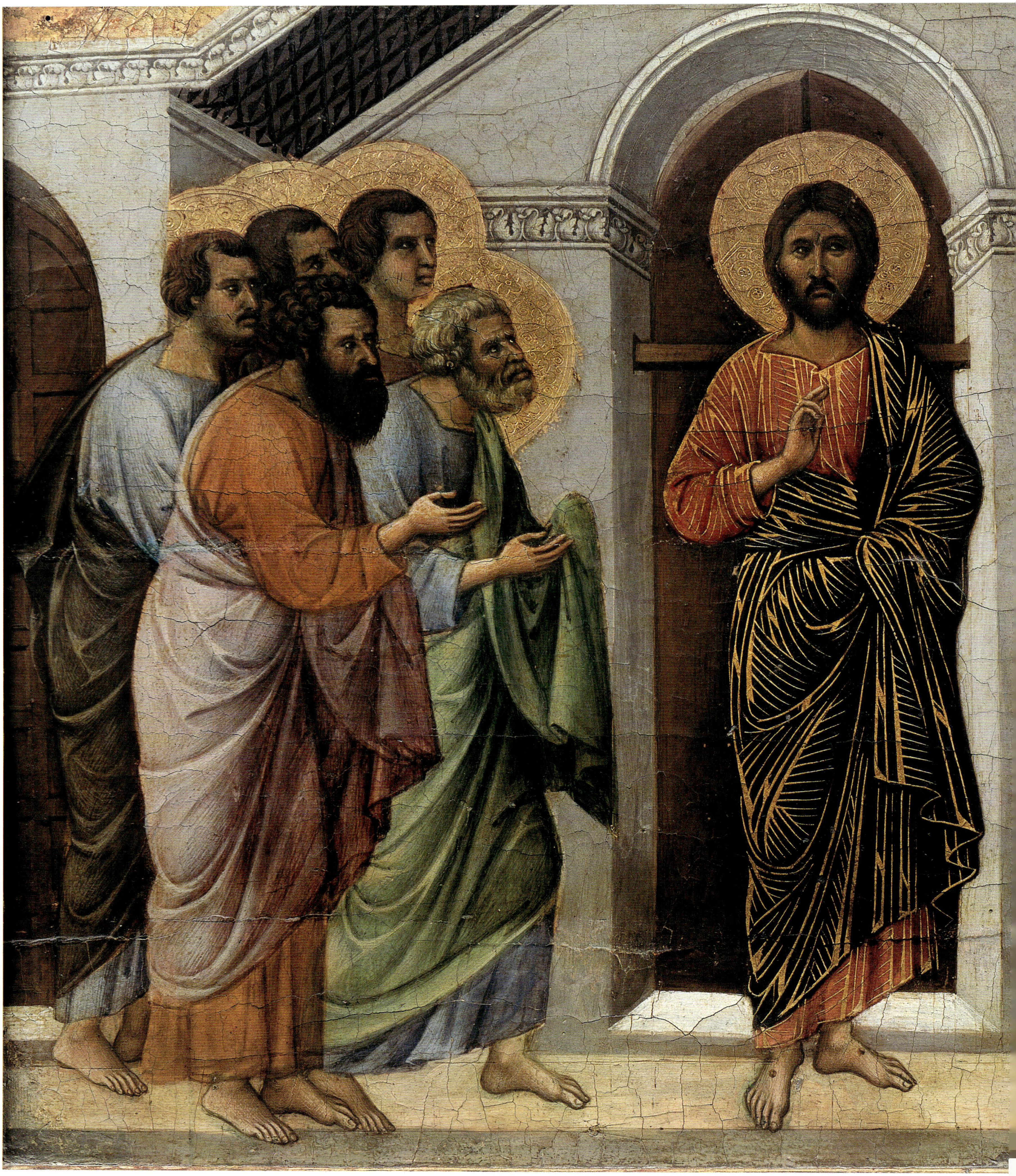

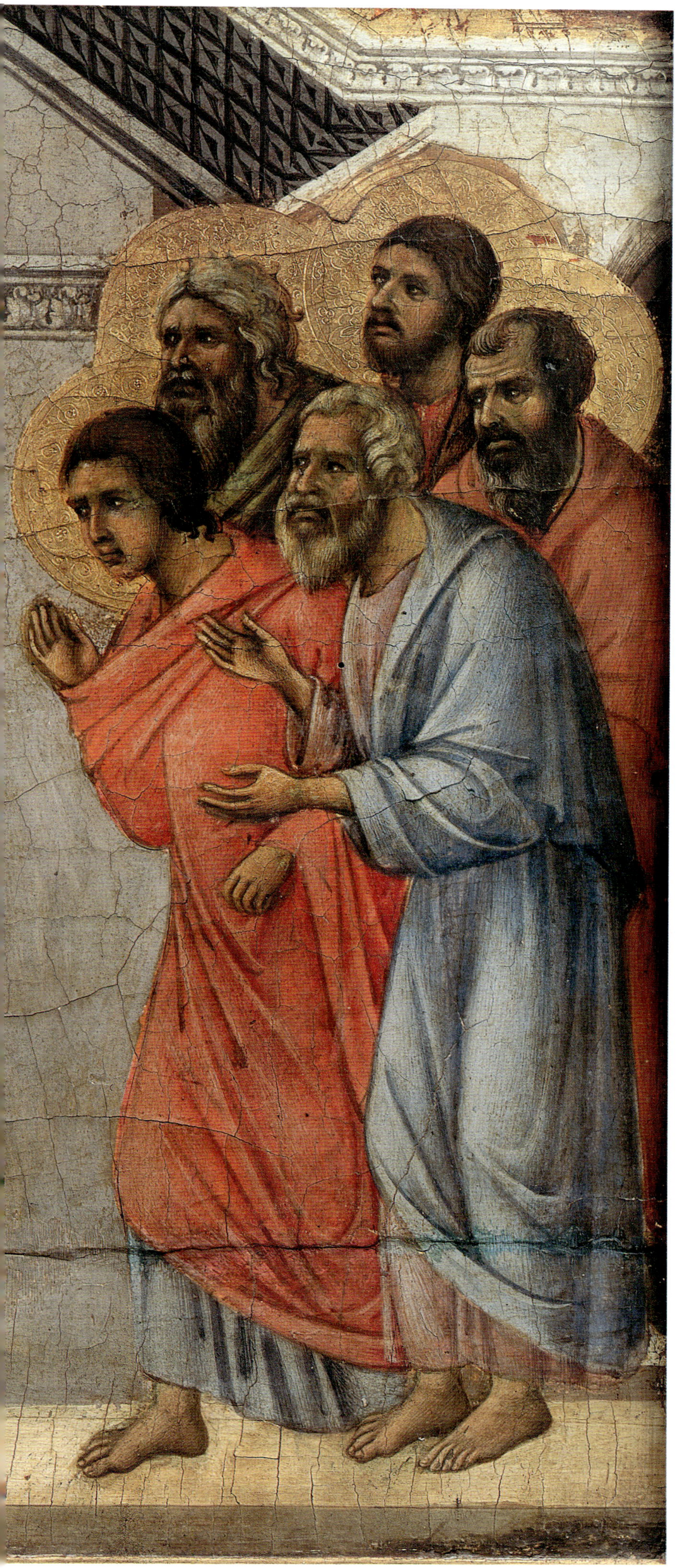

95 *Maestà, Rückseite, Bekrönungstafeln: Die Erscheinung vor verschlossenen Türen*, 1308–1311
Tempera auf Holz, 39,7 x 52,2 cm
Museo dell' Opera del Duomo, Siena

Die Jünger, die um ihr Leben fürchten, haben sich in ein Haus geflüchtet und halten die Türen verschlossen. Christus erscheint ihnen vor einer fest verriegelten Holztür, vor die zum zusätzlichen Schutz ein Balken gelegt wurde. Die Figur des Auferstandenen, die die Bildmitte beherrscht, wird von der Türlaibung und dem Türbogen perfekt eingerahmt. Der Unterschied in der Anwesenheitsform der Jünger und Christi wird auch hier durch die unterschiedliche Gewandbehandlung deutlich.

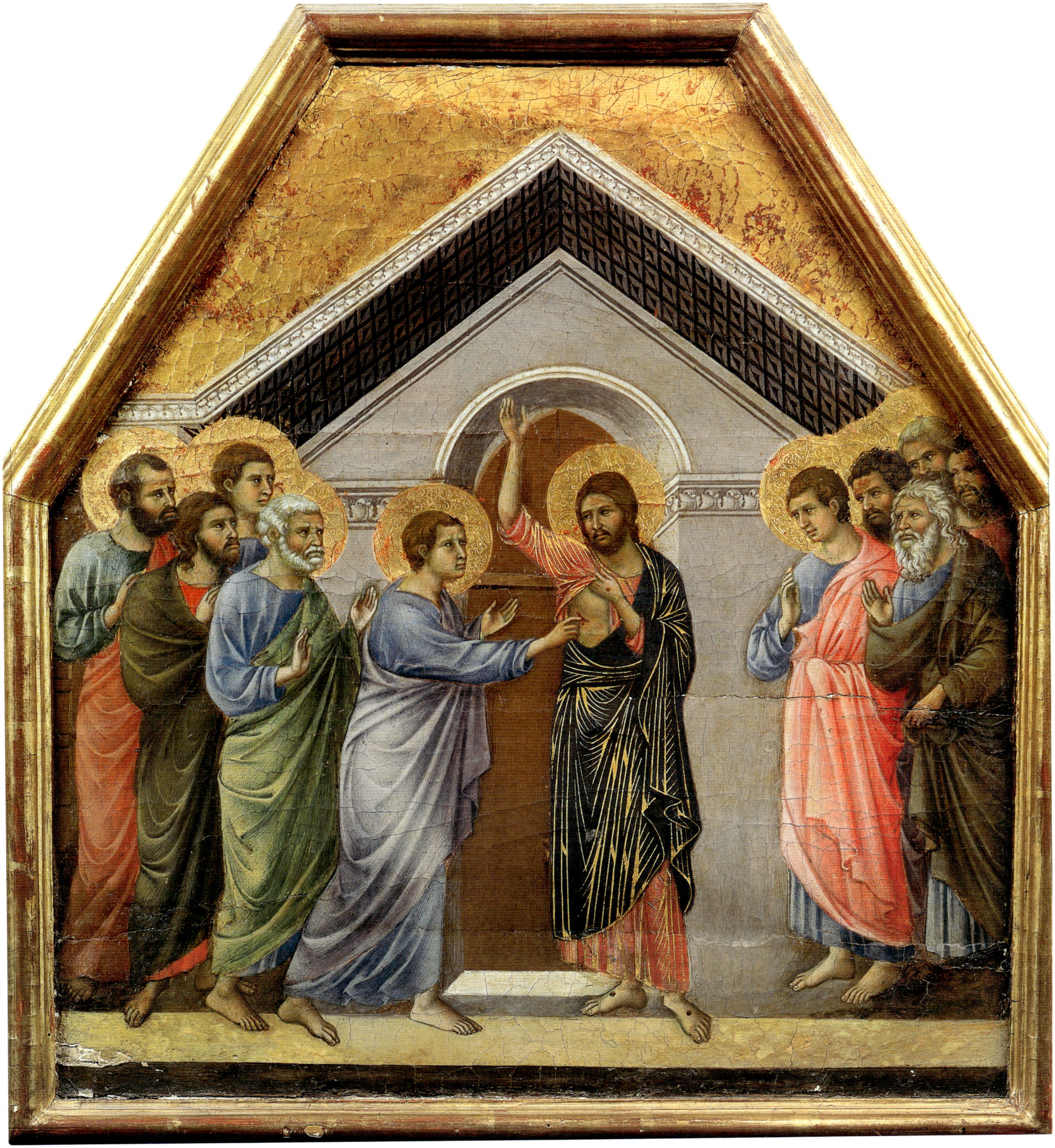

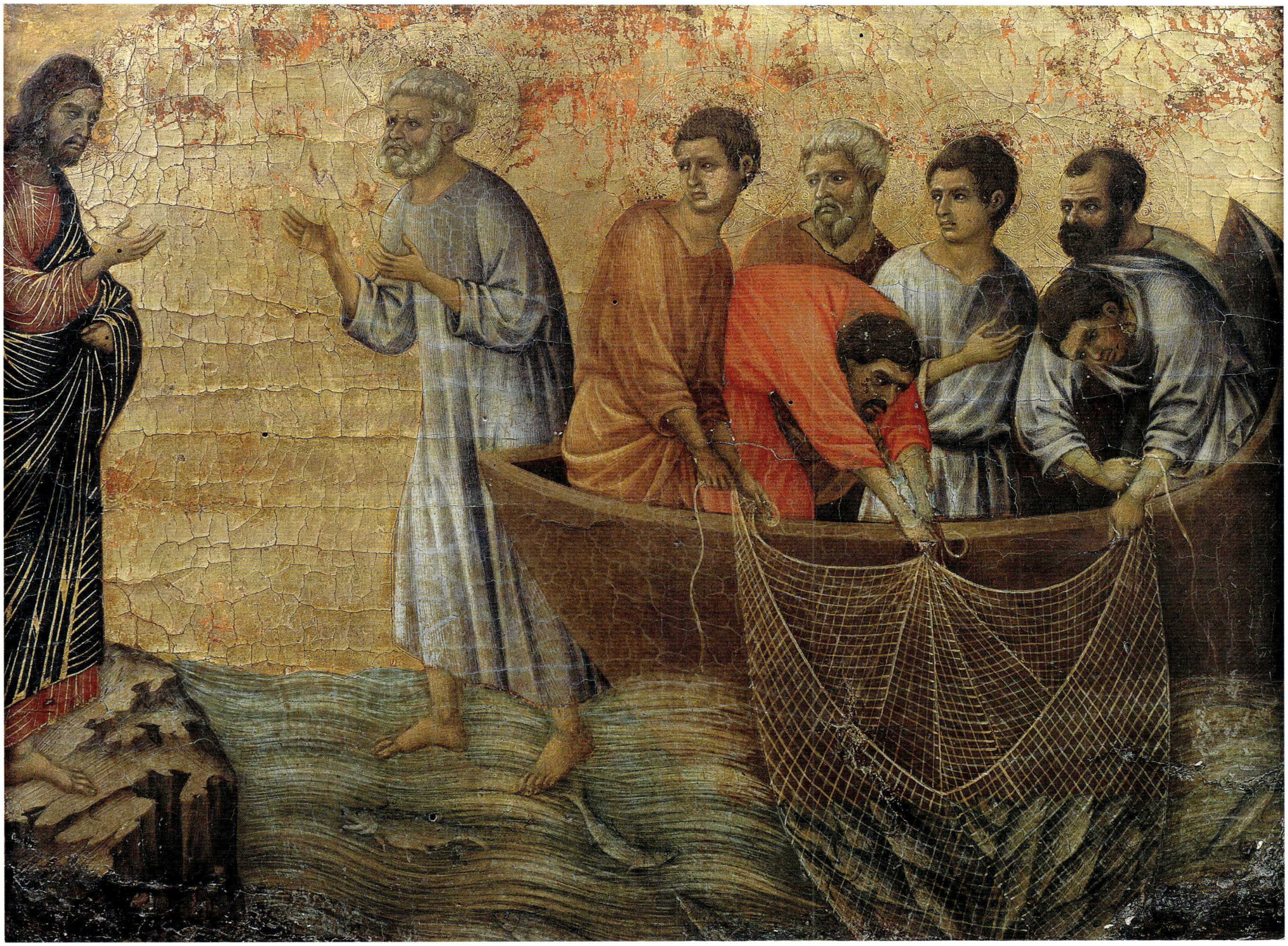

96 *Maestà, Rückseite, Bekrönungstafeln: Der ungläubige Thomas,* 1308–1311
Tempera auf Holz, 56,1 x 50,7 cm
Museo dell' Opera del Duomo, Siena

Die Szene, in der der ungläubige Jünger Thomas zur Bestätigung der Identität des Heilands seinen Finger in die Seitenwunde Christi legt, spielt sich in demselben Raum ab wie die vorhergehende Erscheinung. Unstimmigkeiten in der räumlichen Zuordnung der linken Apostelgruppe lassen die Figuren wie schwebend wirken.

97 *Maestà, Rückseite, Bekrönungstafeln: Die Erscheinung auf dem See Tiberias,* 1308–1311
Tempera auf Holz, 36,5 x 47,5 cm
Museo dell' Opera del Duomo, Siena

Vom Seeufer aus befiehlt Christus den Jüngern, die nichts gefangen haben, das Netz nochmals auszuwerfen. Es ist daraufhin so voll von Fischen, daß drei Männer es kaum hochziehen können. Die tief gebeugte Haltung der Jünger und das nach unten sich beulende Netz machen die Last der Fische anschaulich.

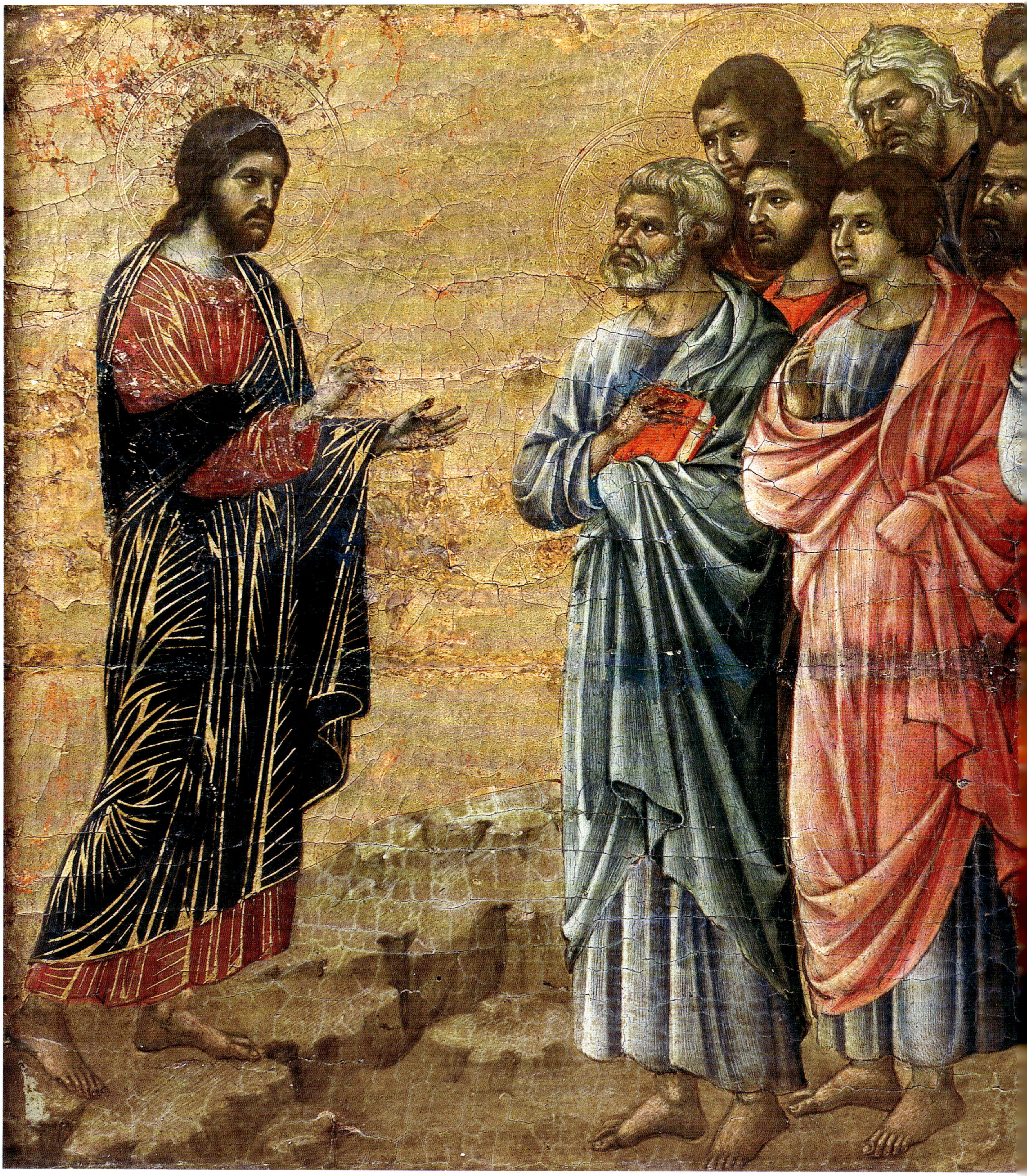

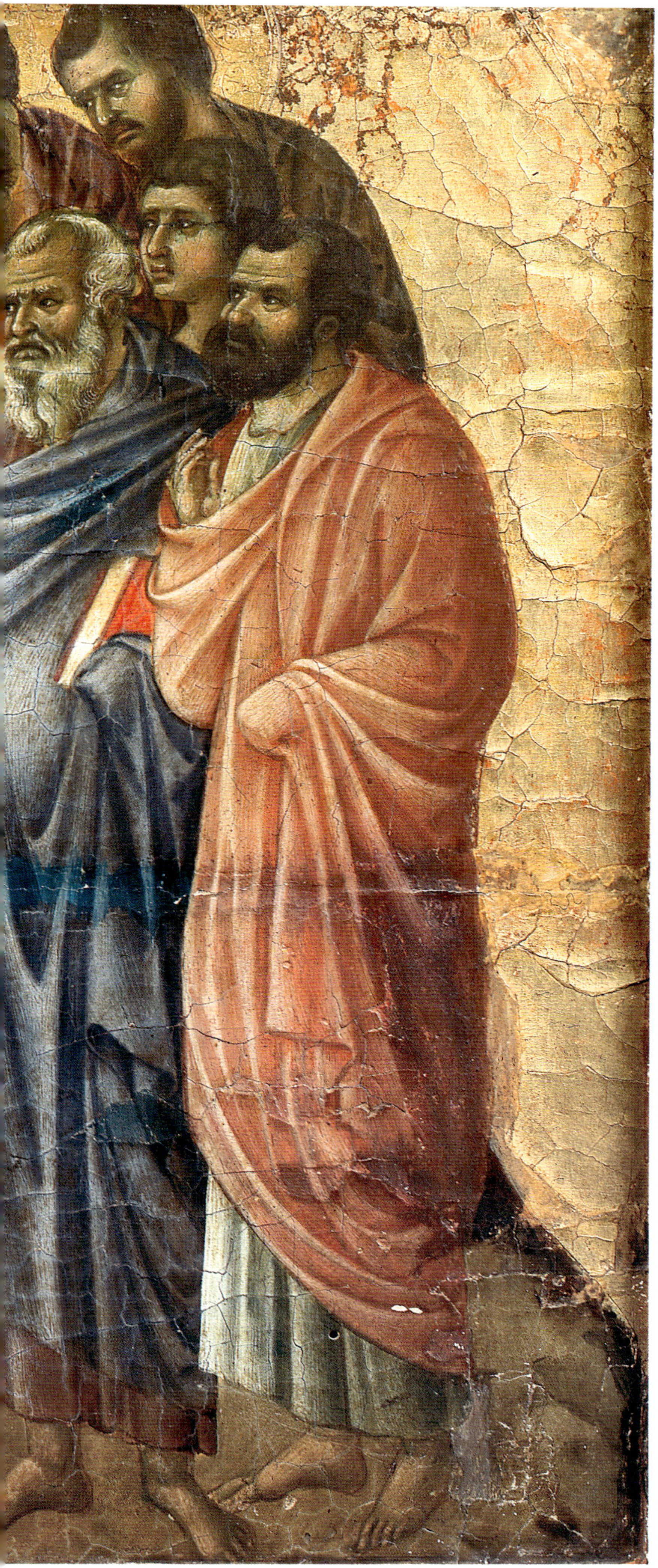

98 *Maestà, Rückseite, Bekrönungstafeln: Die Erscheinung auf dem Berg*, 1308–1311
Tempera auf Holz, 36,4 x 47,6 cm
Museo dell' Opera del Duomo, Siena

Christus beauftragt seine Jünger den christlichen Glauben in die Welt zu tragen. Seine beiden Hände sind im Redegestus erhoben. Die Apostel stehen ruhig und hören zu. Zwei von ihnen tragen Bücher, die sicherlich auf den Missionsauftrag hinweisen.

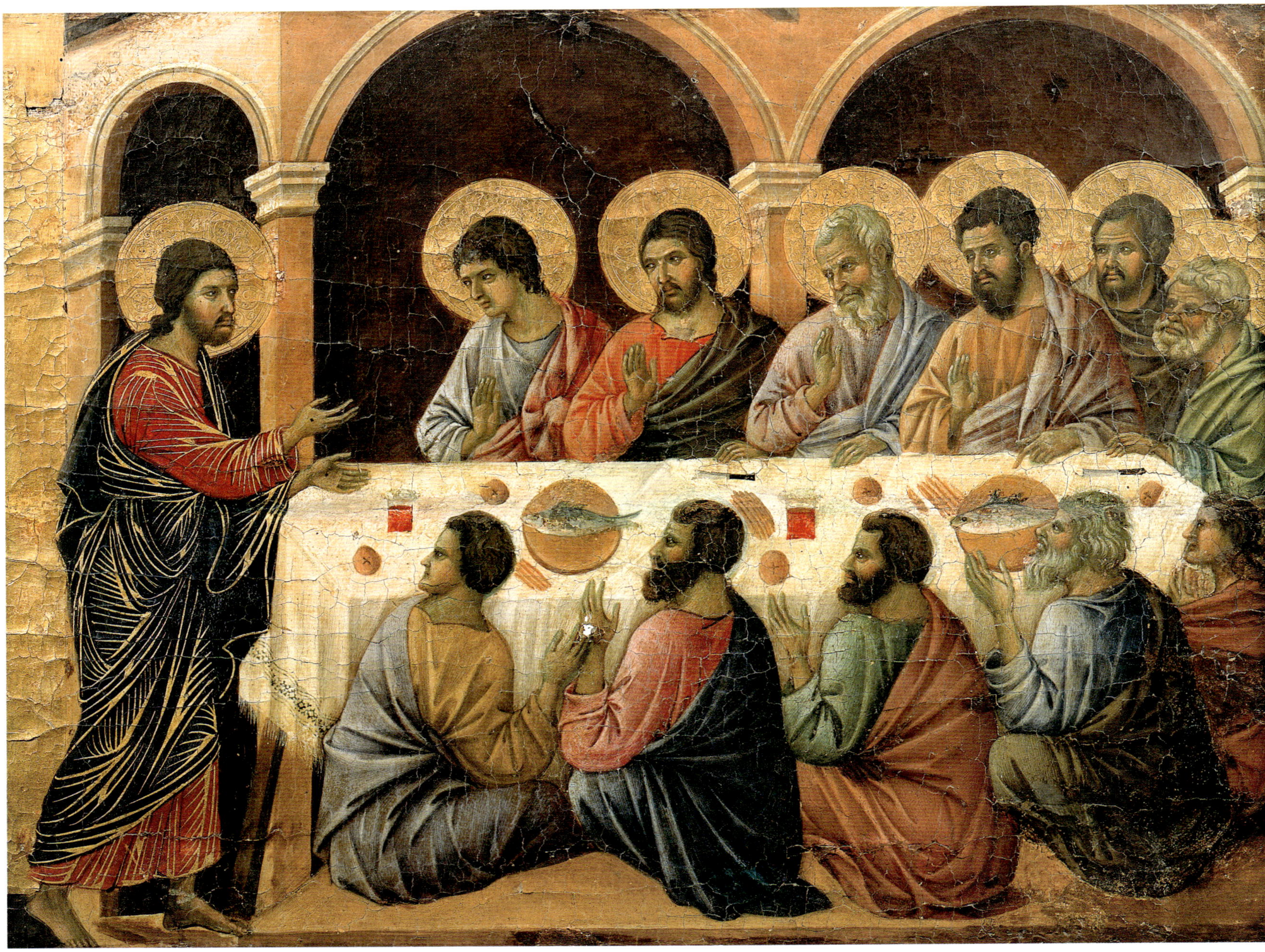

99 *Maestà, Rückseite, Bekrönungstafeln: Die Erscheinung bei den Aposteln,* 1308–1311
Tempera auf Holz, 39,5 x 52 cm
Museo dell' Opera del Duomo, Siena

Da die Apostel nicht glauben konnten, daß der auferstandene Christus vor ihnen steht, nimmt er an ihrem gemeinsamen Essen teil. Entsprechend dem Text des Lukasevangeliums, der von gebratenem Fisch spricht, erblickt man zwei Teller mit Fisch auf dem langen Tisch. Die perspektivische Darstellung der räumlichen Gegebenheiten ist wie bei dem nachfolgenden Pfingstwunder wenig schlüssig.

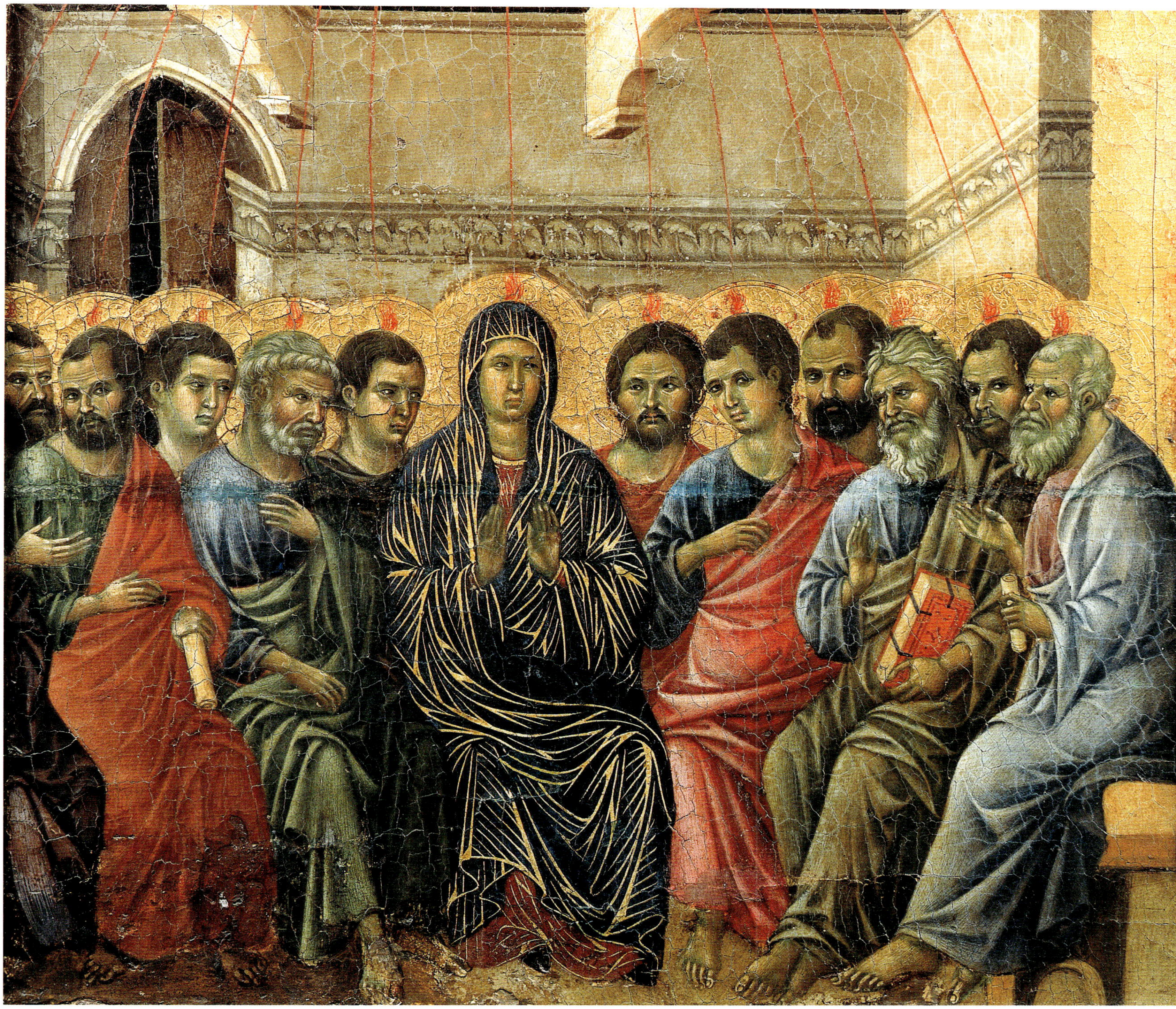

100 *Maestà, Rückseite, Bekrönungstafeln: Die Herabkunft des Heiligen Geistes,* 1308–1311
Tempera auf Holz, 38,1 x 43 cm
Museo dell' Opera del Duomo, Siena

Entgegen der Angaben aus der Apostelgeschichte ist Maria bei dem Pfingstwunder anwesend. Sie sitzt an zentraler Stelle unter den Jüngern. Ihre Gestalt wird zudem durch das Goldmuster auf dem blauen Gewand hervorgehoben.

Die Farbkompositionen Duccios bestechen durch einen Ideenreichtum und eine Raffinesse, die Anfang des 14. Jahrhunderts ihresgleichen sucht. Die Wirkung der prächtigen Altartafeln aus seiner Werkstatt beruht zu einem großen Teil auf dem gekonnten Umgang mit dem Mittel Farbe. Duccios Palette ist äußerst vielfältig und nuanciert. Sie reicht von tiefem und hellem Blau, Violett, Zinnoberrot und Weinrot über Braun, Olivgrün und Hellgrün zu Gelb und Weiß.

Technische Untersuchungen haben ergeben, daß die Vielzahl an Zwischentönen aus insgesamt sechs Pigmenten gemischt wurde: einem weißen aus einem Bleisalz, einem blauen aus Lapislazuli, einem grünen aus Malachit, einem roten aus Zinnober oder roter Erde, einem schwarzen aus pflanzlichen Substanzen und einem braunen aus brauner Erde. Auch diese Pigmente beschreibt Cennino Cennini in seinem Malerei-„Kochbuch" (siehe S. 18).

Zusätzlich setzte Duccio in seinen Bildern Gold in einer ganz neuen Funktion ein. In vielen mittelalterlichen Tafeln fand es ausschließlich als Goldgrund Verwendung. Diese einheitlich leuchtende Hintergrundsfläche gibt keinen Farbwert an, der einen Gegenstand näher charakterisiert, sondern vermittelt den Eindruck eines unendlichen, unbestimmbaren Raumes. Die Schauseite der *Maestà* bietet nun ein schönes Beispiel dafür, wie Gold darüber hinaus auch als eine Farbe neben anderen eingesetzt werden kann. Die Stoffe und Tücher von Gewändern und Thron sind mit prächtigen Goldornamenten überzogen. Das Gold durchdringt als Linie oder Fläche alle Farben des Bildes, läßt diese aufleuchten und erhöht den feierlichen Glanz der großen Schauseite.

Im Unterschied zur vorhergehenden romanischen Malerei, in der einheitlich gefärbte, bunte Flächen im starken Kontrast nebeneinander gesetzt wurden (Abb. 101), gibt es bei Duccio eine neue Art feiner Farbabstufungen, die wahrscheinlich wie bei seinen römischen oder florentinischen Zeitgenossen auf Antikenerfahrungen zurückzuführen sind. Jeder einzelne Farbton wurde bei Duccio sehr dünn und durchscheinend in mehreren Schichten übereinander aufgetragen. Dadurch entstand der wie aus der Tiefe heraus leuchtende, glühende Farbeindruck, der den Figuren und Gegenständen ihre lebendige und plastische Erscheinung verleiht. Die Vielfalt der so erzielten Farbwerte läßt sich sehr gut an den figurenreichen Szenen des Passionszyklus auf der Rückseite der *Maestà* beobachten. An den Gewändern der Figuren werden unterschiedliche Nuancen von Grün-, Blau- und Rottönen durchgespielt. Die Technik feiner Farbabstufungen ermöglichte es zudem, die räumliche Erscheinung von dreidimensionalen Gegenständen und

101 Sienesischer Maler
*Thronender Johannes der Täufer und Begebenheiten aus seinem Leben* (Detail *Geburt Johannes des Täufers; Maria stellt Jesus der heiligen Elisabeth und dem Johannesknaben vor)*, 13. Jahrhundert.
Tempera auf Holz
Pinacoteca Nazionale, Siena

Die Figuren und die Hintergrundarchitektur sind durch stark buntfarbige Flächen gegliedert. Rot, Grün und Blau folgen im Wechsel aufeinander, ohne Rücksicht auf die Wiedergabe der tatsächlichen Erscheinung einer beispielsweise einheitlich getönten Gebäudewand zu nehmen.

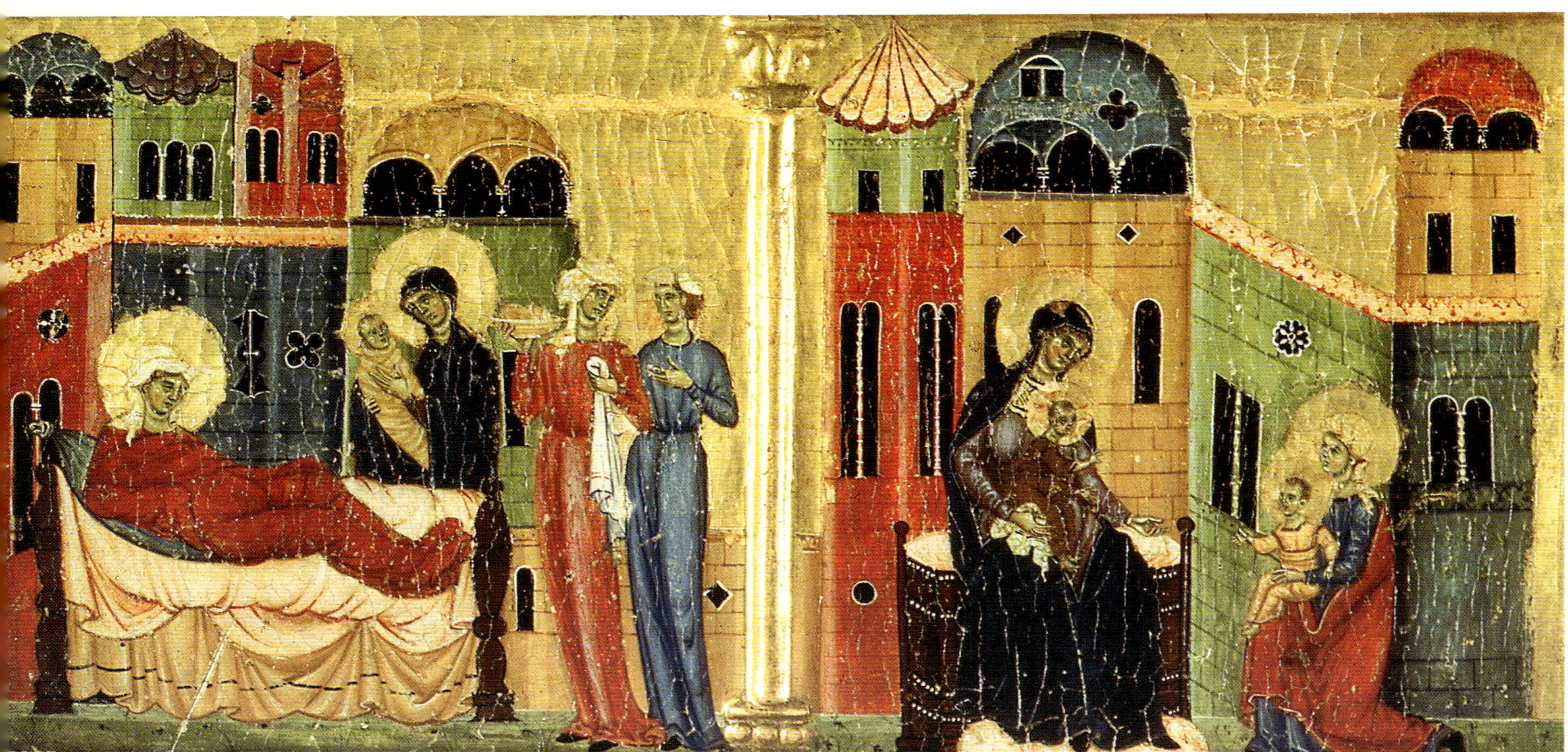

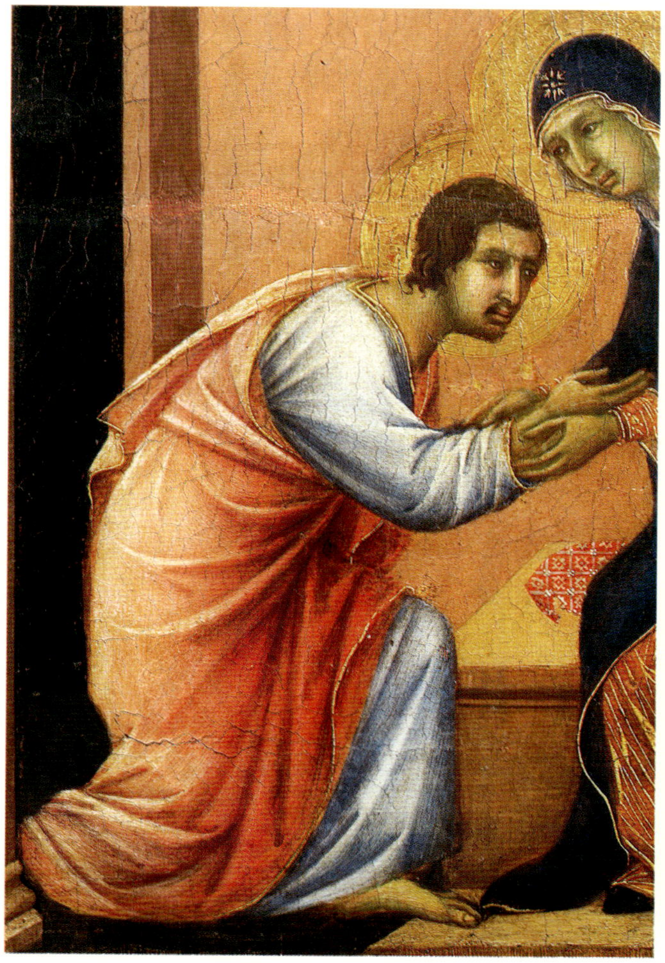

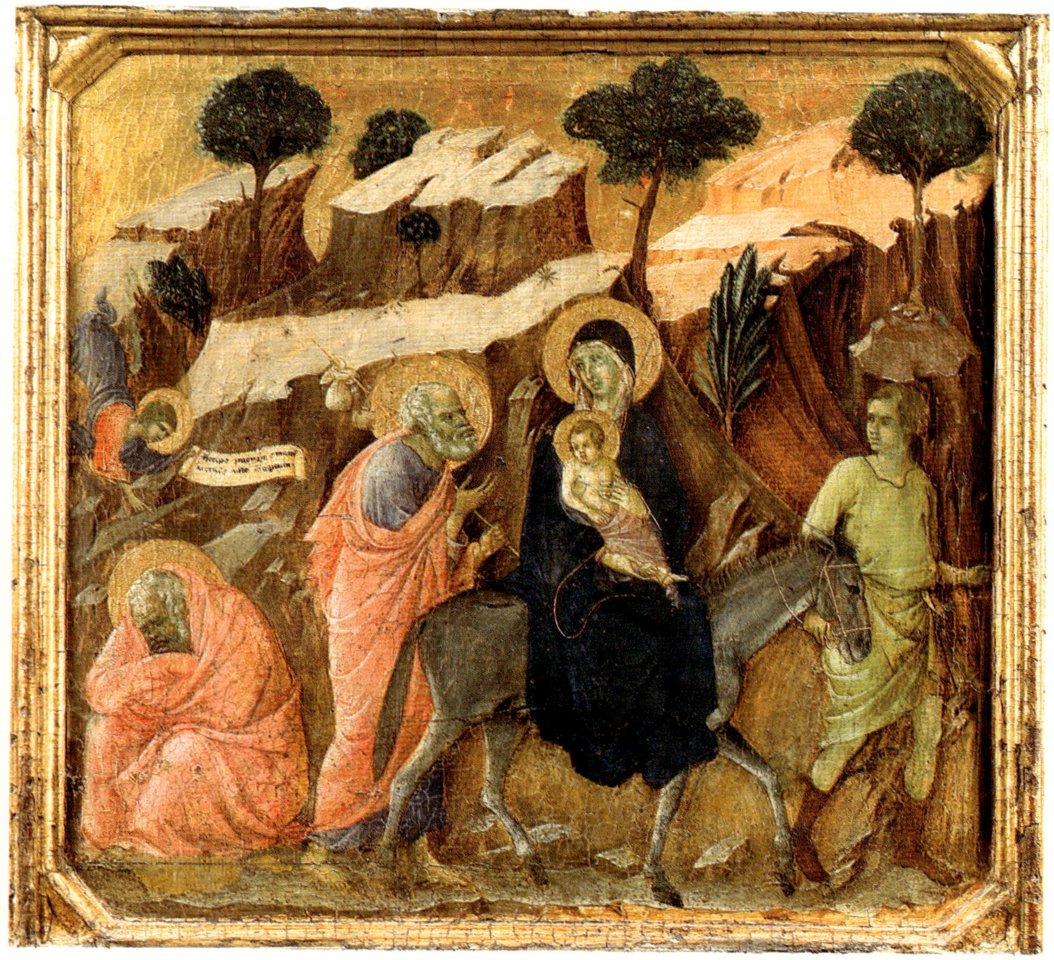

102 *Maestà, Vorderseite, Bekrönungstafeln: Der Abschied von Johannes* (Detail Abb. 52)

Johannes, der Lieblingsjünger von Jesus, ist, wie viele wichtige Figuren, in allen Bildepisoden an der Farbe seiner Kleidung zu erkennen. Er trägt immer ein blaues Untergewand und einen roten Mantel.

103 *Maestà, Vorderseite, Predella: Flucht nach Ägypten,* 1308–1311
Tempera auf Holz, 42,5 x 44 cm
Museo dell' Opera del Duomo, Siena

Die Szene verknüpft zwei Zeitebenen miteinander. Links am Bildrand erblickt man den schlafenden Josef, dem im Traum ein Engel erscheint, rechts davon sieht man die flüchtende Familie. Die Farbgebung unterstützt die Unterteilung in zwei Erzähleinheiten. Zur Nachtzeit des Traumes erscheinen die Felsen in einem dunklen Braunton, zur Tageszeit der Flucht in einem hellen Rotbraun.

Figuren über die Abbildung von Licht-Schattenwirkungen angemessen darstellen zu können. Aufgehellte Flächen stehen für die Reflexion auftreffenden Lichts. Dieser Eindruck legt dem Betrachter nahe, daß sich die betreffenden Partien weiter vorne im Raum befinden.

Eine wichtige Rolle bei der Verwendung der Farben spielte für Duccio auch die Bedeutung, die man mit ihnen verbindet. Zwar hat sich im frühen Trecento noch keine einheitliche Farbikonographie durchgesetzt, dennoch konnten die Farben etwa bei dem beträchtlichen Aufgebot an Figuren im Passionszyklus, dem Betrachter helfen, Personen über mehrere Szenen hinweg zu identifizieren. So trägt z. B. Johannes immer ein blaues Untergewand und einen roten Mantel (Abb. 102), Petrus dagegen einen grünen über einem ebenfalls blauen Untergewand.

Farbe kann aber auch Informationen über Lichtverhältnisse und Tageszeiten vermitteln. In der Szene der Flucht nach Ägypten (Abb. 103) wechselt die Farbe der Felskuppen von rechts nach links von einem dunklen Braun zu einem hellen Rot. Dies läßt auf eintreffendes Licht schließen, das den Sonnenaufgang und das Ende der nächtlichen Flucht ankündigt. Darüber hinaus wurden Farbwirkungen von Duccio und seinen Mitarbeitern genutzt, um das dargestellte Geschehen zu deuten, Akzente zu setzen und den emotionalen Ausdruck der Bilderzählung zu verstärken. Während bei den Passionsszenen häufig Rottöne verwendet wurden, sind sie bei den Episoden, die von dem Erscheinen Christi nach dessen Tod berichten, sehr zurückgenommen. Das helle Grau von Felsen und Architektur ruft da den Eindruck von Bleichheit und Kälte hervor. Die Ungeheuerlichkeit des Verrats und der Niederträchtigkeit von Judas, die in der Kußszene ihren Höhepunkt hat, findet ihren Ausdruck in dem schrillen Mißklang zwischen dem tiefen Rot am Untergewand von Jesus und dem Orange des Mantels von Judas.

Die Liste der Beispiel für Duccios sicheren, einfallsreichen Umgang mit der Farbe ließe sich noch erheblich verlängern. Man kann annehmen, daß dies eine der geschätzten Qualitäten seiner Arbeit war. Seine Nachfolger haben die Neuerungen durchaus als solche gesehen, aufgenommen und weiterentwickelt.

# Späte Werke

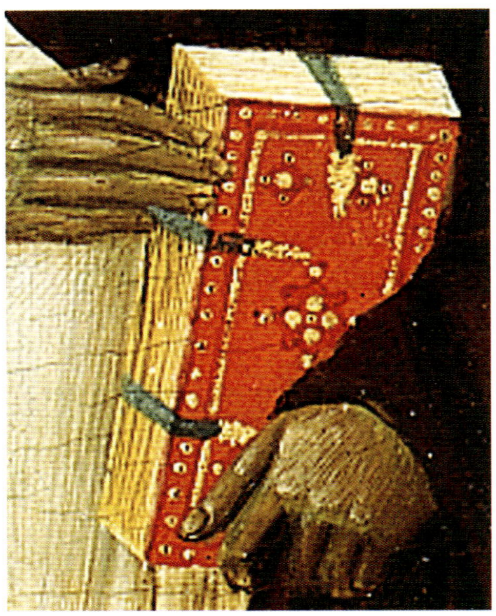

104 *Triptychon* (Detail Abb. 104)

Bei der Darstellung des Heiligen Dominikus in der schwarz-weißen Ordenstracht wird durch das leuchtende Rot ein besonderer Akzent auf das geschlossene Buch gesetzt, das er in den Händen hält. Hierbei wird es sich um das Evangelium oder die Ordensregeln handeln.

Leider weiß man sehr wenig über die Werke von Duccio, die zwischen der Fertigstellung der *Maestà* im Jahre 1311 und seinem Tod 1318 oder 1319 entstanden sind. Da keine Verträge erhalten sind, ist man für Zuschreibungen zu dieser Werkphase wieder auf stilistische Vergleiche angewiesen, die sich natürlich an dem monumentalen Dombild orientieren.

Ein dreiteiliges Altarbild, das in enger Beziehung zur Maestà gesehen wird, befindet sich heute in der National Gallery von London (Abb. 105). Es handelt sich dabei um den glücklichen Fall eines vollständig erhaltenen, aufklappbaren Flügelaltares. Das tragbare, relativ kleine Triptychon war möglicherweise zur privaten Andacht bei Duccio in Auftrag gegeben worden.

Die Mitteltafel, mit dem Bild der Mutter Gottes mit Kind und Engeln, wird in Anlehnung an einen Kirchenbau von einem Giebel bekrönt, in dem sieben Propheten aus dem alten Testament erscheinen. Links und rechts der Tafel sind mit Scharnieren zwei bemalte Flügel angebracht, mit denen das Hauptbild verschlossen werden kann. Im geöffneten Zustand zeigen sich zwei Heilige neben der Mutter Gottes: Links Dominikus in seiner schwarz-weißen Ordenstracht und rechts Aurea von Ostia mit einem Doppelkreuz.

Die geschlossenen Flügel sichern das Bild der Madonna und verschaffen ihm aber auch eine größere Wirkung im religiösen Kult. Werden sie geöffnet, zeigt sich das bis dahin verborgene Bild vor leuchtendem Goldgrund in seiner ganzen Pracht.

Ein Vergleich der Figur der Aurea mit der Agnes aus der Schauseite der *Maestà* belegt, wie nahe sich beide Bilder in der stilistischen Ausführung sind. Beide Gestalten stehen relativ fest auf dem Boden, ihre Körperformen zeichnen sich deutlich spürbar unter den schwer fallenden Gewändern durch. Mit äußerster Sicherheit wird das komplizierte Faltenspiel der dünnen, weichen Kopftücher wiedergegeben. Schatten- und Lichtpartien lassen in ähnlicher Weise den Fall des Tuches, aber auch seine Weichheit anschaulich werden. Eine technische Überprüfung hat zudem eine Unterzeichnung mit Feder nachgewiesen, die sich in dieser Form auch unter den Predellenbildern der *Maestà* findet. Ob der Londoner Flügelaltar kurz vor oder nach dem Dombild entstanden ist, kann nicht genau bestimmt werden. Auch bei einem anderen mehrteiligen Altarbild, dem *Polyptychon Nr. 47* (Abb. 107), das aus der Kirche des Hospitals Santa Maria della Scala stammt, ist das zeitliche Verhältnis zur *Maestà* nicht geklärt.

Das Hospital lag gegenüber der Domfassade. Die Kirche wurde von den dortigen Kanonikern mit betreut. Der Auftrag an Duccio erfolgte von der Dombauhütte aus.

Das *Polyptychon Nr. 47* folgt in seinem Aufbau dem Typus der aus mehreren Heiligenbildern zusammengesetzten Altartafel, den wir schon kennengelernt haben. Das Figurenaufgebot bei diesem Bild ist beträchtlich. Die einzelnen Felder waren von einem architektonischen Rahmenwerk mit Giebeln, Streben und fensterähnlichen Arkaden umfaßt.

In der Mitte erscheint Maria mit ihrem Sohn, flankiert von Johannes dem Täufer und Maria Magdalena auf ihrer rechten und Johannes dem Evangelisten und Agnes auf der linken Seite. In der Arkadenzone darüber erblickt man Propheten. Den krönenden Abschluß bildet das von zwei Engeln begleitete Halbfigurenbild von Jesus Christus.

Das umfangreiche inhaltliche Programm setzt die Propheten zur Madonna in Beziehung und steht wahrscheinlich im Zusammenhang mit der Weihung der Hospitalkirche an Santa Maria Annunziata, die heilige Maria der Verkündigung.

Die Tafel ist sehr schlecht erhalten. Bei den Köpfen der Figuren sieht man nur noch die grüne Untermalung. Das Gewand des Jesuskindes und einige Körperteile dagegen wurden in späterer Zeit vollkommen übermalt. Der schlechte Zustand erschwert natürlich die stilistischen Analysen erheblich. Als relativ gesicherte eigenhändige Arbeit gilt das zentrale Bild der Madonna. Die anderen Figuren wurden wahrscheinlich zu einem großen Teil von Mitarbeitern der Werkstatt gemalt. Man kann sich daher bei der chronologischen Einordnung des Bildes nur auf ganz allgemein typische Merkmale beziehen, wie beispielsweise die räumliche Veranschaulichung von Körpern. Die Art und Weise, wie das Kind auf den Armen der Madonna sitzt, spricht für eine relativ späte Arbeit aus Duccios Werkstatt. Der Körper Jesu, sein Ärmchen und die Hand Marias werden in

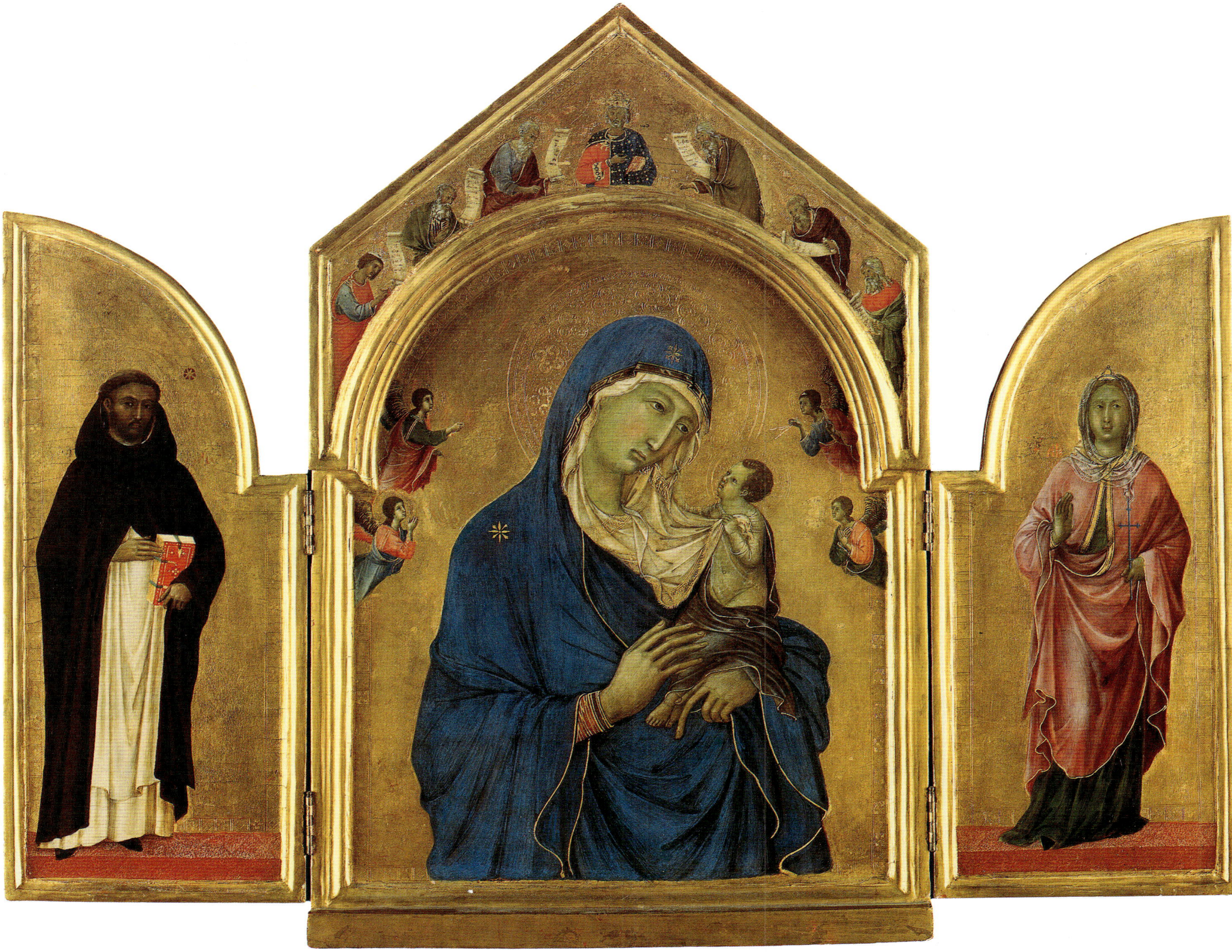

einer komplizierten räumlichen Verschränkung von vier unterschiedlichen Ebenen miteinander verbunden. Die Hand des Kindes umgreift die der Mutter, diese wiederum liegt über dem Körper des Sohnes, der an ihren gedrückt ist. Einen solch vielschichtigen räumlichen Aufbau finden wir bei den frühen Madonnen nicht.

Der kurze Überblick über die wichtigsten Werke von Duccio hat immer wieder gezeigt, daß er zwar an der strengen, feierlichen Form religiöser Bilder festhält, sich hinter diesen Vorgaben aber ein lebhaftes Interesse an der wirklichkeitsnahen Darstellung von Menschen und deren Emotionen, von Natur und von Architektur verbirgt. Duccio hatte eine führende Rolle innerhalb jener Stilbewegung am Ende des 13. und am Anfang des 14. Jahrhunderts, die mit ihren Versuchen, Räumlichkeit, Lichteinfall und stoffliche Eigenschaften der Dinge wiederzugeben, die Voraussetzung für die perspektivischen, realitätsnahen Darstellungen schuf, die unseren Augen heute so vertraut erscheinen.

105 *Triptychon (Die heilige Jungfrau mit Kind und den Heiligen Dominikus und Aurea),* um 1300
Tempera auf Holz, Mitteltafel: 61,3 x 39,3 cm; Flügel: 45,5 x 19,5 cm
The National Gallery, London

Der Flügelaltar zeigt im geöffneten Zustand Maria und ihr Kind, umgeben von vier Engeln. Auf den Flügeln erscheinen links der heilige Dominikus und rechts die heilige Aurea. Dominikus trägt die Tracht seines Ordens, ein weißes Untergewand und einen schwarzen Mantel. Die frühchristliche Märtyrerin Aurea von Ostia erhebt die eine Hand schützend oder segnend und hält in der anderen zum Zeichen ihres Märtyrertums ein schmales Kreuz.

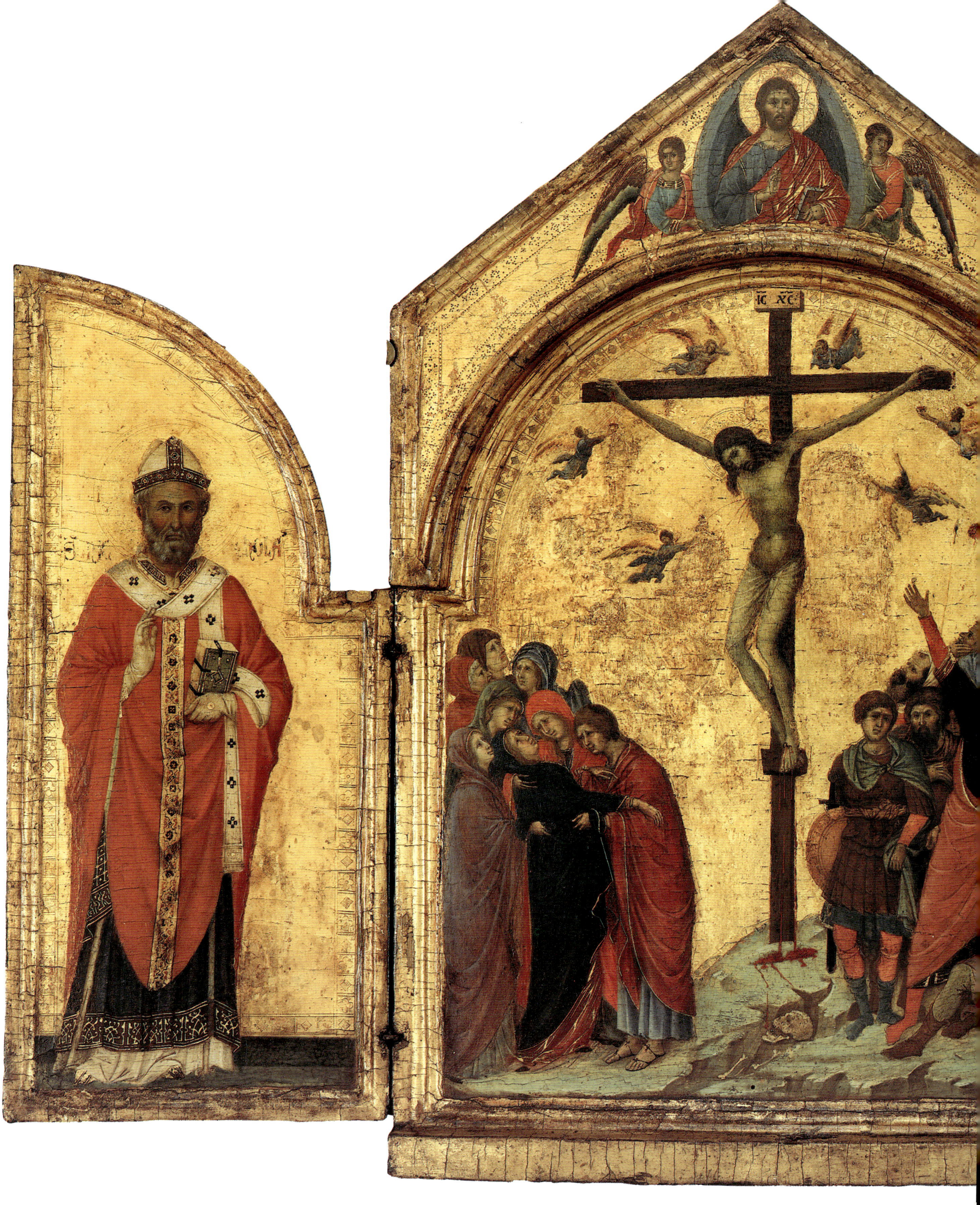
IC XC

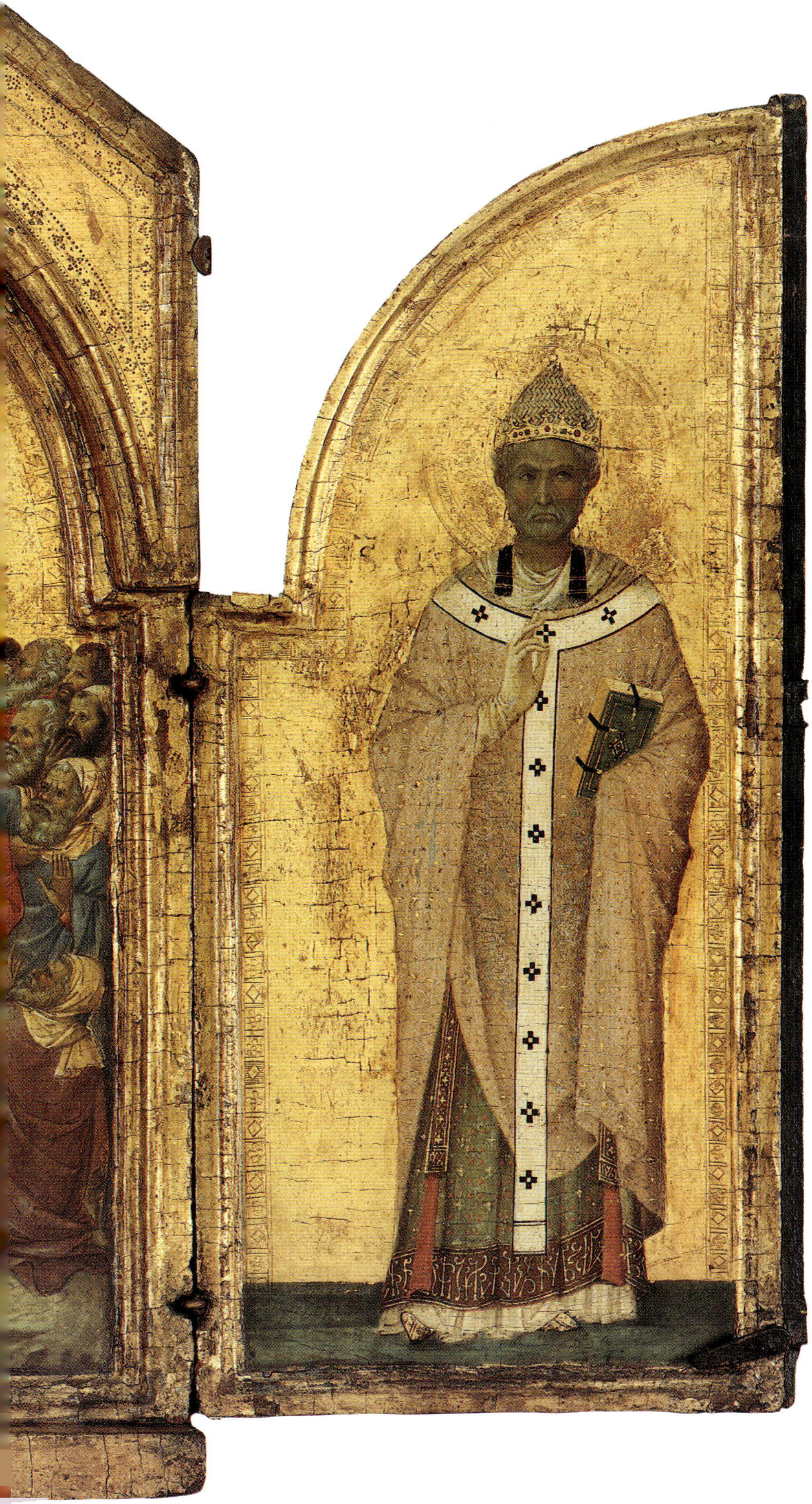

106 *Duccio und seine Mitarbeiter*
*Kreuzigung mit den Heiligen Nikolaus und Gregor,* nach 1311
Tempera auf Holz 61,5 x 39 cm (Mitte); 45 x ca. 20 cm (Flügel)
Museum of Fine Arts, Boston

Der kleine, dreiteilige Klappaltar hat dieselben Maße und dieselbe Form wie das Marien-Triptychon aus London. Solche Altarwerke wurden zur privaten Andacht, möglicherweise auch als Reisealtäre, in Auftrag gegeben. Die Mitteltafel zeigt die Kreuzigung Christi. Frei vor den Goldgrund gesetzt überragt das Kreuz die beiden Menschengruppen – die Trauernden und die Juden, die vor der Geste des Hauptmanns zurückschrecken. Die Seitentafeln zeigen stehende Heilige, die durch ihre Gewänder als hohe geistliche Würdenträger ausgezeichnet sind: Gregor der Große, rechts, trägt die Tiara, die Papstkrone, Nikolaus von Myra eine bischöfliche Mitra. An ihm fallen der lebendige Ausdruck seines Gesichts und die feine Malerei seines roten Mantels besonders auf, so daß hier die Ausführung durch den Meisters selbst als gesichert gilt.

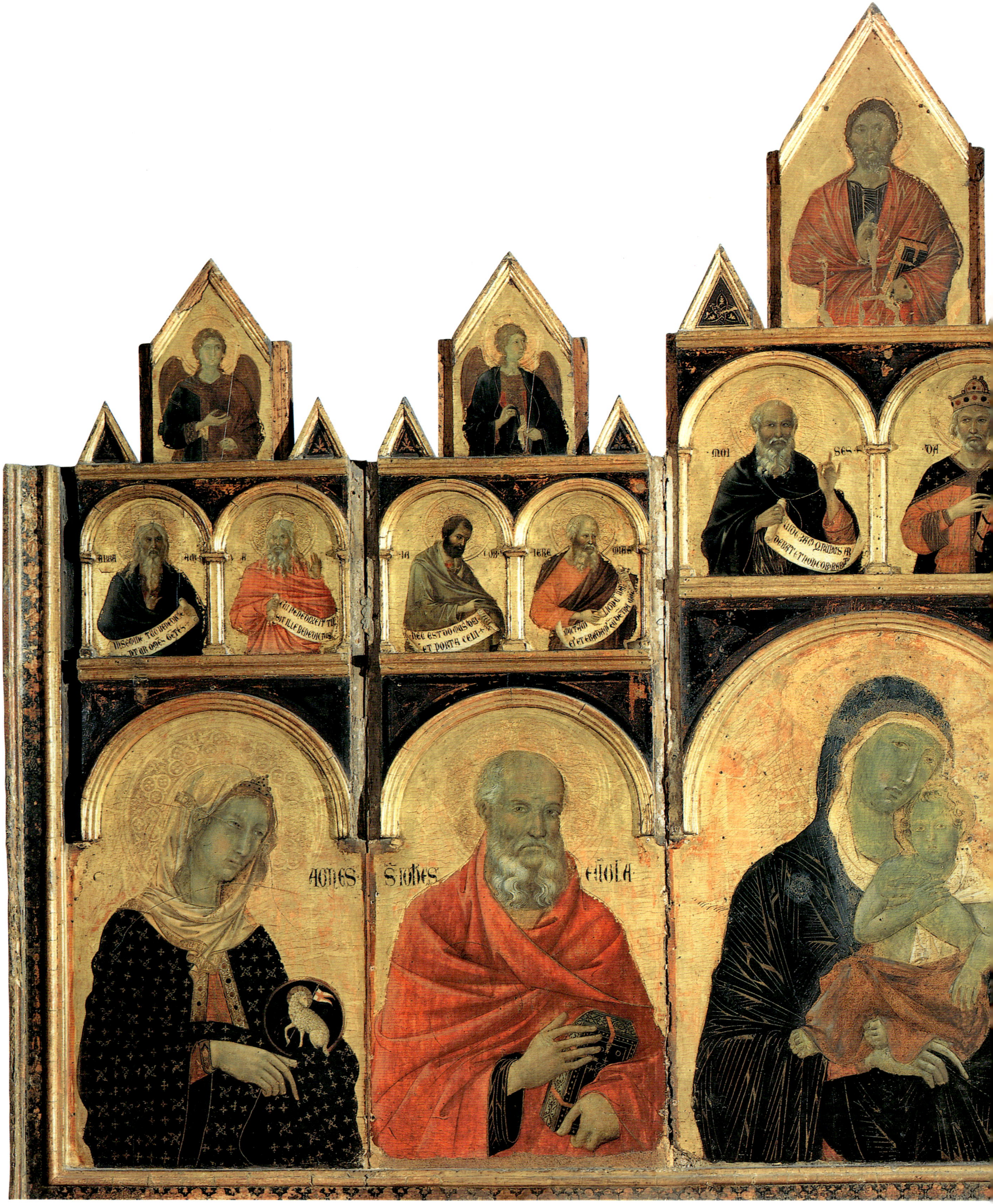

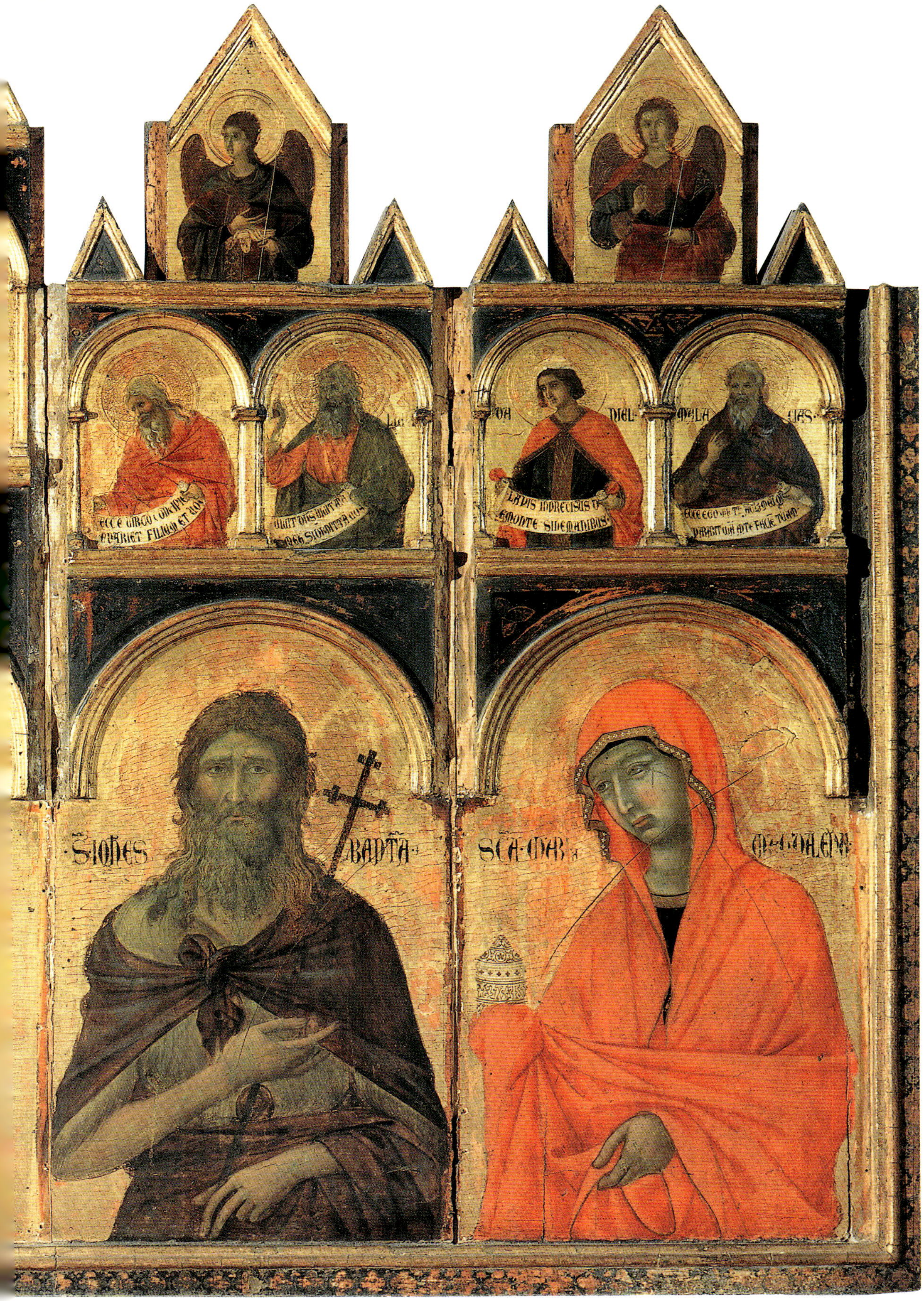

107 *Polyptychon Nr. 47 (Die heilige Jungfrau und Kind mit Heiligen, Propheten und Engeln),* nach 1310
Tempera auf Holz, 184 x 257,4 cm
Pinacoteca Nazionale, Siena

Bei diesem vielfigurigen Altaraufsatz wurde zwischen der unteren Zone mit Maria und den Heiligen (Johannes der Evangelist und Agnes auf der linken Seite und Johannes der Täufer und Maria Magdalena auf der rechten Seite) und der oberen mit Christus und den Engeln noch ein Register mit Halbfiguren von alttestamentarischen Königen und Propheten eingefügt. Sie sind wie die Heiligen inschriftlich benannt. Über Maria erscheinen z. B. Moses und König David.

**Pisano, Giovanni,** Italienischer Bildhauer, tätig bis 1314. Giovanni Pisano lernte in der Werkstatt seines Vaters und konnte von dessen grundlegenden Neuerungen auf dem Gebiet der Figurendarstellung ausgehen. Auch für ihn blieb der Einfluß antiker Skulptur wichtig, er nahm überdies allerdings auch die damals aktuellen gotischen Formen der französischen Skulptur in seine Arbeiten auf. Seine Figuren zeichnen sich durch eine gesteigerte Körperlichkeit und Beweglichkeit sowie einen intensiven emotionalen Ausdruck aus. Sein erstes großes selbständiges Werk war der monumentale Statuenzyklus für die Fassade des Doms von Siena. Von 1284 bis 1299 war Pisano dort als Dombaumeister tätig. Unter seiner Leitung konnte allerdings nur ein Teil der Figuren fertiggestellt werden.

**Pisano, Nicola (Nicolò),** Italienischer Bildhauer, tätig in der Toskana zwischen 1258 und 1278. Nicola Pisano entwickelte unter dem Einfluß antiker römischer Skulptur und Sarkophagkunst ein neues, ausdrucksstarkes plastisches Menschenbild. Seine monumentalen Figuren sind im Unterschied zu den starren, fast körperlos erscheinenden Skulpturen seiner Zeit mit Sinn für die Modellierung des Körpers und die Veranschaulichung von Bewegungsenergie gestaltet. 1265–1268 arbeitete Nicola Pisanos Werkstatt, zu der auch sein Sohn Giovanni gehörte, an einer Kanzel für den Dom von Siena. Sie ist mit vielfigurigen Reliefs ausgestattet, die Szenen aus der Kindheit und Passion Christi darstellen. Die Reliefs zeichnen sich durch dramatische Bewegung der Komposition, reiche Licht-Schatten-Effekte und eine lebensnahe Beobachtung aus.

**Polyptychon** (griech. *poly-ptysso,* »viel gefaltet«), vielteilige Altartafel mit mehr als zwei Flügeln, in besonderem Maße geeignet, umfangreiche inhaltliche Programme zu veranschaulichen.

**Predella** (ital. »Brettchen, Fußbank«), sockelartiger Unterbau von Flügelaltären, z. T. zur Aufnahme von Reliquien geeignet, oftmals mit bildlichen Darstellungen versehen.

**Presbyterium** (vgl. Chor), erhöhter, den Geistlichen vorbehaltener Ort am Ende des Langhauses einer Basilika.

**Punzierung,** ursprüngl. die mittels Stahlstäben und -stempeln vorgenommene Ornamentierung, Verzierung und Bearbeitung von Metall (und Leder). Aus der Goldschmiedekunst wurde diese besondere Verzierungstechnik z. T. auch in die Tafelmalerei übernommen.

**Relief** (lat. *relevare,* »erheben«), die aus einer Fläche durch Skulpturieren oder Modellieren herausgearbeitete Darstellung. Nach Grad der plastischen Tiefe und Hervorhebung unterscheidet man Flach-, Halb- und Hochrelief.

**Reliquie** (lat. *reliquiae,* »Überrest, Zurückgelassenes«), Körperteil eines Heiligen oder aus dem Besitz eines Heiligen stammender Gegenstand besonderer Verehrung.

**Soldo** (ital., *Pl. Soldi*), Italienische Rechenmünze, bezeichnet das zwölffache des Denarius, des silbernen Pfennigs des Mittelalters.

**Spitzbogen,** charakteristisches Element der vertikal ausgerichteten gotischen Baukunst, im Gegensatz zum romanischen Rundbogen in seinem Scheitel gebrochen und spitz zulaufend.

**Triptychon** (griech. »aus drei Stücken bestehend«), dreiteilige Bildtafel, insbesondere als mittelalterlicher Flügelaltar, aus einem feststehenden Mittelteil und zwei beweglichen Seitenflügeln bestehend.

**Vierung,** der räumliche Bereich einer Kirche, in dem sich Lang- und Querhaus kreuzen.

**Zuber,** Gefäß (bzw. altes Hohlmaß).

**Zwickel,** dreiseitig begrenztes Flächenstück. Zwickel ergeben sich beispielsweise aus der rechteckigen Umrahmung von Bögen (Bogenzwickel) oder bei Kuppelbauten als sphärische Dreiecke in der Überleitung von quadratischem Grundriß zur Rundung der Kuppel (Hängezwickel).

# AUSWAHL-BIBLIOGRAPHIE

Hans Belting: Bild und Kult, München 1990

Ferdinando Bologna: The crowning disc of a trecento crucifixion and other points relevant to Duccio's relationship to Cimabue, in: The Burlington Magazine, CXXXV, 1983, S. 330-340

David Bomford u.a.: Art in the Making. Italian Painting before 1400, London 1989

Cesare Brandi: Il restauro della "Maestà" di Duccio, Roma 1959

Wolfgang Braunfels (Hrsg.): Lexikon der Christlichen Ikonographie, Freiburg i. Br. 1973

Enzo Carli: La pittura senese del Trecento, Venezia 1981

Enzo Carli: La "Maestà" di Duccio, Firenze 1982

Bruce Cole: Sienese Painting, New York 1980

Florens Deuchler: Duccio, Milano 1984

Cecilia Jannella: Duccio di Buoninsegna, Mailand 1994

Robert Longhi: Giudizio sul Duecento, in: Proporzioni, II, 1984, S. 5-54

Giovanni Milanesi: Documenti per la storia dell' arte senese, Siena 1854

Alexander Perrig: Formen der politischen Propaganda der Kommune von Siena in der ersten Trecento-Hälfte, in: K. Clausberg (Hrsg.), Bauwerke und Bildwerke im Hochmittelalter, Gießen 1981, S. 213-234

Dietmar Popp: Duccio und die Antike. Studien zur Antikenvorstellung und zur Antikenrezeption in der Sieneser Malerei am Anfang des 14. Jahrhunderts, München 1996

James H. Stubblebine: Duccio di Buoninsegna and his school, Princeton 1979

Curt H. Weigelt: Duccio di Buoninsegna, Leipzig 1911

John White: Duccio. Tuscan art and medieval workshop, London 1979

# BILDNACHWEIS

Archivio di Stato, Siena (34); © Fundaciòn Collecciòn Thyssen-Bornemisza, Madrid (66); Kimbell Art Museum, Fort Worth (67 unten); Ministero per i Beni culturali e Ambientali, Foto S.B.A.S., Siena (13); National Gallery of Art, Washington: © 1997 Board of Trustees, Samuel H. Kress Collection (65 oben), Andrew W. Mellon Collection (49); Scala, Istituto Editoriale, Antella/Firenze: (8, 9, 11, 15, 16, 20, 21, 22, 25, 26, 27, 28, 30, 31, 36, 37, 38, 39, 40, 41, 43, 44, 45, 46, 47, 50, 51, 52, 53, 54, 55, 56, 57, 58, 59, 60/61, 62, 63, 65 unten, 68, 69, 70, 71, 72, 73, 74, 75, 76, 77, 78/79, 81, 82, 83, 84, 85, 86, 87, 88, 89, 90, 94, 95, 96, 97, 98, 99, 100/101, 102, 103, 104/105, 106, 107, 109, 114/115); © The Frick Collection, New York (64); The National Gallery of Art, Courtesy of the Trustees, London (48, 67 oben, 80, 111); Grant Walker and Charles Potter Kling Funds, Courtesy, Museum of Fine Arts, Boston (113).